常见光镜病理诊断

编著　韩永安
助理　齐淑敏

要点荟萃

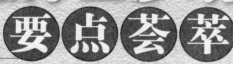

U0264866

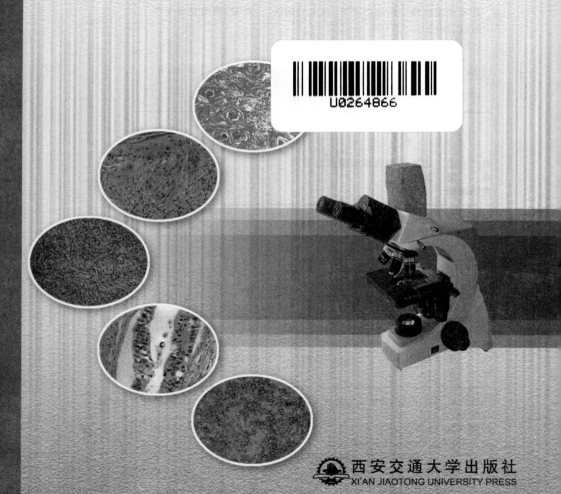

西安交通大学出版社
XI'AN JIAOTONG UNIVERSITY PRESS

内容简介

本书以阅片应急和直面基层为初衷,结合自身50年的体会,总结近年来多数病理巨著的经验,广泛吸收临床、教学中的意见和建议,并考虑当前身处边远地区或3~10年病理医生临床诊断所遇困难的基础上编著而成。全书列题422个涵盖600余病,介绍了常见病理诊断的光镜要点,对其高度概括。力图在阅片时,依靠病理形态基础知识、临床和巨检资料,认真搜寻可用为诊断依据的"要点",发挥立竿见影,使诊断迅速得到明确的效果。本书适用于病理医师等相关专业人员学习。

图书在版编目(CIP)数据

常见光镜病理诊断要点荟萃/韩永安编著. —西安:西安交通大学出版社,2013.12

ISBN 978 - 7 - 5605 - 5792 - 2

Ⅰ.①常…　Ⅱ.①韩…　Ⅲ.①病理学-诊断学　Ⅳ.①R446.8

中国版本图书馆 CIP 数据核字(2013)第 261045 号

书　　　名	常见光镜病理诊断要点荟萃
编　　著	韩永安
责任编辑	王银存

出版发行　西安交通大学出版社
　　　　　(西安市兴庆南路 10 号　邮政编码 710049)
网　　址　http://www.xjtupress.com
电　　话　(029)82668357　82667874(发行中心)
　　　　　(029)82668315　82669096(总编办)
传　　真　(029)82668280
印　　刷　西安建科印务有限责任公司
开　　本　727mm×960mm　1/16　印张 17　字数 259 千字
版次印次　2013 年 12 月第 1 版　　2013 年 12 月第 1 次印刷
书　　号　ISBN 978 - 7 - 5605 - 5792 - 2/R·378
定　　价　68.00 元

序一

　　外科医生为病理的专业著述作序是属不自量力，但韩永安是我的学长，又是同我交往数十年的老朋友，我总不能推脱了事，只有从命。

　　临床医生都知道医学界所流行的一句名言"**最后的话是由病理医生说的**"。在现时各种医学科技，特别是影像医学高度发展的今天，病理诊断的权威性地位，仍然是无法撼动和取代的。因此，培养和提高广大基层病理医生的诊断水平，就显得格外的急切和需要。进入新世纪后，在各地县级医院已陆续配齐了病理科的今天更显得迫切。

　　免疫组织力学、电子显微镜和分子生物学技术的发展，诚然为病理诊断提供了更有效的手段，但是，医生在光镜下读懂、读好常规病理切片，识别正常组织、变异、病理细胞的能力，依然是每天的重头戏，也是"基本功"和"看家本领"。从对大体标本的表像观察到正确取材、切片以至采取适宜的染色方法，"**80％的患者通过常规病理诊断能够准确的做出正确诊断**"。"荟萃"这本书。用较为精练的文字对全身常见病600余种，在光镜下诊断的思路和要点，进行了高度的综合和概括，说事清楚、简明扼要、编排新意、具体实用。无疑。这为"基本功"的提高做了有益的尝试，唯欠缺彩图是憾。

　　作者韩永安主任医师，是中华医学会陕西病理学会第四、第五届委员，咸阳市病理学会顾问，长期服务于病检和教学一线，专业上造诣颇深。为全省病理人才的培养、帮教，投心尽力，作

I

过许多有益的工作。待人忠恳率直、做事认真细致、医风严谨谦恭、十分敬业爱岗，在安康、咸阳及全省广大医患中，多年来，都享有很好的信誉和影响。相信"荟萃"的出版，将会成为众多中青年病理医生的良师、益友。

陕西省卫生厅副厅长

陕西省抗癌协会　理事长

《现代肿瘤医学》杂志社　社长

《大众医学教育》杂志社　主编

耿庆义

2013 年 9 月于西安

序二

在开始为本书写序之际,我仍然以为应是一位年长的同行更为合适。因为,本书作者韩永安主任医师较我年长。受命于作者及其单位的科管人士和出版组织者的共同指令,我诚惶诚恐地接受了这一任务,按行话说,恭敬不如从命。

我和韩永安主任医师的交往虽然不算很长,但也可以追溯到20多年前,我们开始在陕西省病理学会共事的时候。那时,我担任学会的学术秘书,他是咸阳地区在省病理学会的委员。从此,我们有了较多的交往。

咸阳是大秦帝国的国都,在我国发展史上具有划时代的意义。老同志或许有人知道,在中国的电子事业发展史上,咸阳曾经并且仍然为我国做出着重要贡献,那就是虽然地处内陆却赫赫有名的咸阳彩虹显像管总厂,韩永安主任医师就工作在其所属的"彩虹"医院。与当时"彩虹"人的创业与敬业精神一样,他淋漓尽致地表现了彩虹精神。我直接去过的基层医院不多,但接触过很多来自基层医院的病理进修医生,还是多少了解一些基层医院病理科的情况:总体而言,设备匮乏且落后,人员严重缺乏,即便是副省级市属的一些医院也不例外,这是我国的国情。"彩虹"医院是一所基层医院,也受到人员与条件的限制,但是它具有其特色优势科室:幼儿外科很有影响。韩永安主任医师虽然长期工作在这样的医院,但是他的敬业与钻研精神从来没有受到基层医院条件的限制。省病理学会的学术活动安排,主要是疑难病理讨论,大多由西安地区的大学附属医院病理科以及省人民医院和中心医院承担,由西安市以外地区的医院承担的机会极少。作为咸阳地区在省病理学会的委员,韩永安主任医师曾经主动要求承担疑难病理讨论的任务，这不仅体现了他对学会工作的热心与负责精神，而且表明他们拥有可用的临床病理资源。疑难病理讨论往往离不开一些新技术比如免疫组织化学等的应用。在当时免疫组织化学还不是很普及的时候，他积极想方设法并且运用到他们选送的病例，不仅在全省的疑难病理讨论会上成功报告，而且在有关杂志公开发表，作为一个老同志可谓难能可贵。我还特别特意到，最近当他到我办公室商谈业务时，手持拐杖，方知曾不慎外伤骨折，却仍然坚持工作。此外，非常重要的是，他在临床现理诊断一线工作了50余年，阅读了大量常规与疑难病理切片，所获宝贵经验、心得或体会也都呈现在了《常见光镜病理诊断要点荟萃》之中。不过，本书也有遗憾之处，即全文都是文字叙述，没有相应附图或照片，对初学者来说多有不便。之所以造成这种情况，或许是受到工作条件的限制。此外，作为基层医院，疾病的病种也会受到一定限制。但是，对在医院病理科工作了一段时间并且上有一定病理形态经验的同志，在临床病理诊断时往往需要快速了解某种疾病的病理诊断要点，因此，本书特别对在基层医院病理科工作的同志可能会有直接帮助，不失为一本简明实用的手头参考书。另外，作者对撰写该书的整个框架与思路在前言中也作了介绍，供读者理解与把握。最后，祝愿本书能在众多相应医院发挥积极作用。

中华医学会病理学分会　常务委员
全军病理专业委员会　副主委
陕西省病理学会　副主委
第四军医大学病理学教授　博士生导师

黄高昇

2013 年 10 月

编者的话

新世纪以来,我国临床病理得到了迅猛的发展。各地基层医院像雨后春笋般的相继建成了病理科,一大批病理新人入列并积极开展了病理活检。使广大基层医院的诊断水平快步走上了一个新的台阶,作出了极为重要的贡献。

但是随之而来的是,由于"种种原因带来的病理学人才培养的困难(武忠弼、杨光华语)",也使得广大身处基层单兵作战的病理医生,在许多情况下处于十分困难、窘迫和尴尬的境地。时时有诊断报告发出后,仍不能放心、坐卧不宁发生。因为"病理诊断是疾病的最终诊断(刘彤华、刘复生语)",是要负法律责任的。在医疗纠纷中病理医生常被推到了无法逃避的最前沿。

所幸 2000 年后,我国陆续出版了一大批以我国自己的病理材料为基础的病理诊断的大块头权威性著作。这是我国几代病理前辈辛苦积累的宝贵财富,也是近百位在病理诊断各个领域中的专家权威们科学实践的经验总结。系统、全面、丰富,再加上 WHO2006 肿瘤分类及诊断标准系列图书(10 本一套译文本)的出版发行使当今的病理人走进了一个生机勃勃的春天。这些无疑极大丰富和提高了基层病理医师的专业和诊断实践能力。

但是,当临床和患者(或患者家属)催等报告时,处于基层的病理医师常常有眼望着光镜下切片中的改变,心存想法却又举棋不定、难下决心的局面。面对浩瀚的文字有时仍会显得非常无助,感到老虎吃天、无处下爪。此时,如果案头有一本简要、具体、实用的"要点"之类的小册子,像短刀子一样使用,对解决困境立竿见影似乎显得很有必要,可能会收到画龙点睛的效果。

正是基于这种考量和本人在基层跌打滚爬、酸甜苦辣 50 年身心体验的热切需求，才萌发了斗胆另辟蹊径，下决心在 1984 年曾主办主讲过的"安康地区第二届病理活检班"讲稿的基础上，又对 2000 年后出版的多种权威性巨著作了认真领会、提炼、综合和概括，加之自己长期实践活动中的体会与好恶，于 2009 年 6 月编写完成了本"荟萃"的前身即"彩虹医院病理科常见病光镜下诊断常规"的小册子。当时列题病种 119 个，涵盖约 160 有余，"主要想为科内自学和诊断实践中做为匕首利器使用"。经过 4 年的客观实践，证明在阅片诊断过程中，上手率较高，对多数常见病的确定起到了"立竿见影"的作用，反映良好。这极大的鼓舞了本人并坚定了信心，又耗时一年有余，对原"诊断常规"再次进行了必要的修改和大幅度的扩编。列题病种 422 个，涵盖范围超过 600 个，而编写成了如今这本"荟萃"。试图期望在基层光镜的条件下对新入道 10 年左右的年轻病理医师有所帮助，能在平日诊断活动中也起到那种短平快的效果。

要强调说明的是编写本"荟萃"的初衷：一是针对阅片应急；二是面对基层条件，说的主要是常规 HE 染色切片光镜下的要点，而对现代科技的超微电镜、免疫组化、基因重组、DNA 分析、染色体易位等前沿的知识提及不多。故不能指望该"荟萃"能够包揽万千解决所有切片的诊断，特别是少见或疑难病例的诊断。亦不能替代基本素质的培养和专业技能的全面提升等。

本"荟萃"之所以能够得以完成问世，除去自我付出的艰辛努力外，与我院骆小仲院长的热情鼓励、坚强支持，科内同仁的鼎力协助和许多病理同道们的热切期望是分不开的。没有这些至关重要的帮助，单靠作者本人的力量是很难顺利完成的。在此，我要向所有关心过和支持过我的人们表示深深的谢意。

这里我要特别提示的是，陕西省卫生厅原副厅长、《现代肿瘤医学》杂志社社长耿庆义教授和中华医学会病理学分会常务委员、第四军医大学病理学博士生导师黄高昇教授，他们在十分繁忙的情况下，挤出宝贵的时间，不但对本"荟萃"提出了许多重要的指点和建议，还分别组文不吝赠序。在此，请接受我诚挚的敬意和衷心的感谢。我将依此为动力，激励余生。

　　由于本人的水平能力、环境条件都有限，所面对的病理诊断工程又是如此浩大艰巨，尤其是没有配备相应的彩图对照，成为本"荟萃"的重大缺憾。诚望热心读者给予谅解。其他相关的谬误和不妥肯定会有的。同道们一经发现，无论是谁，诚望不吝指正。作者提前在此向您致敬。

韩永安

2013 年 4 月于咸阳市彩虹医院

目　录

第四部分　泌尿及生殖系统肿物送材光镜下诊断要点

第六部分　皮肤、毛发、皮脂腺及皮下肿物送材光镜下诊断要点

第一部分 | 胚胎发育异常、迷走、残留性送材光镜下诊断要点

1. 涎腺皮脂腺腺瘤和皮脂腺淋巴结瘤

（1）多发生在腮腺。由胚胎发育中异位的皮脂腺细胞活化增生而来。

（2）此两瘤在涎腺发生与皮肤发生者形态相同，包膜完整，老年人居多。

（3）光镜下"皮脂腺腺瘤"细胞大小不等，成巢或囊状排列，巢周细胞胞浆少，中央胞浆呈蜂窝状，界清，无不典型性。

（4）"皮脂腺淋巴结瘤"时，皮脂腺样瘤细胞排列成腺样细胞巢，杂有导管，其间为密集的淋巴细胞，可以有淋巴滤泡形成。

2. 异位胃黏膜和异位肠黏膜

（1）胚胎期消化道各段均有形成胃黏膜的潜力，呈结节或息肉状。

（2）"异位胃黏膜"主要发生在食管、胸腹腔囊肿、十二指肠、回肠和升结肠，光镜下主要为胃底和胃体腺组成。

（3）"异位肠黏膜"常见于梅克尔憩室、纵隔和腹腔肠系膜、腹后壁或肠壁的肠源性囊肿，囊腔内充满黏液样或水样液体。

（4）异位肠黏膜结构似肠壁，可见皱襞性黏膜、大量杯状细胞、肌纤维等。

3. 异位肝脏

（1）"异位肝脏"多在肝脏附近并与肝脏和胆管相连。

（2）异位肝脏也可位于胆囊表面或肝十二指肠韧带内或与胆总管相联系。

（3）光镜下有类似肝的窦索结构。

4. 异位胰腺

（1）"异位胰腺"很常见。好发于胃、十二指肠、空肠、回肠（包括梅克尔憩室）、胆囊、胆囊管、胆总管、肠系膜、网膜及脾脏。偶尔见于食管和肺脏。

1

(2)异位的胰腺无包膜,多为直径 1 cm 大的结节,少数可达 4~5 cm。

(3)异位的胰腺包括胰腺腺泡、导管、胰岛、间质等。发生在**胃肠道者,多位于黏膜下层,可深达肌层甚至到浆膜**,故有肌腺病之称。

5. 异位肾脏和异形肾脏

(1)胚胎发育中肾脏没按正常规律移动和转位可致异位。

(2)常见肾脏异位有双肾同侧、胸腔肾、盆腔肾、游走肾等。

(3)胚胎发育中双肾未能全部或只有部分分开时肾脏则出现异常形态,称之为"**异形肾脏**"。如马蹄形肾、盘形肾、"乙"字形肾等。

(4)"异位肾"和"异形肾"的组织学结构类同于正常肾。

6. 异位胸腺及胸腺囊肿

(1)胚胎发育中从颈前 3、4 腮囊胸腺芽始基开始要逐渐下降至前纵隔。如果下降异常,在其间各部位停留均可形成异位胸腺或迷走于颈侧的胸腺结节。

(2)异位的胸腺可与胸腺主体相连,亦可不连。有时可埋在甲状腺中。

(3)"异位胸腺"的结构类似正常胸腺,切勿错认为是淋巴结鳞癌转移。

(4)"胸腺囊肿"多来自胚胎第三腮囊的剩件。**大部分在纵隔胸腺处,亦可发生在颈侧,为圆形薄壁、内含黄亮液或出血、内衬鳞状或柱状上皮的囊肿。**主要标志是壁内有胸腺组织,常伴胆固醇性肉芽肿。

7. 异位甲状腺

(1)胚胎发育中甲状腺始基位于舌的位置,以后下降到颈前。如果未下降或残留则形成舌底部甲状腺。如果下降过渡到前纵隔,即形成胸骨后甲状腺,偶尔见于喉、气管、心脏、心包等部位。

(2)甲状腺异位还可见于甲状舌管囊壁中,外伤或手术后种植于颈部。或与主体无联系的甲状腺周围结节。有时甲状腺正常,颈淋巴结内出现异位的正常甲状腺(要与转移的甲状腺癌区别),此外畸胎瘤中亦可出现甲状腺组织。

(3)"异位甲状腺"类同正常甲状腺的组织形态,亦可发生甲状腺病变和肿瘤。

8. 异位胶质瘤

(1)常见为鼻胶质瘤,**本质是先天畸形而非真性肿瘤**,为胚胎发育中颅骨融合过程中膨出的脑组织,与颅内可相连,亦可不连而成孤立的鼻腔肿物。

（2）鼻胶质瘤有三型:

①**鼻腔外型**:表面有皮肤,位于鼻背皮下,其下之鼻骨可缺损,或鼻骨下。筛板骨有缺损,胶质瘤可通过鼻额缝与颅内相通或以纤维组织与脑膜相连。

②**鼻腔内型**:覆以鼻腔黏膜,为红色息肉状肿物,位于鼻腔上部鼻道中隔侧。可有鼻塞、出血、脑积液鼻漏、鼻背增宽等。

③**混合型**:兼有前两型的表现。

（3）**光镜下**见主要为神经胶质、星形细胞。可肥胖似组织细胞,但很少见到神经元。

9. 副乳腺和异常乳腺

（1）胚胎发育 6 周时腹面两侧形成乳线,9 周时即消失。仅在胸部乳腺区形成乳头芽以后成为乳腺。若胸区以外乳线上另有乳芽出现即形成"副乳腺",可多可少。**多发生在从胸壁腋下到外阴的胚胎期乳线上。**

（2）副乳腺多无乳头、乳晕,故难发现。其组织结构类似正常乳腺。可受内分泌影响显示相应周期变化或发生肿瘤。

（3）"**异常乳腺**"则指胚胎期乳线以外出现的乳腺组织,实为异位的乳腺,可见于**肩胛区、大腿、胸部、腹中线、耳、面、颈、外阴和直肠等。**

10. 副肾脏

（1）"**副肾脏**"即多余肾。**指人体正常左右肾脏以外的第三个肾脏。**这是胚胎发育中,一侧输尿管芽分叉,同时先后肾胚基分为两块,而后各自发育接合成两个完整肾脏所致。

（2）副肾多位于正常肾之下,盆骨缘以上。少数可在正常肾之上,完全分开。一般较之为小,形状各异,可球形或不规则形。

（3）副肾的组织结构依其发育程度接近正常或异常。

11. 副肾上腺和异位肾上腺

（1）"**副肾上腺**"是指由胚胎期肾上腺皮质原基分裂出来的组织,以后发育成正常肾上腺之外的肾上腺。**多在正常肾上腺附近,肾脏上极或生殖腺附近。**

（2）副肾上腺**多只有皮质**,仅少数腹膜后的副肾上腺同时含皮、髓质。其结构类同正常肾上腺,巨检为黄色小结节。

3

(3)"异位肾上腺"是指正常部位以外的地方出现的肾上腺,如脑内、肺内等,结构同上,一般只有皮质而无髓质。

 12.副脾脏

(1)"副脾"是指正常脾脏以外单个或多个球形小脾,直径从几毫米到 4 cm 不等,较多见。

(2)常位于脾门或其附近或胃脾韧带、大网膜、胰尾周围,甚至胚胎期随性腺下降到阴囊内。

(3)副脾组织学结构类同脾脏,易与淋巴结相混。

 13.脾脏囊肿

(1)脾囊肿分为非寄生虫性和寄生虫性囊肿。"非寄生虫性囊肿"按有无内衬上皮分为假性囊肿和上皮性囊肿。

(2)"假性囊肿"多在青少年,孤立性无症状,常有外伤史,含血性或浑浊液体。光镜下囊壁为致密纤维组织,可有坏死而无上皮内衬。

(3)"上皮性囊肿"多为表皮样囊肿或间皮囊肿,偶尔衬有移行或黏液上皮。一般认为这是附近器官上皮,在胚胎期迷走入脾所致。镜下无特殊现象,注意勿将多发性间皮囊肿误诊为淋巴管瘤。

(4)"寄生虫性囊肿"主要见于我国西北畜牧人群中的包虫囊肿。囊内含无色澄清液,含有囊壁内层,即生发层脱落的原头节,生发层是单或多层的平行排列嗜酸性角皮层组织,可向内长出原头节。

14.牙源性始基囊肿和含牙囊肿

(1)此两囊肿实为牙胚发育早期,齿旁上皮的剩件所发生,常为第三臼齿。

(2)牙胚发育中,在硬组织发生前形成的囊肿称始基囊肿,伴牙齿缺失。

(3)牙胚发育到硬组织基本形成后发生的囊肿称含牙囊肿,包绕未萌出牙的牙冠,附着在牙颈部。

(4)两囊肿的囊壁均内衬薄层鳞状上皮,外绕结缔组织,腔内充满黄色透明液体,可有角化屑,上皮内亦可见黏液细胞、纤毛上皮、皮脂细胞。

15.甲状舌管囊肿

(1)甲状舌管是胚胎四周后甲状腺胚基向下移行形成的柄,八周后即渐消失。有些原咽底突出部在舌根部残留形成盲孔,有的盲孔可向深部延伸而形成舌管并胀大成"甲状舌管囊肿"。

(2)囊肿位于颈中线部,可稍偏位但不会在颈侧。

(3)囊壁内衬上皮常为鳞状上皮,也可是假复层柱状上皮或单层柱状上皮等。

(4)囊壁由纤维组织构成,多伴慢性炎症,严重时上皮全部被破坏。

(5)5%病例囊壁可见残留的甲状腺组织、淋巴组织和黏液腺组织。可以癌变。

16. 鳃源性囊肿

(1)青少年多见,**特殊的定位在颈上部舌骨平面上、胸锁乳突肌前缘或鼻咽的外后壁**。

(2)鳃器由鳃弓、鳃沟和咽囊组成。源自鳃沟者属外胚层,故囊内壁衬以鳞状上皮,囊内为角化物和胆固醇结晶等。源自咽囊者属内胚层,故囊内壁衬以假复层柱状纤毛上皮,囊内聚有黏液样物或凝块。

(3)**囊壁均富有淋巴样组织可形成滤泡和生发中心**。

17. 脐尿管剩件

(1)脐尿管是胚胎期尿囊管退化形成的一条索状物。成人称中脐韧带。略呈圆锥形,底顶膀胱顶直径 8 mm,尖达脐部直径 2 mm,其腔不超过 1 mm 为脱落的上皮所闭塞关闭。

(2)中脐韧带腔完全开放时形成膀胱到脐经该管与外界相通称"**脐尿管瘘**"。还可两端关闭中间开放形成"**脐尿管囊肿**",亦可脐端开放膀胱端关闭形成"**脐尿管窦道**"。1/3 的人可脐端关闭,而膀胱端开放。故常不被发现。

(3)**光镜下见囊、管内衬柱状、移行、鳞状等上皮**。上皮下常有薄层环形平滑肌,其外由平滑肌和纤维混合包绕。在并发感染时,上皮可破坏代之以炎性肉芽组织。

18. 卵黄管剩件

(1)卵黄管是胚胎期卵黄囊与中肠相连接的狭窄部,即卵黄囊柄,6 周后逐渐闭锁消失。各段残留均可形成畸形。

(2)卵黄管近段残留即形成"梅克尔憩室",常恒定于回肠末端距盲肠 30~

100 cm处。长约1～10 cm,常单个呈袋状或长指状,多见于 20 岁以下,男＞女。镜下见囊壁类似回肠,但各层较薄。可见到异位的胰腺组织,可穿孔,可发生类癌等。

(3)卵黄管如全未退化而开放时即形成"**卵黄肠管瘘**",简称"**脐瘘**"。切断脐带后可见从瘘管排粪甚至回肠外翻,镜下同上。

(4)卵黄管两端闭锁而中段纤维索管腔开放时,残留上皮、分泌物潴留可形成"**卵黄肠管囊肿**",并可埋于腹壁中,镜下同上。

(5)卵黄管若只是脐端未闭合而开放即形成"**脐窦**",可内衬小肠或胃黏膜,亦可见胰腺组织。若窦内黏膜过度增生可形成息肉。

19. 乳腺错构瘤

(1)乳腺错构瘤是由胚胎期残留的乳腺管胚芽发育的乳腺成分和间质成分混合增生的良性肿瘤。

(2)生长慢,圆或椭圆形,有薄而完整的包膜、较软、灰白到黄色。

(3)**光镜**下见透明变性的纤维结缔组织分割扭曲分布的乳腺导管形成小叶结构,混杂多少不一的脂肪组织和血管及平滑肌等,还可见到岛状的透明软骨。

(4)若以上皮成分为主可称"**腺性错构瘤**"。若平滑肌多时称"**平滑肌错构瘤**"。在软骨多,腺体少时亦可称"**软骨脂肪瘤**"。

20. 先天性孤立性肾囊肿

(1)多为先天性肾单位与集合管失通所致,亦可为后天性泌尿小管阻塞所致。常见于中老年人,20 岁前很少,多为单侧肾下极的孤立大囊伴小囊。

(2)囊肿主要位于肾皮质内突向肾盏或肾盂,压迫皮质,壁厚 1～2 mm,含低比重清亮液,偶有出血。

(3)囊壁主要为致密纤维组织,偶尔钙盐沉着或软骨和骨化生。内衬上皮可有可无、可立方、可扁平,如被有移行上皮则称"肾盏或肾盂囊肿"。

21. 先天性多囊肾病

(1)多为家族遗传性疾病,是后肾始基成分与来源于中肾管的成分结合失败的结果。95％为双侧,常并发肝、肺、脾、胰、骨骼、血管等多囊畸形。

(2)本病可分为两型,"**成人型多囊肾**"的体积双侧明显膨大,可为正常的 5

倍,表面呈圆或不规则泡状突起。切面见大小不一的囊腔,直径多在 2~5 cm。**"婴儿型多囊肾"**的体积双侧弥漫性肿大,偶有巨大,切面见无数针尖至豌豆大的小囊,均含低比重水样液。

(3)本病囊内壁衬有扁平或立方、柱状上皮,囊周为丰富的结缔组织,偶见肌纤维、软骨,囊肿间是萎缩的肾实质。

22. 子宫内膜异位症

(1)子宫内膜异位症,传统认为:一切在子宫腔以外生长的子宫内膜均称之。近年来,倾向于取消"内在性子宫内膜异位症"的名称,而将其统称为"子宫体腺肌病"。只把外在性子宫内膜异位症称为"子宫内膜异位症"。目前多认为是第二苗勒氏系统性疾病。

(2)子宫内膜异位症病灶分布较广,多发生在宫底韧带(占 76%)、子宫直肠陷窝(占 70%)、卵巢(占 55.2%),还可发生在腹膜、脐部、腹壁瘢痕、乙状结肠、阑尾、膀胱、子宫圆韧带、乳晕皮下、胸膜、肺、肾、四肢等。发生在子宫平滑肌瘤者则称**"腺肌瘤"**。

(3)**光镜下**典型组织学改变见有子宫内膜腺体、间质和血管结构。因常伴有新旧月经出血及反复发生后的继发改变而难以得到证实。这也构成了本病形态多样,各个病例、不同部位各不相同的特点。若吞噬含铁血黄素和脂质的组织细胞增多、增大,成为假黄瘤细胞并形成肉芽肿样结节时可称**"坏死性假黄瘤样结节"**。

(4)异位子宫内膜可受内分泌影响而变化,如增生、分泌、间质的蜕膜变。亦可发生肿瘤等。

23. 脊索剩件

(1)胚胎期脊索由中胚层发生后随发育大部分渐退消失,仅部分存留于椎间盘的髓核内。其残余剩件常见于体轴两端(蝶枕部和骶尾部)。由其发生的肿瘤低度恶性,称**"脊索瘤"**。

(2)脊索瘤多见于中年人,50%发生在骶尾部,可长入盆腔或腹膜后。30%在蝶枕部可长入颅腔或咽部,预后差。少数在其他椎骨而盘内者极少。生长缓慢,病程长可达数年甚至十数年,术后常复发,但很少转移。

(3)瘤体灰白质软,有不完整的纤维包膜伸入瘤体,分割成小叶状,切面半透明黏液胶冻状,可有出血、坏死、液化、囊变、钙化。

(4)**光镜下**瘤细胞为含有大小不等空泡的液滴状,糖原(十)小叶周边排列细胞小而密,略呈腺样,中央细胞大而疏界不清,有的可达 50 μm,含泡特大,甚至被涨破,有的则呈印戒状。

(5)核多圆形,染色质中量,大小一致,分裂象少见。应注意的是,当出现较多核分裂象时不一定反映本病的良恶性程度。

(6)小叶间质有时明显黏液变性,甚至形成"黏液池",若有软骨瘤样成分出现,则较良性存活长。而有软骨肉瘤样成分者预后极差。

24. 食管支气管源性囊肿

(1)此为食管先天性畸形性囊肿,是胚胎发育过程中,气管、食管分隔不完全所造成的。位置多在食管的前下 1/3 处。可能是胚胎期前肠向前突起发生支气管肺胚芽时残留组织所发生的,故有人称其为"食管前肠囊肿"也不为怪。多见于儿童。

(2)囊壁的结构有平滑肌、纤维组织,也可有软骨。囊内壁衬有各型支气管型上皮(假复层纤毛柱状上皮、单层纤毛柱状上皮、无纤毛的 Clara 细胞)或化生或异位的胃上皮,也可有支气管型腺体。

(3)囊肿内壁上皮也可发生异型癌变。

第二部分 | 内窥镜钳取食管、胃、肠小块及阑尾、肛周送材光镜下诊断要点

25. 食管黏膜各型炎症

（1）食管黏膜的急、慢性非特异性炎症中，急性者多为各种理化性因素引起，如口服毒物农药、放射线损伤、高温气流物体的烧灼等所致。活检中亦很少碰见，但尸检中常有发生。其改变主要是变性、坏死、浆液纤维素、白细胞渗出。慢性非特异性炎症符合一般规律，可参阅本"荟萃"第29、30题下相关叙述。

（2）食管黏膜的特异性炎症的改变随各自感染的微生物类别的不同而改变各异，如细菌性、真菌性、病毒性、螺旋体性和寄生虫性等。活检中重点在于查找、识别特殊性病原体，如 HPV、念珠菌、梅毒螺旋体、阿米巴原虫、蛔虫卵、棘球蚴等。其次背景均符合各自的一般规律，如淋巴细胞浸润、中性白细胞浸润、嗜酸性粒细胞浸润、肉芽肿性结构、干酪性坏死等。

（3）**"嗜酸性食管炎"**是病因不清的一种特殊类型食管炎，其主要特点是在病变中有明显的嗜酸性粒细胞浸润，包括有明确原因引起的食管炎，如药物过敏、寄生虫感染、反流性食管炎等，此时最好在诊断名词前赘以病因名词。只有原因不明时属此范畴，宜以**"特发性嗜酸性食管炎"**而诊断。

（4）**"反流性食管炎"**是指胃内容物（包括胃酸、胃蛋白酶）、甚至十二指肠内容物（包括胆汁和胰液）经贲门倒流入食管，导致食管下段受侵蚀发生炎症的病变。患者常具有反酸、胃灼热、胸骨后疼痛等症状。与巴瑞特食管（Barrett）的形成关系密切，而后者是食管下段腺癌（即巴瑞特腺癌）的癌前病变。反流性食管炎早期形态表现仅是鳞状上皮增生肥厚，特别是基底层增生增宽，核分裂象增多。上皮内可有嗜酸性或中性分叶白细胞浸润，固有膜乳头变长、上移接近表面。到后期则食管下段新老不一的消化性溃疡形成（类似胃溃疡病的典型四层改变）以及继发性食管黏膜息肉、食管瘢痕收缩狭窄等，亦可上皮化生形成**"巴瑞特食管"**（Barrett）。

26. 巴瑞特食管（Barrett）

(1)"巴瑞特食管"又称"巴瑞特食管综合征"，也有人称为"食管慢性消化性溃疡"。多见于成年人，儿童只有少数发生。指的是食管下段的食管贲门括约肌以上，食管的鳞状上皮发生长度不同的柱状上皮或腺上皮化生的一种病理过程或病变。应该与胃黏膜的食管异位相区别。后者多见于儿童，没有反流病史，常发生在中上段食管，一般不会出现异型和癌变的迹象。

(2)有许多文献强调，必须是贲门胃底上皮移行区以上 2～3 cm 的食管下段黏膜发生的上述化生才能诊断"巴瑞特食管"。但近年来大多数意见趋于不限长度，只要在食管下括约肌以上出现上述化生的上皮即可予以诊断。这种观点得到认可的原因在于儿童患者很难达到上述长度以上。

(3)针对此病变的发生是先天性还是后天性的，一直有着争论。目前较一致的意见是与反流性食管炎密切相关。

(4)食管下段这种化生的上皮有三型：即完全胃底上皮化生（包括胃底上皮细胞、胃小凹、主细胞、壁细胞）、不完全胃底上皮化生（只有胃的柱状上皮，而无主细胞，也无壁细胞）和不完全肠上皮化生（可见绒毛状结构，绒毛内腺体紧邻黏膜肌板、绒毛上皮为高柱状黏液分泌细胞，杂有杯状细胞、潘氏细胞等，但却无小肠的吸收功能，恶变率高）。

(5)本病可继发急性和慢性炎症、浅表糜烂、慢性消化性溃疡、食管狭窄和癌前病变及癌变等。诊断巴瑞特食管的重要临床意义在于：

①可造成与胃溃疡相似的病变——"巴瑞特溃疡"，此即食管的"慢性消化性溃疡"。其溃疡长轴与食管纵轴一致，多发生在该病变的上段，溃疡的深度可达肌层，甚至穿透食管壁进入纵隔，引致后续的系列病变。

②由于慢性炎症、纤维组织增生修复、收缩，导致局部食管狭窄而带来后果。

③病变发展后可以癌变，造成 13.6% 的食管下段本病转变为"巴瑞特腺癌"。其组织学改变类似于一般腺癌，多为中、高分化。诊断时必须 3～5 年前内窥镜下或内窥镜结合活检曾诊断过巴瑞特食管或癌旁具有典型的巴瑞特病变。

27. 食管黏膜的癌前病变和早期食管癌

(1)食管黏膜癌前病变包括鳞状上皮和腺上皮，又分别包括"不典型增生说"、"上皮内瘤变说"和"上皮内病变说"等。可参阅本"荟萃"第十四部分中相关述述。

（2）早期食管癌包括鳞癌和腺癌,可参阅本"荟萃"第十四部分中相关叙述。

28. 中晚期食管癌(进展型食管癌)

包括鳞癌和腺癌,可参阅本"荟萃"第十四部分中相关叙述。

29. 胃黏膜急性非特异性炎症

（1）**"胃黏膜急性炎症"**主要指由化学物质或药物对胃黏膜损伤引起和少数由细菌或病毒大量进入引起感染及过敏所致的急性炎症病变。

（2）**光镜下**常可见胃黏膜充血、水肿(弥漫性或多灶),有多少不等的以中性粒细胞为主以及单核细胞、嗜酸性粒细胞的炎细胞浸润,常伴有表浅糜烂、坏死或溃疡形成。

（3）依其病变特点可分为**"急性出血性胃炎"**、**"急性糜烂性胃炎"**、**"急性化脓性胃炎"**等。轻者多局限在窦部,严重时累及胃体、胃底。

30. 胃黏膜非特异性慢性炎症(附:胃镜送材报告的提示)

（1）胃黏膜慢性炎症的程度依固有膜间质中淋巴细胞、浆细胞浸润的密度分为**轻、中、重度**。

（2）胃黏膜腺体萎缩的程度依固有膜间质中腺体分布的疏密、大小、完整性,肠化的多少分为**轻、中、重度。肠化区被认为也是萎缩区**。

（3）胃黏膜炎症急性活动的程度依固有膜中嗜中性粒细胞浸润的密度分为**轻、中、重度**。

（4）胃黏膜腺体上皮单纯性增生的程度依腺体上皮细胞核在不具有不典型增生的情况下的大小、染色、排列、分裂象等改变分为**轻、中、重度**。

（5）胃黏膜腺体上皮肠化的程度依其肠化累及腺体的多少、范围大小(不超过 1/3、1/2 和 2/3 及其以上)分为轻、中、重度。

（6）胃黏膜腺体上皮的不典型增生程度依其核异型的程度、形状、大小、染色深浅、排列层次、细胞极向、核的位置等分为**轻、中、重度或Ⅰ、Ⅱ、Ⅲ级**。

胃镜送材报告的提示:诊断报告要求对炎症程度,腺体萎缩程度,急性活动程度,单纯性增生程度,肠上皮化生程度,不典型增生程度分别报告。

11

31. 胃(或十二指肠)溃疡病

(1)胃或十二指肠黏膜可以具备慢性炎症的上述各点,但十二指肠黏膜腺体杯状细胞不代表肠化和萎缩,而是其固有形态结构。

(2)**特异的是要见到溃疡病时胃黏膜典型的表浅两层,即炎性渗出层、纤维素坏死层**,甚至再深部的炎性肉芽组织层,才能诊断。

32. 胃肠道增生性息肉

(1)内镜小块送材原则上仅报告黏膜的炎症情况,只有结合胃镜、肠镜下见到息肉的情况,才可以做出符合息肉时的改变。

(2)**"胃肠道增生性息肉"其形成常与慢性炎症修复再生时增生过多有关**,一般认为属非肿瘤性病变,其增生的上皮常过度成熟,细胞无异型,很少恶变。

(3)胃内者多由胃小凹上皮增生,腺体扩张、拉长、扭曲,还可囊性扩张而来,占胃息肉的85%,直径0.5~2.5 cm,多无蒂或宽短蒂,长见于中老年人。

(4)肠内者一般均小于5 cm直径,多见于直肠和乙状结肠,由伸长扩张的隐窝构成,隐窝上皮增生拥挤可形成小乳头内褶突入隐窝腔,使隐窝腔呈星芒或锯齿状,极似分泌期子宫内膜。其杯状细胞减少,胞核整齐位于基底。

33. 胃肠道炎性息肉

(1)胃肠道炎性息肉又称假性息肉,多继发于胃肠道各种慢性炎症,如溃疡性结肠炎、克隆氏病、细菌性痢疾、阿米巴结肠炎、肠结核等时,黏膜破坏溃疡形成后,其周边黏膜增生隆起而形成。

(2)炎性息肉常多发且较小,很少超过1 cm直径,形态不一,可细长如指突,可分支或结节状,亦可基底较宽。好发于直肠、乙状结肠。

(3)**光镜下组织结构主要是间质和上皮**,其间质可单纯由炎性肉芽组织构成,亦可含有囊性扩张的腺管,慢性炎细胞浸润。

34. 淋巴样息肉

(1)淋巴样息肉又称**"息肉样淋巴组织增生"**,好发于直肠和回肠末端,11~50岁多见,单发占80%,常为小圆形广基肿物,直径一般在几毫米至3 cm,表面光滑,可有浅表溃疡。

(2)以往多认为是肠道良性淋巴瘤,也有观点认为是慢性炎症所致的反应性增生。近年来新的观点认为属于低度恶性非霍奇金淋巴瘤中"黏膜相关淋巴瘤"。

(3)**光镜下**见主要为增生的淋巴组织构成,累及黏膜和黏膜下层,为清一色小淋巴细胞组成,界限清楚,但无包膜,可以有增生扩大的淋巴滤泡形成,但无淋巴窦结构。息肉黏膜可萎缩。

35.胃肠道息肉状腺瘤(或腺瘤性息肉)

(1)息肉状腺瘤本质属肿瘤,故可直接称腺瘤,好发于胃窦、十二指肠、空肠和大肠。

(2)该瘤可分为三型,即**管状腺瘤、绒毛状腺瘤、管状绒毛状腺瘤**,其恶变潜能明显不同,以绒毛状者恶变潜能最大,管状最低。

(3)无论哪一型发生在胃或小肠或大肠,其改变相似。各型腺体上皮都伴有不同程度的不典型增生,均为最常见的癌前病变。

(4)**"管状腺瘤"**较小,常小于 1 cm 直径,圆或卵圆形、光滑、略分叶、有蒂。切面灰白,中央有条索状间质。**镜下主要由不同程度异型增生的高柱状黏液分泌上皮构成的腺管样结构。上皮细胞核大深染,拉长呈笔杆状,紧密垂直的排列在基底。**可随其异型的增加胞核向上偏移形成假复层,胞浆嗜碱,而黏液空泡递减。

(5)**"绒毛状息肉"较大**,常广基,直径多在 2~4 cm 之间,亦可大到 20 cm,表面呈菜花或绒毛状,常伴出血、坏死、溃疡。**光镜下主要为分支状大量纤细与表面垂直生长的绒毛构成。绒毛轴心是狭窄的纤维血管束**,所被上皮类同管状腺瘤,但异型多更突出,核仁明显,核分裂多见,尤其是近表面部如此。

(6)**"管状绒毛状腺瘤"**是管状腺瘤和绒毛状腺瘤的移行过渡类型。无论外形、体积,镜下结构,生物学行为和恶变率均介于二者之间,表面往往绒毛乳头状为主,深层常为管状。故有"混合型腺瘤"的称谓。如果**其内一种成分只占1/5 以下则以占 4/5 以上的成分命名。**

36.胃肠道腺瘤不典型增生

(1)**轻度不典型增生**时腺瘤腺管或绒毛结构规则,杯状细胞和高柱状上皮大部分胞浆黏液均减少,胞核呈笔杆状深染、密集排列于基底膜侧 1/2 以内(即细胞下半部分),大小略有差异,极向尚存。

(2)**中度不典型增生**时腺瘤的部分腺管绒毛均可拉长、扭曲、分叉、出芽形成大小不等的新腺管,可出现腺管背靠背。上皮细胞酸核部分为密集的笔杆状,部分可增大变圆,有核分裂象。核的层次为 2～3 层,占据基底膜侧 2/3,但仍有胞浆,极向轻度紊乱,杯状细胞和柱状上皮胞浆黏液明显减少。

(3)重度不典型增生时腺管大小不等,形态不规则,有分支、出芽、背靠背更为多见,胞核层次增多为 3～4 层,进一步上移到胞浆顶端,极向紊乱,异型明显,核分裂象增多,胞浆明显嗜碱,腔缘胞浆带消失。杯状细胞、柱状细胞质内黏液消失或罕见。此即腺体癌变。与腺原位癌难以区别。

37."胃肠道腺原位癌"、"黏膜内癌"和"早期浸润癌"

(1)"腺原位癌"又称"上皮内癌",指癌变的细胞局限于腺管内,尚未突破基底膜。癌变的腺体形态可异型,上皮向腔内出芽或形成筛状,细胞核异型明显,复层排列,核分裂象增多,出现病理性分裂象。

(2)"黏膜内癌"又称微小浸润癌,指癌变的细胞已突破腺基底膜进入固有膜,但仍局限在黏膜肌层以内的固有膜。癌细胞可形成不完整的腺样结构,即腺体开口于固有膜间质,或狭窄管腔状或呈条索状实性生长,甚至异型,单个细胞浸润。

(3)"早期浸润癌"则限于有确定的黏膜下浸润证据者。此时癌组织虽已突破黏膜肌层向下浸润,但毕竟很浅,没有累及肌层,属于早期。至于突破多么深为界,尚无明确规定。据称,此时淋巴结转移率约 10%,远低于深部浸润时。

38.家族性腺瘤性肠息肉病

(1)"家族性腺瘤性肠息肉病"又称"家族性腺瘤病",为常染色体显性遗传性疾病。发病率约 1/8000,中位年龄 31 岁,癌变率高达 50%～67%,癌变的中位年龄约 33～39 岁。

(2)"家族性腺瘤性肠息肉病"简称为"多发性肠息肉病"。其多发一般以 100 个以上为诊断标准,可多达数百至数千个,可累及阑尾,极少到小肠和胃。有报道称多发性息肉伴有癌灶好发于直肠 39%、乙状结肠 24%、降结肠 20%。

(3)光镜下形态多为管状腺瘤,约 3/4 病例伴有少数绒毛状腺瘤区,而单纯的绒毛状腺瘤少见。少数病例可伴有其他如增生性、炎性、淋巴样等型息肉。瘤体直径多小于 1 cm。

(4)应注意的是,这种息肉病癌变往往是多发性的,常为多原位癌。

14

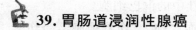
39. 胃肠道浸润性腺癌

（1）胃肠道均可发生，但以胃窦、小弯、十二指肠第二段、直肠和乙状结肠为多。胃癌分为两大类，即**"肠型胃癌"来自肠化上皮**，癌细胞形成腺管或腺样结构，黏液分泌主要在腺腔内或细胞外，多见于老年男性，常伴有广泛的萎缩性胃炎；**"胃型胃癌"来自胃上皮**，癌细胞小圆形、黏附力差，常单个分散在胃壁中，多数细胞分泌黏液，而且黏液在胞浆内均匀分布，只是少量在细胞外，多见于青壮年女性，主要见于胃癌的低发区，预后差。

（2）胃肠道发生的癌**主要是腺癌。腺癌中主要是管状癌。**其他组织学类型、改变繁多，各不相同。详见本"荟萃"第十四章中389～401题下相关叙述。

40. 慢性非特异性复发性溃疡性结肠炎

（1）本病是开始于直肠逐渐向近侧连续性弥漫性蔓延的原因不明的非特异性伴有化脓性病变的慢性炎症。一般局限于黏膜和黏膜下层，虽可深达肌层表面，坏死脱落后形成地图样溃疡，但愈后不形成疤痕，不造成肠狭窄。

（2）临床患者常有痢疾样腹痛，里急后重等，病变极少突破回盲瓣向上发展。有反复发作，愈复缓解的特殊病程。

（3）在活动期100％病例有黏膜重度慢性炎、充血、水肿，大量淋巴细胞、浆细胞、单核巨噬细胞、中性粒细胞，甚至嗜酸性粒细胞浸润，杯状细胞减少，甚或消失，以及在上皮细胞之间（包括被覆上皮）出现中性粒细胞浸润等。

（4）**光镜下具有诊断意义的是**：93％的病例可见形似腺管样的隐窝内出现上述炎细胞团，名曰**"隐窝脓肿"**（又一说为**"腺窝脓肿"**）；85％出现隐窝腺上皮破溃缺损所形成的**"隐窝溃疡"**；36％出现隐窝旁炎细胞团压迫突向管腔形成的**"隐窝旁脓肿"**；37％可出现分泌早期子宫内膜腺体样的核下空泡，以及小血管壁纤维素坏死，小血管腔可见纤维素性血栓等。

（5）在以后的消散期、缓解期，其溃疡边增生可形成潜掘状溃疡甚至突向肠腔形成**"炎性息肉"**或形成指突状外观的**"丝状息肉"**。

41. 肠伤寒病

（1）本病是由沙门氏菌属的伤寒杆菌经口感染所引起的急性肠道传染病，临床上常有稽留性高热，严重的毒血症、菌血症等全身性表现。

（2）本病**主要定位在回肠末端孤立或集合淋巴小结内，病变本质是单核巨噬细胞急性大量的增生性炎症,从而取代了原病灶中的淋巴细胞。

(3)增生的巨噬细胞可见吞噬的完整红细胞而改称为**"伤寒细胞"**,当伤寒细胞成片聚集时则称**"伤寒性肉芽肿"**或**"伤寒小结"**。在病程第一周的"髓样肿胀期"时光镜下最易查见。

(4)发展到第2周黏膜及伤寒小结坏死,进一步脱落,即形成圆或椭圆形边缘整齐的溃疡,其长轴与肠管长轴平行。此期要严禁饱食暴饮而造成肠穿孔的发生。最后完全修复愈合不留瘢痕。

42. 阿米巴性结肠炎

(1)本病是由**溶组织阿米巴原虫经口感染侵入肠道的一种急性变质性的寄生虫病,主要定位于盲肠和升结肠的黏膜和黏膜下层,形成口小底大地图样的烧瓶状溃疡**。向深可累及肌层、浆膜,甚至穿孔。可有痢疾样症状,故有**"肠阿米巴病"**和**"阿米巴痢疾"**之称。

(2)阿米巴原虫在环境适宜时为变形虫样滋养体状,能分泌溶组织酶,溶解病灶组织,吞噬红细胞,是果酱样脓便的源泉。滋养体一旦排出体外即死亡。溃疡间在深部可隧道样沟通。可因黏膜桥的坏死脱落而扩大原有的小溃疡,有的可在修复时局限性纤维增厚形成瘤样肿块,称为**"阿米巴肿"**,收缩后可导致肠狭窄。

(3)阿米巴原虫在环境不适宜时,可转变为包囊体不活动,在排出后抵抗力强,能存活数周。当其重新进入胃肠后,囊壳可被消化溶解,破囊而出发育为小滋养体(即"肠腔型小滋养体"),直径约 $3\sim10\ \mu m$。当其进入血管后又可运行到肝、肺、脑等处导致该处的**"阿米巴脓疡"**。

(4)**光镜下病灶和正常交界处常见体大约 $20\sim40\ \mu m$ 的"组织型滋养体"**,形态圆或椭圆形,核小而圆,胞浆嗜碱,体膜清楚,周围常有一环形空晕,胞浆常含空泡和吞噬的红细胞。

(5)成熟的包囊则常见于慢性者,约 $5\sim20\ \mu m$ 直径,内含 4 个核,破囊后可分裂为 4 个**"肠腔小滋养体"**。

43. 过敏性结、直肠炎

(1)绝大多数发生在 6 个月内的婴幼儿,可能与牛奶类过敏有关,表现为便血、腹泻,血中嗜酸性粒细胞升高。

(2)**光镜下见黏膜固有层有大量嗜酸性粒细胞浸润**,重者可浸润至黏膜肌层和黏膜下层。

44. 痔疮

（1）"痔疮"是指齿状线上下痔静脉丛的小血管，因承纳了超量血液而经常或长期扩张淤血致使局部血管丛扭曲成团的一种瘤样改变，特别是便秘腹压增大时易发生或加重，故又可称为"痔核"。其实痔核非疮非瘤。

（2）痔发生在齿线以上称"**内痔**"，表面被直肠黏膜及柱状上皮。发生在齿线以下者称"**外痔**"，表面被肛管的鳞状上皮。两者上皮兼具者称为"**混合痔**"。均可伴有不同程度的急、慢性炎症。

（3）**光镜下**见上皮下有多个扩张淤血的血管，特点是壁薄腔大呈饱满状，腔径和壁构不相适应，腔中的血液可因制片而丢失，有的血管可见到单个或多个新老不一的血栓形成**和机化再通**。有无血栓形成、机化要以血管内壁有无梭形成纤维细胞向腔内胀满的红细胞团长入为标准来判断，也可以出现典型混合型血栓的珊瑚状结构来判定。否则只是淤血。

45. 肛管、直肠周围脓肿、窦道、瘘管

（1）送材多为切除的烂肉样大小不等的组织块，取材时就应注意有无表面皮肤、管道黏膜或腔面样的迹象，即使仅有少许一点也要设法让其层次表现在切片上，有时可见残存的上皮，以利于阅片诊断。

（2）光镜下见到的均为这些病变壁的炎性肉芽组织，其化脓性感染和异物巨细胞反应，陈旧性的出血，以及瘢痕，玻变的多少、程度则各不相同。

（3）临床患者病灶无开口为"**脓肿**"，单独一个通道开口为"**窦道**"，有两个以上通道开口则为"**瘘管**"。诊断时必须结合临床所见，只做是否符合某病变时改变的报告。

46. 炎症性穴肛源性息肉

（1）"一穴肛"即胚胎期的泄殖腔，其移行上皮可在齿线上下残留，炎症性穴肛源性息肉即此移行带所发生的炎症性息肉，被认为是一种黏膜脱垂。

（2）息肉直径常 3～4 cm，无蒂、光滑或似腺瘤样，固有膜平滑肌组织增生是其特征。

47. 一穴肛源癌

（1）一穴肛源癌主要发生于齿线上，也可发生于齿线上下的这些肛管移行带区，还可发生于男、女性的尿道远端。一般认为女为男性的 2～2.5 倍，多单发，直径在 2～5 cm 之间。

（2）光镜下组织学其基本图像与膀胱移行细胞癌相似，其组织形态变化很多。最多为移行细胞型和基底细胞型，也可以类似鳞癌、腺鳞癌，甚至有角化珠形成，有的可为黏液表皮样癌改变，但癌细胞间无细胞间桥，即使是角化珠旁的多边形细胞亦如此。借此可与鳞癌相区别。

48. 阑尾炎、阑尾脓肿、阑尾周围脓肿

（1）阑尾炎是阑尾炎症性的系列性疾病，可分为急性、亚急性、慢性阑尾炎。急性者又根据变质和渗出改变的程度分为"**急性单纯性阑尾炎**"、"**急性蜂窝织性阑尾炎**"（即化脓性阑尾炎）、"**急性坏疽性阑尾炎**"。慢性者又可按渗出和增生的不同表现分为"**轻度慢性炎症**"、"**粪石梗阻性炎症**"、"**阑尾腔闭塞性炎症**"以及由阑尾的不同炎症进一步衍生出的并发症，如"**阑尾脓肿**"、"**阑尾周围脓肿**"、"**阑尾穿孔**"、"**出血**"、"**阑尾纤维化**"、"**阑尾黏液性囊肿**"以及囊肿破裂后周围系膜的"**黏液浸润性肿块**"等。

（2）各种阑尾炎症病变的特点是：

①**急性单纯性炎症**：阑尾壁及黏膜主要是充血水肿，轻度中性和单核细胞浸润。

②**急性蜂窝织炎症**：突出的是在阑尾腔内和肌层中大量中性白细胞的渗出、浸润和出血，浆膜面有脓性纤维素性渗出物、脓液形成。

③**急性坏疽性炎症**：典型改变是阑尾壁、腔、浆膜面坏死突出，除化脓改变外，光镜下可见有腐败菌并发感染而使脓液细胞成分间呈弥漫蓝染的大片阴影样。

④**轻度慢性炎**：主要是阑尾壁轻度慢性炎细胞浸润，以淋巴细胞、单核细胞浸润为著，淋巴细胞间可因增生的单核巨噬细胞散在而呈"满天星观"。

⑤**粪石梗阻性慢性炎**：主要是阑尾腔有硬粪石填塞，阑尾壁薄各层萎缩，可有轻度慢性炎细胞浸润。

⑥**阑尾腔闭塞性慢性炎**：阑尾腔壁经反复发作的炎性改变，由纤维瘢痕增生所填塞而闭锁。

18

⑦**阑尾脓肿**:阑尾腔内积脓,特别是尾端膨胀增粗。

⑧**阑尾周围脓肿**:阑尾脓肿慢性破裂后阑尾系膜脂肪组织包绕并进一步形成周围脓肿。

⑨**阑尾穿孔、出血**:主要是急性穿孔、出血。

⑩**亚急性阑尾炎**:主要表现是轻度急性炎症。由其急性炎症迁延而来,各层中尤其在肌层中可见嗜酸性粒细胞浸润。与慢性复发性炎症的区别在于其增生性慢性炎症改变不突出。

49."阑尾单纯性黏液性囊肿"及其"周围衍生性肿块"

(1)此囊肿可由阑尾炎症而导致,亦可直接缓慢发生,关键是阑尾近端管腔的阻塞不通,使腔内分泌的黏液潴留而形成。

(2)光镜下可见阑尾壁的结构受压萎缩,囊壁由不同程度增生的纤维组织构成,衬覆上皮扁平可有可无,腔内黏液稠厚浓缩,可并发感染而化脓。有时囊内黏液可浓缩形成多个 0.3～1.0 cm 大小的小球,巨检时为珍珠样白色半透明状小球,光镜下见小球中心为含有细胞碎片和含铁血黄素的嗜酸性颗粒状物,外围为层状凝结浓缩的黏液。此时可称为"**阑尾黏液球状体病**"。

(3)**黏液囊肿慢性破裂后,因其周围有阑尾脂肪性系膜或大网膜的包裹,缓慢溢出的黏液常可沿阑尾周围软组织间隙浸渗扩大成肿块,亦可形成无上皮细胞的黏液湖,亦可沿腹膜扩散形成所谓"腹膜假黏液瘤"。**故要和真性黏液性肿瘤区别,其要点是:一为本病多在右髂窝阑尾周围;二为黏液里面很难找到上皮细胞。此外,还可在其周围形成多个异物性肉芽肿反应。

50. 阑尾寄生虫病

(1)阑尾可受到各种寄生虫病的累及,最常见的是蛔虫、蛲虫、血吸虫的感染,多见为虫卵的陈旧性囊壁沉积,少数亦有见到虫体的。其他寄生虫感染还有鞭虫、绦虫、钩虫、棘球幼虫、粪类圆线虫和阿米巴原虫等,均罕见,仅见个例报告。

(2)寄生虫感染在阑尾共同的特征是巨检下有时可见不同虫体(蛔虫、蛲虫、绦虫),**光镜下在囊壁可见到虫卵**(尤其是在黏膜下层)**或虫体**(蛲虫、阿米巴原虫),**和较多量的嗜酸性粒细胞浸润,**肉芽肿性结构和不同程度的纤维化。

(3)血吸虫卵光镜下为棕黄色略有折光,可多可少,多为陈旧性的,仅见卵壳或伴有钙化(很少能见到新鲜虫卵),常为卵圆形 70 $\mu m \times$ 50 μm 大,壳薄。

成熟虫卵尾侧见有数量不等的胚细胞,在 HE 切面表现为嗜苏木精性小颗粒,周围可有异物肉芽肿反应。

(4)**蛔虫卵**在阑尾腔内一般不引起组织反应,只表明有其寄生。受过精的卵为卵圆形,60 μm×4 μm 大小,壳厚而透明,壳外有一层凹凸不平的蛋白质膜,黄褐色,呈锯齿状,卵内有 1～2 个卵细胞。未受过精的虫卵呈成长圆形,90 μm×40 μm 大,卵壳及蛋白质膜均很薄,没有锯齿样,卵内有许多大小不等的反光颗粒。

(5)**蛲虫虫体**镜下多为横断面,略呈圆形,直径 0.1～0.2 mm,体表的角皮层下几乎无皮下层,向内的肌肉少,肌组织不连续,中间为消化道。雌虫有可能切到子宫,宫腔内有虫卵。虫体两侧角皮有对称性刺状突起的头翼或侧线各一为其特点。**蛲虫卵**为长椭圆形,不对称,一侧稍凸,另一侧较平,大小为40 μm×35 μm,如为横切面则较小,卵壳厚而透明,内有卷曲的幼虫。

第三部分 | 子宫颈、宫腔、阴道刮、排出物及胎盘送材光镜下诊断要点

刮宫标本阅片时的注意点

（1）子宫内膜光镜下观察时真正有意义的应该是功能层内膜，基底层和峡部内膜仅做参考。其腺体和间质的改变均很重要。要熟记其正常月经周期各阶段的典型改变，进行对比，搜寻出其与正常周期中各个阶段腺体，间质不同的改变。

（2）对光镜下搜寻出的子宫内膜不正常的各种改变，应结合年龄、月经周期情况，末次月经日期、刮宫日期、临床出血的时间长短、间断、连续规律、出血量的多少，人为用药情况等因素综合分析判断。

（3）经各方面资讯综合分析得出的**确切诊断或符合性诊断，要能够解释患者的临床表现**。如果诊断与表现有矛盾，格格不入，应该回头望，再次审视分析，得出科学的结论。

（4）刮宫送材常因时机不佳、支离破碎致使光镜下证据不足，此类病例应描述光镜下的改变，描述要真实唯物，以便提出倾向性意见或排除性意见。

51. 增殖期子宫内膜

按腺体大小、形状、核染色深浅和排列方式分为早、中、晚期。

（1）**增殖早期**：腺体小圆管状，上皮为单层立方或柱状上皮，核长卵圆，色深，整齐，位于基底，间质细胞小、梭或星形，胞浆少。

（2）**增殖中期**：腺体稍大，弯曲、星形，上皮呈柱状，核稍增大拉长，呈长杆状，有分裂象，开始参差排列，出现透亮细胞。

（3）**增殖晚期**：腺体进一步增大弯曲，上皮呈假复层排列，核仁清，分裂象增多，透亮细胞增多。

52. 分泌期子宫内膜

在增殖晚期基础上出现分泌性改变,亦可分为早、中、晚期。

(1)**分泌早期**:典型改变是出现整齐的核下空泡,胞浆透亮,淡染,核仁大。

(2)**分泌中期**:典型改变是出现顶浆分泌,腺腔内缘破碎,不整齐,腔内有分泌物。

(3)**分泌晚期**:典型改变是腺腔迂曲呈锯齿状,胞浆透亮或分泌后缺失,胞核圆淡,位于基底,可呈单层立方状。间质蜕膜样反应,细胞增大,并夹杂类似中性白细胞的颗粒细胞。还可出现成簇的小血管。依其腺体分泌反应的程度可分为"**分泌良好**"、"**分泌尚可**"、"**分泌欠佳**"、"**分泌不良**"四个档次。

53. 基底层和峡部子宫内膜

(1)基底层子宫内膜与宫体平滑肌参差紧贴,片块表面没有上皮覆盖,腺体比较僵直、平硬,上皮立方状,胞核如增殖期长圆或短杆状、深染,间质致密,其细胞向平滑肌移行过渡,亦可见厚壁的小血管,仅对雌激素有轻度增生反应。

(2)峡部子宫内膜腺体轮廓不规则,间质纤维化,常与宫颈管黏膜并存或移行,或腺体似宫体内膜而间质相似于颈管黏膜的纤维为主杂有平滑肌改变。

54. 经期子宫内膜和间期(即再生期)子宫内膜

(1)"经期子宫内膜"的特点是破碎、不完整。

(2)退变明显,腺体皱缩,核固缩,深染。

(3)可有与出血和成堆中性白细胞混杂的假炎症现象。

(4)如果只是基底层改变,表面上皮部分修复,则为"**间期子宫内膜**"(亦称再生期)。

55. 绝经期子宫内膜

(1)可为"**单纯性萎缩**",内膜菲薄,腺体稀少,衬立方上皮,腔窄,长径平行于表面。

(2)亦可"**囊性萎缩**",出现大小扩张的腺腔,间质致密。

56. 子宫内膜 A–S 反应

(1)"**A–S反应**"是子宫内膜因受绒毛膜促性腺激素的刺激所发生的一种

22

高度分泌反应的腺体改变。

（2）A-S反应时腺体明显增多、相互靠近曲折，间质很少，腺体上皮胞浆透亮呈蜂窝状或间断成簇的拥向腔内，部分伴有非典型增生样改变，不可误认为是癌。

（3）典型的腺上皮表现为：细胞变大参差或复层不在同一水平排列，核大、深染、粗糙、异型、大小不等，可大出正常核的3～4倍，甚至畸形，可突出挂于细胞顶端如灯泡、鞋钉状，极向亦紊乱，可有巨核和多个核分裂象。

57."蜕膜样反应"、"蜕膜"及"蜕膜管型"

（1）**"蜕膜样反应"**是排卵一周分泌期开始后子宫内膜腺体和间质两方面变化发展的一种形态。除腺体出现分泌反应外，其间质细胞胞浆逐渐增多、肥大成为多边形，核亦增大、卵圆、淡染，聚集成片时有镶嵌样趋向，因近似于蜕膜形态故称**"蜕膜样反应"**或**"蜕膜样变"**。

（2）**"蜕膜"**是分泌期子宫内膜在胚泡着床植入的刺激下受绒毛膜激素的作用进一步发展的持续，这时则改称**蜕膜**。其腺体可高度分泌发展成A-S反应样，腺上皮亦可变的扁平，呈不规则裂隙样，长轴与表面平行，其间质细胞变得更肥胖、镶嵌，胞核居中、淡染，形如铺地砖样称蜕膜细胞。**故蜕膜和蜕膜样反应只有程度上的差别而没有质的改变。**阅片时应仔细把握这种程度，再结合病史、经史等给予诊断，如无确切把握，宁肯按"间质有较好的蜕膜反应"而不可轻易报为"蜕膜组织"。

（3）**"蜕膜管型"**是子宫腔里完整蜕膜脱落排出的管状物，保留有原宫腔三角形的形态。**光镜下**组织和细胞可伴有不同程度的退变、坏死、感染等，该管型的流出是宫外孕的一个辅证。有时，胎盘发生水泡状胎块，亦可因胚胎生命的终止而排出蜕膜管型。

58."底蜕膜"和"蜕膜巨细胞"

（1）宫内妊娠后的蜕膜包括三部分，即覆盖胚胎表面的**"包蜕膜"**、宫腔周壁的**"壁蜕膜"**（真蜕膜）和胚泡深面直接植入着床部的**"底蜕膜"**。

（2）**"底蜕膜"**因与绒毛直接参差接触，受滋养细胞分泌激素的直接作用，使蜕膜表面形成一层强嗜伊红染色的纤维素沉着板（常称纤维素坏死层），这是一种特异的形态学标志。

（3）**"蜕膜巨细胞"**是底蜕膜组织中的另一特殊改变。蜕膜巨细胞的胞核可演变的大小不一、染色深浅不一或出现巨核细胞或多核巨细胞,看似异型但不可轻易诊断为"绒毛膜上皮癌"。

59. "绒毛"和"绒毛影"

(1)"绒毛"指胎盘绒毛。由绒毛间质和包围在其周围的滋养叶细胞所构成。

(2)滋养叶细胞主要分为两层,即**内层细胞滋养叶细胞**和**外层合体滋养叶细胞**。近年又分出一个**中间滋养叶细胞**,形态上、免疫上和电镜下改变介于细胞与合体滋养叶细胞之间。有观点认为是细胞滋养叶分化出来的称 X 细胞,可以发生其独特的滋养细胞疾病和肿瘤,光镜改变虽有详述,但仍难以识别掌握。

(3)细胞滋养叶细胞又称**郎罕细胞**,呈单层立方状整齐排列在绒毛表面,细胞大和单个大而圆的泡状核,核仁清,胞浆弱嗜碱,透亮可有核分裂,无功能活性,不合成激素,从孕后 16 周开始减少,逐渐消失。

(4)合体滋养叶细胞是细胞滋养叶细胞从妊娠第 9 天触到母体血液后进一步分化而来的。并逐渐取而代之,可阿米巴样不断流动。光镜下为一层没有细胞界限的胞浆,嗜双色或强嗜碱(亦有人说嗜酸性)的合体细胞。胞核小而深染,可瓜子形、梭形、不规则形,可多达 8～10 个排列成钟面或无规律,有时可为巨大单核的合体细胞。

(5)绒毛间质位于绒毛中央,由疏松的黏液性幼稚结缔组织和毛细血管构成,其中有星芒状的成纤维细胞和具有强吞噬力的组织细胞散在。

(6)**"绒毛影"**是不同程度退变凝固性坏死后的胎盘绒毛组织,形态上保留有绒毛结构的残影,变为核溶解或消失的红染结构。其周边滋养细胞的位置红染稍重,但不可和凝血块相混淆,因为绒毛影经常夹杂于出血的凝块中。

60. "胎膜"和"脐带"

(1)**胎膜**是胚胎晚期由子面光滑的羊膜和紧贴一起的平滑绒毛膜及再靠母侧的蜕膜构成的。前两层间夹有少量疏松纤维结缔组织。

(2)单纯的**羊膜**为菲薄无血管的一层扁平或立方形的细胞所构成的膜。

(3)单纯的**平滑绒毛膜**是由几层不规则的扁平细胞构成的膜,由包蜕膜方向的绒毛膜退化而来。平时无血管行走,只有足月胎盘或帆状胎盘、副胎盘等异常情况下才有胎儿动脉和静脉走行。

（4）脐带为圆柱形，横断面见表面为光滑的羊膜，其内有 Wharton 氏胶性结缔组织（华尔通氏胶）、退化的尿囊（位于脐带中央或 2 条脐动脉之间，可无腔或有腔，上皮可有可无，可扁可立方，偶可移行上皮）、卵黄囊和肠系膜管残迹（位于脐带周边，内衬高柱状或扁平含分泌空泡的类肠上皮，腔内可钙化或浓缩的蛋白性物），以及两条脐动脉和一条脐静脉扭曲为螺旋状所充填。在脐带发育异常，可出现单个脐动脉的异常，称为"单脐动脉"。其发生率差异较大，在 0.2%～1.2% 左右。此时胎儿发育迟缓、畸形、死亡率高。

61. 体内可能有"妊娠"存在

体内可能有"妊娠"存在，如宫内孕、宫外孕、葡萄胎、恶葡、绒癌清宫送材等。

（1）查见典型蜕膜组织。

（2）查见 A-S 反应。

（3）查见海绵层腺体横向高度扩张而且胞核肥大深染。

62. 宫腔内妊娠

（1）查见胎盘绒毛、滋养叶细胞和底蜕膜组织、胎膜组织、A-S 反应等。

（2）查见胎盘绒毛组织，或绒毛影，或胚胎组织。

（3）查见滋养叶细胞，或胚胎组织。

（4）查见底蜕膜及蜕膜巨细胞。

（5）查见胎膜和蜕膜组织。

63. "合体细胞性子宫内膜炎"和"假性滋养层细胞瘤"

（1）"早孕流产"和"水泡状胎块"包括"足月妊娠"的病例中，胎盘种植的底蜕膜内，甚至浅肌层中以及血管内可见多少不一、散在而不集中的合体细胞浸润，此时称"合体细胞性子宫内膜炎"。

（2）浸润的这些合体细胞往往多形性，胞核深染、异型或为边界清楚的多核巨细胞，不集中成堆且不见朗汉斯细胞（即细胞滋养细胞），不伴有坏死出血，仅有中性粒细胞浸润。切勿误认为是"绒毛膜上皮癌"。

（3）"假性滋养层细胞瘤"是合体细胞性子宫内膜炎进一步发展后，宫内肿块形成，宫体弥漫性增大而形状如常。增生的合体细胞浸润浅肌层，甚至深肌层而达于浆膜下，形态异型，可有多核巨细胞，甚至似肌纤维的梭形细胞，但绝无细胞滋养叶细胞和出血坏死。已证明这些均可自行消退,不可误诊。

64. 流产后子宫内膜炎

(1)主要是出血和宫内膜碎片之间查见宫内妊娠的依据。

(2)要符合慢性或急性子宫内膜炎的诊断标准。

65. 急性子宫内膜炎

(1)子宫内膜间质充血水肿,退变坏死明显,不易分清周期。

(2)间质及(或)腺腔内可见中性白细胞浸润,甚至小脓肿形成。

(3)一般在分泌晚期不轻易诊断为急性子宫内膜炎,除非前2条可靠。因为此时子宫内膜间质中的颗粒细胞可单核可两叶核,形态极似中性白细胞。

66. 慢性子宫内膜炎

(1)最重要的是在子宫内膜间质中找到确切可认的浆细胞浸润,即使一个浆细胞亦可确诊。研究证明,细菌进入宫腔后自第7天后才有浆细胞增多并可持续50天,不足7天时可能会出现浆样淋巴细胞。

(2)间质充血水肿,淋巴细胞成群浸润。

(3)间质梭形化,向成纤维细胞转化,似风吹柳叶。

(4)腺体上皮可伴轻度增生,核细长、深染,亦可有轻度异型。

67. 结核性子宫内膜炎

(1)重要的是在子宫内膜中查见特殊的增生型结核结节和不常见的干酪性坏死。(可参阅本"荟萃"第319、417题下相关叙述)

(2)腺体对卵巢的激素反应差,可表现分泌不良或增生过长,距病灶愈近愈差。

68. 子宫颈息肉

(1)多由宫颈管内膜因长期炎症或长期避孕药的刺激,上皮、腺体、间质增生突出而形成的有蒂或无蒂的肿物。

(2)发生在颈管的息肉表面被有颈管黏液柱状上皮,间质可有腺体并与表面上皮一起可被鳞化。发生在宫颈阴道部的表被复层鳞状上皮,间质由纤维组织构成,而无腺体。发生在峡部内膜的息肉常伴有长蒂突出,可被有宫腔和颈管两种上皮和腺体。均常伴有不同程度的急、慢性炎细胞浸润。

（3）息肉常依其组织学构成特点的不同分为**腺瘤样型、腺囊肿型、纤维型、肌型、血管瘤样型、肉芽型、蜕膜样型、假肉瘤型、混合型**等类型。

（4）子宫颈还可发生特殊的"**胶质息肉**"，其外形无差别，镜下其表面被有颈管内膜上皮，其下由成熟的神经胶质构成，有时还可见脉络丛、骨、软骨，甚至出现节细胞样大细胞。

（5）宫颈息肉的恶变率很低，极少发生，但也应警惕。前不久我们就遇到一例，30 余岁患者黄豆大息肉，其鳞化上皮癌变为典型的非角化大细胞鳞癌。

69. 子宫颈纳勃氏（Nabothian's）囊肿

（1）本病指位于宫颈管黏膜下的许多盲管状分支黏膜腺体，因慢性炎症时腺体分泌亢进、腺体排泄管颈部上皮鳞化、周围纤维组织增生、充血水肿等的压迫、阻塞、排泄不畅所形成的腺体腔内分泌物潴留性囊肿。

（2）肉眼观为大小不等透明或微青蓝色的泡状占位，内含黏液。**光镜下囊腔内衬宫颈管黏液上皮**，可因内容物压迫而变为低柱状、矮立方、扁平或消失，亦可鳞状细胞化生。

70. 子宫颈癌

（1）"子宫颈癌"占所有女性恶性肿瘤的 12% 左右，居首位。其发病与高危型 HPA 感染有关，特别是 HPV16、18、31 型。其中鳞状细胞癌占 95% 左右，主要与 HPV16 型感染感染有关。宫颈的腺癌较少约占 5%～8% 左右，主要与 HPV18 型感染有关。其他如腺鳞癌、腺样囊性癌、腺样基底细胞癌、宫颈小细胞癌（79% 为神经内分泌癌）、移行细胞癌等均属少数病例，其改变与其他部位者相类似。

（2）"子宫颈鳞状细胞癌"，其发生和发展的形态改变也遵循一般鳞癌的规律，其癌前病变、原位癌、浸润癌的常见类型恶性程度分级等，可参阅本"荟萃"第 373～386 题下相关叙述。

（3）"**宫颈腺癌**"的癌前病变究竟有无，至今还在争论。**宫颈管的正常腺体发展为浸润性腺癌不可能一步登顶，应该有个过程。**从非典型增生到原位癌再发展为浸润癌，此即目前所说的宫颈腺体上皮内瘤变（CGIN）发展为浸润性腺癌的过程。只是目前尚无统一明确的形态学诊断标准而已。可以参照鳞状上皮发展为浸润性鳞癌的细胞异型变化（见本"荟萃"第 373 题下相关叙述）和胃肠道腺瘤不典型增生的形态改变标准,综合考虑来执行。事实上活检中都是这么做的。

(4)"**宫颈腺原位癌**"远比鳞癌少见,其形态学定义是:具有恶性细胞特征,但保留正常腺体的位置和结构;有时可有腺腔内小乳头。但应严格掌握标准,对活检标本只能做可疑原位癌的诊断,只有大标本下来,经充分取材,全面检查方能做出腺体原位癌的诊断。下列几点可作为**宫颈腺原位癌的组织学诊断指标**:

①腺体的轮廓平滑,局限于原有的小叶结构内,相似于乳腺原位癌;

②增生腺体位于内膜内,深度不超过原有的内膜厚度;

③与正常腺上皮同存于一个腺体结构单位内,即同一基底膜内,二者界限截然分明,无移行;

④增生的腺小叶体积增大,可有明显异型性;

⑤无明显间质反应(包括水肿、炎细胞浸润及纤维化等)。

以上最主要是小叶增生扩大,有明显异型性,但无明确的间质浸润。

(5)宫颈腺体原位癌的组织学分型可分为**宫颈腺型、子宫内膜型、肠型及杂类**(包括:**浆液性、透明细胞性、腺鳞癌**等),前三类常伴有鳞状上皮内肿瘤。

(6)"**宫颈微浸润性腺癌**"又称"**早期浸润腺癌**",其定义与早期浸润性鳞癌趋于一致,浸润深度的测量方法尚无共识,目前与鳞癌早浸一样多以肿瘤厚度代之。

(7)宫颈浸润性腺癌较少见,只占宫颈所有上皮恶性肿瘤的5%,肉眼主要为结节状、息肉状或形成溃疡等。光镜下的改变多种多样,可参阅本"荟萃"第389～401题下相关叙述,大致类同。

71. 子宫内膜息肉

(1)好发于宫底、宫角。可单发可多发,可大可小,可短蒂可广基,可长蒂突入宫腔,甚至伸长到宫颈管、阴道。

(2)由增生的子宫内膜构成,表面立方或低柱状上皮,可缺损呈糜烂状,可局限或广泛伴有鳞化。

(3)80%为"**无功能息肉**",可能从基底层内膜发生而来,仅对雌激素持续性反应,腺体表现可为增殖期亦可为增生过长。

(4)20%为"**功能性息肉**",对雌、孕两激素均反应,随月经周期而变化脱落。

(5)间质常不同程度纤维化、胶原化,可有成簇的厚壁血管。

28

（6）部分息肉间质内含有平滑肌纤维，可称为**"带蒂腺肌瘤"**。

72.混合型子宫内膜

（1）本病系卵巢黄体发育不健全，分泌黄体素量少或黄体素正常，但雌激素量过高引起的分泌期子宫内膜，兼有增生期的图像，临床表现为不规则子宫出血。

（2）**分泌期改变和增殖期改变的腺体，必须同时出现在同一块、同一水平面的子宫内膜上。**

（3）增殖期改变绝非是基底层和峡部内膜，一定要认清。

（4）分泌期和增殖期绝非是人为用药后刮宫的内膜。

（5）分泌反应可以良好、尚可、欠佳或不良，增殖反应可为一般增生，亦可为增生过长。

73.子宫内膜不规则脱卸

（1）正常黄体在月经周期第 25 天前后退化，有时因受垂体促性腺激素或胎盘促性腺激素的过度刺激，黄体不退化，持续存在并分泌孕激素，作用于子宫内膜则在月经期 3 天内不能完全剥脱而延长出血即呈不规则剥脱。

（2）临床表现为月经量多，时间延长，时有时无，拖拖拉拉，甚至可达 2 周以上。

（3）必须是出血 5 天后的刮宫内膜才有意义。

（4）增殖期内膜与分泌晚期内膜相混合存在，增殖期反应与出血时间长短有关，多为早-中期，分泌期可不同程度分泌不足。

74.增殖期子宫内膜伴轻度增生

（1）某种原因使卵泡虽发育成熟，但不能正常排卵，而持续存在并产生过多的雌激素，使宫内膜接受了超于正常的雌激素刺激而延长了增殖期过程所致。

（2）常见原因有：垂体的促黄体生成素不足，或尿促卵泡素的过度刺激，或卵巢的损伤，或宫内膜的慢性炎症等刺激。

（3）**光镜下**表现为子宫内膜的腺体、间质均有增生现象，从而超过正常增殖晚期的改变，但增生的程度与增殖症相比尚感不足欠缺，而且增生的腺体分布不均，有的只是局灶性增生。

（4）有时"增殖期伴轻度增生"的腺体上皮出现一些轻微的分泌现象，胞浆内出现一些不整齐的核下空泡,胞核圆小、深染,但不如分泌早期时典型,这可能是因受多种原因所致少量孕激素作用的结果。可参阅本"荟萃"第78题下相关叙述。

75.单纯性子宫内膜增生过长

(1)子宫内膜腺体、间质均增生,致密拥挤,腺间比增大(正常周期内膜和多数功能性病变时,腺间比约为1:1),核均深染,变长,无异型,分裂象增多。

(2)腺腔多为管状,可以腺套腺,腺体上皮呈复层排列(2~4层),亦可扩大成囊状,上皮变单变扁,形成大小悬殊的图像。以往的"单纯型"和"腺囊型"增生过长的名词已废除。统归在"单纯性子宫内膜增生过长"中,因为预后和处理无差别。

76.复杂性子宫内膜增生过长

(1)腺体增生拥挤,可向腔内外出芽,形状怪异,复杂分支,间质减少,但仍存在,似背靠背样。以往的"腺瘤型"增生过长的名词也已废除。

(2)腺体上皮同单纯性增生过长,可伴有桑葚样鳞化。

77.不典型子宫内膜增生过长

(1)可为单纯性增生过长或复杂性增生过长发展而来,主要表现为腺上皮细胞核的异型性,可分为轻、中、重度。

(2)轻度不典型子宫内膜增生过长时腺体轮廓稍不规则,腺上皮假复层,核长圆、核浆比例略大、核仁增大不明显。

(3)中度者腺体轮廓较不规则,有腺体出芽、分支或乳头结构或上皮簇形成,胞核异型性较明显,核仁清楚。

(4)重度者腺体轮廓明显不规则,腺体出芽、分支、乳头结构明显,亦可形成筛状结构,间质减少,可以背靠背,细胞极向紊乱消失,排列成不规则复层,核大、圆、深染,核仁明显。有人认为重度不典型子宫内膜增生过长者就是腺原位癌,事实上也难以区别。

78.增生过长子宫内膜伴孕激素影响

(1)首先具备增生过长子宫内膜的条件,特别是单纯性增生过长多见。

(2)增生过长的子宫内膜出现分泌反应,在腺上皮细胞中有明显而规则的核下空泡。

(3)发生此现象的孕激素来源有三方面:一是由黄素化的卵泡膜细胞产生;二是卵巢恢复了排卵功能后由黄体产生;三是可能黄体酮类药物治疗后引起。此外,长期用药还可出现间质很好的蜕膜样反应。应结合病史作出正确诊断。

79."良性水泡状胎块"和"胎盘组织部分绒毛伴有水泡状变性"

(1)可分为部分性和完全性水泡状胎块,部分性者可保留部分正常的绒毛、胚囊或胚胎,常发生在11~25周左右。

(2)胎盘绒毛间质高度水肿变而积液,形成中央池并有空泡形成,绒毛间质血管消失。

(3)滋养叶细胞不同程度增生间变,可分为轻、中、重度。轻度时滋养叶细胞面积小于水肿绒毛面积,中度者等同,重度者超过而且异型性逐渐加重。诊断时应注明其增生的程度。因为这与以后发生恶变的概率相关。

(4)正常妊娠时可有少量绒毛发生水泡状改变,可诊断为"胎盘组织部分绒毛伴有水泡状变性"。

80."恶性水泡状胎块"和绒毛膜上皮癌

(1)因刮宫标本不具有浸润破坏子宫肌壁的必备诊断条件,故只可描述镜下所见,怀疑或不能排除此两病,但不能确定诊断。

(2)两者均存在两种滋养叶细胞大量增生、核高度异型,分裂象增多。

(3)两者均可伴有血管浸润和大量出血坏死。

(4)恶性水泡状胎块一定要有水泡状绒毛结构存在,即使找到一个绒毛影,亦可成立诊断,而绒癌绝不可能见到绒毛结构。

81.子宫内膜癌

(1)子宫内膜癌除少数罕见病例外,主要为"子宫内膜原发的腺癌",占子宫体恶性肿瘤的95%。以子宫底和子宫角多见,其次为后壁。肿瘤累及腔面在1/2以内者称限局型腺癌,1/2以上者称弥漫型腺癌。

(2)子宫内膜腺癌中80%~85%为雌激素依赖的,预后较好的"子宫内膜样癌"(又称"普通型子宫内膜癌"),其形态学上均具有一定程度的子宫内膜样分化而形成与子宫内膜腺体相似的腺癌结构。另15%~20%为非雌激素依赖的侵袭性较强的特殊亚型癌,在形态上则表现为与苗勒氏管分化组织(输卵管、宫颈、阴道上段）相类似的上皮分化。

（3）子宫内膜样腺癌的基本形态为类似于"非典型性复杂性增生过长"的普通**"腺管型腺癌"**和类似于"结肠绒毛管状腺癌"的**"绒毛腺型腺癌"**，并可由不同的比例混合。其腺体均由单层或假复层柱状上皮构成，细胞长轴垂直排列于基底膜。其中还可分出同时具有分泌早期腺体样核下空泡的**"分泌型子宫内膜样腺癌"**，以及伴有不同程度鳞化的**"腺棘癌"**和**"腺鳞癌"**等亚型。再就是少见的大部腺体被覆类似输卵管上皮的**"纤毛细胞型子宫内膜样腺癌"**和**"腺样囊性癌"**。

（4）子宫内膜样癌分化程度的指标是组织结构和细胞学特征。实片状排列结构，核的多形性和核仁明显则为低分化的特点。因在本癌的分级系统中只考虑了腺体结构，并以实性癌区所占比例的大小来划分，故将其分化程度分为Ⅰ、Ⅱ、Ⅲ级。

①Ⅰ级（高分化）以腺样结构为主，形态规则，核分裂少，实性区≤5%；

②Ⅱ级（中分化）腺体不规则，核分裂象易见，实性区占6%～50%；

③Ⅲ级（低分化）腺体结构少，细胞异型明显，核分裂象多见，实性区＞50%。因此要注意桑葚样的腺体鳞化，不要误认为是实性癌细胞区。**如果出现奇异的非典型细胞核，而发生明显的细胞异型性与结构分级不相称时，则将肿瘤在结构分级的基础上再升高一级。**同时应强调的是，这可能提示此肿瘤有向浆液性或透明细胞分化的可能。可能会因此提高肿瘤的恶性程度。

近几年研究证实，这种结构和细胞的综合分级方法基本上与临床预后相符合，也具有较容易的操作性和较高的可重复性。应该大力宣传靠拢之。

（5）子宫内膜的"非典型性复杂性增生过长"和"高分化的子宫内膜样癌"的鉴别非常困难。**目前认为有无间质浸润或肌层浸润是鉴别的主要依据。**首先取材时就要仔细观察，应在宫壁受浸润最深的部位全层取材制片。其次在观片中应注意寻找下列四点：

①其一是异型增生的腺体上皮拱桥连结或相互融合形成共壁，而内无间质的**筛状结构**；

②其二是弥漫的被有异型上皮的**纤细分支的细乳头状结构**；

③其三是不含间质的广泛的**非角化性鳞化**；

④其四是**促纤维形成的间质反应**（即正常子宫内膜间质细胞被反应性增生的成纤维细胞、胶原纤维所替代而无炎细胞浸润等）。

还需注意的是，在出现这四种病理形态之一时，每种形态的范围**必须占到**

半个低倍视野(10×4)以上,这对确认间质和肌层有无浸润具有重要的提示意义。至于对宫颈的累及,只有癌组织浸润宫颈间质而不只是仅取代其表面上皮时才具有预后意义。

(6)子宫内膜癌特殊亚型少见,其中较多见的是与卵巢浆液性乳头状癌相似的(至少占 25% 以上的癌细胞与之相似)**"子宫内膜浆液性乳头状癌"**,和原发于子宫内膜的并占 50% 以上的腺癌细胞内含有黏液的**黏液腺癌**。但一定先要排除颈管黏膜向宫腔蔓延的黏液性腺癌,因其形态极为相似。相对少见的是主要由透明细胞或鞋钉样细胞组成的实性、管囊状、乳头状或上述各种形态共存的**"透明细胞腺癌"**,以及单纯**"鳞癌"**等,它们都多发生于老年人,而且,**不依赖雌激素高水平的支持,也缺少与子宫内膜增生症之间的关系。其相应恶性程度高,预后差,并均按细胞异型程度来分级。**

(7)子宫内膜癌常常是上述多种类型的混合,而以某种成分为主体。若非主体成分占到 10% 以上则按混合型癌诊断,低于 10% 要在病理报告中写明所占的百分数。一般认为混合型癌中浆液性癌的范围≥25%时,其生物学行为等同于单纯性的浆液性癌,应分类为浆液性腺癌。还需强调在刮宫标本中即使仅仅查见少量具浆液性分化的癌组织,也应据实反映在报告中。

特别提示:子宫内膜癌全子宫大标本的最后病理诊断应包括:肿瘤的组织学类型、组织学分级、侵袭范围(包括肌壁深度、是否累及下段或宫颈、有无血管内瘤栓、附件和淋巴结状况以及腹腔中冲洗液的细胞学检查)、坏死情况、癌周宫内膜的状态和其他与预后相关的指数等。

82. 子宫内膜间质结节和子宫内膜间质肉瘤

(1)均为源于子宫内膜间质细胞的一组肿瘤。过去的命名多而繁杂,说法不一,WHO 译本中定义为:"具有推挤边界的肿瘤为良性间质结节"而"具有浸润性边界者为间质肉瘤"。间质肉瘤进而又分为低度恶性的低级别和高度恶性的高级别间质肉瘤。其临床共同特点是年龄广泛多为绝经前后出血的患者。

(2)**"子宫内膜间质结节"**的特点是绝经后老年人好发,多为孤立、界清、质软嫩,圆或卵圆形的肉质结节,切面黄到棕色无编织样,切面外翻、隆起有弹性,肿瘤 60% 位于肌壁内,33% 位于内膜和肌壁间,局限于内膜者只占 7%。**光镜下见推挤膨胀性生长,瘤细胞形似增殖期子宫内膜间质细胞,无细胞异型,核分裂象,无各种浸润表现,可见丛状分支的小血管,相似于螺旋动脉和毛细血**

管。本病刮宫或腔镜电切标本均可见到,但确诊需要切除子宫,特别是结节与肌层交界处充分取材证实。故如遇此类标本,多按"符合"性报告发出为妥。

(3)**"低度恶性子宫内膜间质肉瘤"**过去称为"淋巴管内间质肌病",也有谓为"血管内腺肌病"者,除和间质结节相似点外,其大体特点特殊,未固定的子宫切面见肌层中有多发性颗粒样黄色柔软小团突起,或息肉样充满宫腔,富弹性,镊子夹出能回缩,似蠕虫样可贯穿肌壁全层。**光镜下**瘤细胞丰富一致,卵圆到梭形,特征性的突入淋巴管内或静脉腔道内生长伸展,伴有广泛的间质透明变性,此点亦应铭记为特征之一。有时肿瘤细胞被挤压而在肌束间呈条索状浸润。WHO 定义其病变中不能出现明显的细胞不典型性和多形性。片内核分裂数多在 10 个左右/10HPF,其出现的多少以往是越恶越多,**但目前多认为高分裂象指数并不能改变它的诊断和恶性程度**。约 1/3 左右病例可出现小管样、巢状、小条索状等性索样结构,但这些出现并不影响其总的预后。当片内若平滑肌分化的成分达到 30% 或以上时则被命名为**"混合性子宫内膜间质和平滑肌肿瘤"**,本瘤与间质结节的区别在于有无肌层浸润和血管浸润。

(4)**高度恶性子宫内膜间质肉瘤"**又可称为**"未分化子宫内膜肉瘤"、"未分化子宫内膜间质肉瘤"**。其特征在大体上主要是一个或多个息肉样,有肉质感,灰色到黄色的子宫内膜肿块,**光镜下**瘤细胞丰富似子宫内膜间质细胞,但具有明显的细胞异型、多形和病理性核分裂等特征。瘤细胞可广泛成片呈索浸润子宫肌层,且多聚集于肌纤维间及血管周围,却很少见在血管腔内生长。常见出血和坏死区。

(5)"因此有人主张宫内膜间质肉瘤作为一组肿瘤不必根据核分裂数分为低度恶性或高度恶性"的描述,主张对过去诊断中一些高度细胞异型,失去宫内膜间质细胞形态,核分裂很多的病例应称为**"间变性或多形性子宫肉瘤"**高度恶性。(《中华外科病理学》武忠弼,杨光华)

🔬 83. 膜状胎盘或弥漫型胎盘

(1)膜状胎盘或弥漫型胎盘极罕见,表现为胎盘完全或大部呈膜样结构,外表面全部覆盖有绒毛,仅少数可有局部增厚形成胎盘的盘样。其发生与先前存在的子宫内膜炎、血管血液供应差、胚泡种植过深,以及滋养细胞始基不正常有关。

(2)临床上主要为几乎全部有反复的产前、孕期出血,伴有流产、早产、低体重儿等的发生,严重威胁着胎儿的正常发育。

84. 筛状胎盘和帆状胎盘

(1)**"筛状胎盘"**极为罕见,表现为胎盘中心部分缺如,其余正常。有时胎盘中心为一孔,机制不明。

(2)筛状胎盘唯一的临床意义是不要误认为胎盘剥离不全仍在宫内而进行没必要的宫内探查和清宫。

(3)**"帆状胎盘"**少见,是脐带未附着于丛密绒毛膜所形成的真正胎盘上,而是附着于胎盘之外平滑绒毛膜退化所形成的胎膜上。因较大血管在胎膜中行走,故分娩时易因胎膜破裂伤及了血管而造成大出血和胎儿死亡。

85. 环状胎盘

(1)环状胎盘非常罕见,又称筒状胎盘或圆管状胎盘,表现为一空心圆柱体或一完整的环形。多数形成的环有部分缺损而呈马蹄形。其两端间狭小的缺损部分为纤维组织,故又可分为**"完全性环状胎盘"**和**"不完全性环状胎盘"**,这在食肉类和奇蹄类动物属正常。

(2)其临床意义为可导致产前、产后出血率高,而且常常胎儿小于胎龄儿。

86. 双叶胎盘、双部胎盘、三叶胎盘和多叶胎盘

(1)"双叶胎盘"较少见,发生率约 1/350,其表现为胎盘由大小相近的两叶组成,其间可以有绒毛膜桥相连称双叶胎盘,也可不相连而彼此分开称双部胎盘。脐带常在两叶之间嵌入或桥部嵌入。各叶大小相近。

(2)少数情况下可有"三叶胎盘"和"多叶胎盘",其改变依次类同于双叶或双部胎盘。

87. 副胎盘或胎盘副叶

(1)有时胎盘附近可有一个或数个大小不等的**"胎盘副叶"**。它们与主胎盘之间以狭长的峡部相连或仅以胎膜相连。它们大小不一,多很小且面积均小于主胎盘面积的 1/2。仅有来自胎儿面的一对血管供应,脐带总是附着于胎盘主体。

(2)副胎盘和三叶胎盘、多叶胎盘的不同在于胎盘副叶一般都很小,而三叶胎盘和多叶胎盘都是较大的而且大小相近的分叶。

(3)副胎盘通常无特别的临床意义,只是偶尔可见主胎盘娩出后副胎盘仍

滞留宫内引起复旧不全而产后出血。

88.胎盘出血和胎盘各种血肿

（1）胎盘周围和胎盘不同结构内各处在妊娠期和产程中均可因各种原因出血形成血肿，可陈旧可新鲜，名称各不相同，影响亦不同。

（2）"**胎盘后血肿**"是指位于胎盘底板的绒毛和子宫壁间的血肿，故又称"**蜕膜下血肿**"。因血肿向绒毛隆起压迫，局部绒毛可见轻重不同的梗死。小血肿无临床意义，面积大时则会影响胎儿，甚至胎盘早期剥离而终止妊娠。新鲜的血肿因持久压迫绒毛，故巨检时可见胎盘母体面留有特征性压痕或凹坑。这一点是与胎盘分娩时出血凝块的重要区别。此外陈旧性血肿常呈棕色质地硬，并因有机化而紧密粘连。

（3）"**胎盘羊膜下血肿**"（或血栓）是指血液积存于羊膜和绒毛膜之间的血肿，可将羊膜掀起，多为分娩时脐带牵拉使绒毛膜表面的静脉分支撕裂所致。巨检像李子色，肿块从绒毛膜隆起，陈旧性的会影响胎儿的供血。

（4）"**胎盘边缘血肿**"位于胎盘边缘即侧壁外方，一般无临床意义。

（5）胎盘大块性"**绒毛膜板下出血（或血栓）**"其形成是指绒毛膜板下出血（或血栓）将绒毛膜板与其下方绒毛分开而掀起，厚度超过 1 cm，可造成胎盘的胎儿面变形向羊膜腔内突入。多见于流产的胎盘。

（6）"**胎盘绒毛间隙血肿（或血栓）**"是指在绒毛间隙中的结节性血肿（或血栓），其中无绒毛组织，多发生在胎盘母体面和胎儿面之间靠近中部的胎盘实质，直径 1～2 cm，其中含有母体血和胎儿血，因此为胎儿出血进入绒毛间隙部位的标志。

89.胎盘梗死

（1）"**胎盘梗死**"是指胎盘局部因母体子宫胎盘血循环局部有阻塞，绒毛从动脉得到血供缺乏，缺氧进而发生的绒毛组织坏死。其范围可大可小，多在胎盘边缘接近胎盘底板处，形状多为三角形，少数可圆、椭圆形或不规则区。新鲜梗死区界限清楚触摸变硬，随梗死时间的延长和持续，硬度逐渐增加，而颜色从暗红、棕黄和灰白各不相同。

（2）胎盘梗死是一连续的结构改变，**镜检时**早期特征是绒毛聚集，绒毛间隙狭窄，甚至闭塞，即绒毛周围有较多的血液，那亦是胎儿回流的。绒毛间质中胎儿血管可扩张充血，合体滋养叶细胞符合核浓缩、核碎裂、核溶解的一般规律，绒毛结缔组织可有白细胞浸润。不久以后坏死的绒毛向绒毛影过度,间隙变窄,红细胞溶解、消失,绒毛周围大量纤维素沉积,形成纤维素壳。

(3)面积小于5%的梗死灶无临床意义,广泛梗死可导致胎儿缺氧,影响生长发育,超过10%的梗死一般认为对胎儿威胁较大。

(4)应注意的是,母体蜕膜血管的病变常可继发出现蜕膜坏死,进而常并发胎盘早期剥离,它是坏死蜕膜出血形成底蜕膜血肿,将胎盘分离的结果。血肿处胎盘受压凹陷,又可使局部胎盘组织呈梗死变化,故应正确评价其本末,如果见到梗死则可能对临床早剥有支持作用。

90.“粘连性胎盘”、“植入性胎盘”和“穿透性胎盘”

(1)“粘连性胎盘”是指胎盘绒毛直接附着于子宫肌壁而完全缺乏或部分缺乏蜕膜间隔中介的结构。完全缺乏称为“**完全性粘连性胎盘**”,部分缺乏则谓之“**部分性粘连性胎盘**”。诊断时重要的是确定其蜕膜的缺无,常常需要摘除子宫多取材、多切片才能肯定蜕膜的有无和绒毛是否直接接触子宫肌组织,故仅靠胎盘诊断危险很大。

(2)绒毛直接侵入子宫肌壁浅层称为“**植入性胎盘**”(或嵌入性胎盘)。

(3)绒毛穿透子宫肌壁直达浆膜谓之“**穿透性胎盘**”。

(4)“植入性胎盘”和“穿透性胎盘”的范围可局限亦可广泛。

(5)上述三种病变结构在送检的胎盘肉眼检查时,常常表现为胎盘部分或大面积的缺损,可深可浅,但较少出现撕下肌组织的现象。

91. 胎盘血管瘤

(1)胎盘血管瘤是胎盘的非滋养叶细胞肿瘤中唯一常见的肿瘤(发病约占1%),其次为罕见的畸胎瘤。

(2)胎盘血管瘤多数有完整的纤维包膜或受压绒毛形成的假包膜,分界清,质硬,随结构分型不同可黄、褐、浅棕、红或白色,各不相同。可单发、可多发,小的多在胎盘实质中。直径5 cm以上较大的多在子面脐带附近,也有在母面的。

(3)**光镜下分型各不相同**,一般分为**毛细血管型**或**海绵状型**、**富于细胞型**(间质成分突出,丰富的疏松而不成熟的富于细胞的间叶性间质中仅少数形成较差的血管,易误为纤维瘤、黏液瘤)和**退化型**(肿瘤坏死、钙化、黏液变、透明变、脂肪聚集),上述各型可混合存在和相互过渡。

(4)胎盘血管瘤有时可见核分裂象和间质细胞具有一定的异型性,但迄今尚未有恶性报道或具有恶性生物学行为,有观点称其为不典型性血管瘤。

第四部分 | 泌尿及生殖系统肿物送材光镜下诊断要点

📷 92. 尿道肉阜

(1)尿道肉阜是发生在尿道口内或尿道口外红润柔软、直径 0.1~3 cm 的丘状小结节。触之易出血,本质为炎性增生而非真性肿瘤。

(2)表面被覆移行上皮或鳞状上皮。上皮脚延长、上皮下常为炎症性疏松结缔组织。

(3)分为乳头瘤样型、血管瘤样型和肉芽肿型,亦可为混合型。

📷 93. 尿道囊肿

(1)尿道囊肿可为先天性异常,可为后天性因慢性炎症,尿道旁腺、尿道球腺及前列腺腺体导管阻塞扩张所致。

(2)**光镜下**囊壁内衬扁平、立方或柱状上皮、移行上皮甚至鳞化,囊壁为增生的纤维结缔组织伴慢性炎细胞浸润。

📷 94. 急、慢性膀胱炎

(1)膀胱的急性炎症和慢性炎症急性发作,其病理改变和全身其他各部的急性炎症类同,常为化脓性大肠杆菌所致,轻者仅累及黏膜,重者累及全层。主要是充血、水肿、中性白细胞浸润。如果伴有出血明显时称"**出血性膀胱炎**";伴有黏膜溃疡明显时称"**溃疡性膀胱炎**";表面纤维素性渗出物突出时称"**假膜性膀胱炎**";出现大片坏死和脓肿时又可形成"**坏疽性膀胱炎**"。

(2)"膀胱的慢性炎症"多由急性迁延而来,亦可原发,过敏也是其重要因素。总的病变特点是:浸润的炎细胞以淋巴细胞、浆细胞、单核细胞为主,肉芽和纤维组织不同程度增生,血管壁增厚,移行上皮常伴化生。

(3)慢性膀胱炎又可依据其各自病变的特点衍生出各种名称:

①"**滤泡性膀胱炎**":病变中可形成多数淋巴滤泡;

②"**大疱状膀胱炎**"：可因水肿突出在黏膜或黏膜下组织形成多数葡萄状隆起；

③"**息肉状膀胱炎**"：可因长期不愈或留置导尿过久,黏膜面息肉状结节形成；

④"**嗜酸细胞性膀胱炎**"：光镜下可见大量嗜酸性粒细胞弥漫浸润,平滑肌变性,纤维增生,可能与致敏性因素有关；

⑤"**皮革性膀胱炎**"：在其严重损伤的基础上并发能分解尿素的细菌感染,有钙盐沉积,因而在黏膜面遍布灰白质韧的斑块。

其次尚有"**结核性膀胱炎**"、"**血吸虫性膀胱炎**"、"**放射性膀胱炎**"和因产气荚膜杆菌引起黏膜下多数无上皮内衬的充气囊腔形成的所谓"**气肿性膀胱炎**",以及与自身免疫有关的"**间质性膀胱炎**"等。

95."增生性膀胱炎"、"腺性增生性膀胱炎"和"腺囊性膀胱炎"

(1)"增生性膀胱炎"增生性是指正常无腺体的膀胱固有膜中出现了因慢性炎症或其他刺激使移行上皮底层细胞增生下伸,向黏膜下呈花蕾状生长所形成的实性上皮团(称 Brunn 上皮巢,即布朗细胞巢),且逐渐与表面上皮断离,进而化生所继发的特殊性炎症病变。

(2)这些病变巢团可认为是一种癌前病变,包括布朗细胞巢黏液柱状或立方上皮化生,腺腔形成的"**腺性增生性膀胱炎**"和腺腔分泌物潴留小囊肿形成后所称的"**腺囊性膀胱炎**"。

(3)上述病变亦可发生在肾盂和输尿管而形成"**腺性、腺囊性肾盂肾炎**"和"**腺性、腺囊性输尿管炎**"。

96.肾脏血管平滑肌脂肪瘤

(1)肾脏血管平滑肌脂肪瘤本质是一种良性错构的瘤样病变,界限清但无包膜,切面灰黄,质韧。**光镜下**由分化成熟的脂肪组织,大小不等、散在分布、扭曲的偏心腔的厚壁血管,以及杂乱散布其间的与血管平滑肌有移行排列的平滑肌束三者混杂构成。均属肿瘤成分。

(2)平滑肌和脂肪组织均可出现异型,如深染的巨核、怪核、多核,甚至出现核分裂,异型脂母细胞等,均不能作为诊断恶性肉瘤的根据,除非出现显著异型时。因此,要把握好其诊断的尺度,或在括号内注释"伴有核的轻度异型,应加强随访"等话句。

（3）血管并非营养血管，而是肿瘤性血管。其壁内缺乏弹力层韧性差，因此易破裂出血。

（4）如在上述背景中还含有上皮、软骨、神经胶质等其他成熟组织时应诊断为畸胎瘤。

97. 肾脏皮质腺瘤

（1）肾脏皮质腺瘤是来源于肾脏近曲小管上皮细胞的良性肿瘤，又称**肾皮质管状腺瘤**。多见于老年人，特别是长期透析肾者，表现为肾皮质球形结节，直径不超过 3 cm，界清但无包膜。

（2）**光镜**下见瘤细胞圆或卵圆形、一致，核染色细腻，核仁不明显，中量胞浆、嗜酸性，无核分裂、坏死，排列成管状、巢状或乳头状。

98. 肾脏嗜酸细胞腺瘤

（1）肾脏嗜酸细胞腺瘤是来源于肾集合管上皮细胞的良性肿瘤，又称**"瘤细胞性腺瘤"**，好发于中老年人。为界清的球形肿块，直径多在 3～5 cm，切面黄褐色，中心部位可见星芒状水肿玻变的瘢痕是一特点。

（2）**光镜**下由单一的圆或卵圆形瘤细胞组成实性巢索，可混杂有管状、腺泡状排列。瘤细胞富含嗜酸性颗粒的胞浆，核仁很小。可以出现一些大而深染的怪异瘤细胞核，却少有核分裂象。

99. 尿路上皮乳头状瘤

（1）尿路上皮乳头状瘤可发生在尿路从肾盂到尿道的任何部位，形态类同，但多见于膀胱后壁黏膜近输尿管开口部和侧壁。WHO 定义为表面外生性具有纤维血管轴心的乳头状肿瘤。乳头表面被覆正常的移行上皮，故又称为**移行上皮乳头状瘤**，好发于青壮年。本瘤曾一度被否定其实际的存在，1965 年后将其定为移行细胞癌 0 级。现 WHO 中又恢复了此瘤的名称。

（2）乳头表面移行上皮细胞形态正常，无异型，但其基底层呈柱状，与乳头长轴垂直排列，即有组织的异型性，而无细胞的异型性。

（3）至于移行细胞排列层次的多少，说法不一：武忠弼，杨光华主编《中华外科病理学》讲约 7～10 层；天津医大《外科病理学》讲均不超过 5 层；刘彤华主编《诊断病理学》讲多于 8 层时称为低度恶性潜能的乳头状移行上皮肿瘤；WHO中讲正常尿路上皮随膀胱充盈程度，厚度为 3～6 层不等，而在对尿路上皮乳头状瘤的描述中却没有提及层次多少问题；全国高校统编第五版《组织与胚胎学》教材中所讲输尿管移行上皮4～5层。膀胱空虚时移行上皮很厚约8～10层。笔者赞同刘彤华主编《诊断病理学》中少于8层为界的提法，而且不宜把层次的多少看得太重，因为WHO在描述到尿路上皮的系列性增生病变中均未提及移行上皮的层次数目，只提层次增多。

100. 尿路上皮内翻性乳头状瘤

（1）尿路上皮内翻性乳头状瘤可发生在尿路从肾盂到尿道的任何部位，形态类同，但多见于膀胱三角区（占70％以上）。其发生可能与Brunn巢增生慢性炎症有关，故又称**Brunn腺瘤**或"**内翻性移行细胞乳头状瘤**"，好发于老年人，具潜在的恶变性，切除后易复发，复发后可恶变。

（2）本瘤与前述外生性移行细胞乳头状瘤不同，其尿路黏膜表面可光滑或为有（无）蒂的半球形息肉状，而肿瘤实质主体为移行上皮下陷在固有膜中密集的Brunn巢和条索相互吻合形成的肿块。

（3）可出现与**腺性膀胱炎**和**腺囊性膀胱炎**相似的腺腔、腺囊，应予以鉴别。区别点是本瘤形成肿块，上皮巢中央为移行或化生的腺上皮，外围为栅栏状排列的基底样细胞，常可见到轻微的不典型上皮细胞，而那两个炎症虽可见Brunn巢或腺囊样，但与黏膜下水肿及多少不等的炎细胞混杂存在，弥漫分布，不形成肿块。

（4）本瘤以腺性结构为主时称"**腺性内翻性乳头状瘤**"，以鳞化细胞巢为主时称"**鳞状上皮内翻性乳头状瘤**"。

101. "尿路移行细胞癌"（"尿路上皮癌"或"泌尿上皮癌"）

（1）本癌在尿路上皮是最常见的恶性肿瘤，可发生在各段，虽主要发生于膀胱（占90％）但诊断标准大致相同。共同特点是形成外生性纤细乳头。对于移行细胞癌的分类WHO中描述为系列性增生性病变。诸如"浸润性尿路上皮癌"、"非浸润性尿路上皮癌"、"尿路上皮原位癌"、"非浸润性乳头状高级别癌"、"非浸润性乳头状低级别癌"、"低度恶性潜能非侵袭性肿瘤"、"尿道上皮增生"、"尿路上皮异常增生"、"良性乳头状瘤"等，其种类繁多复杂，客观实践中不易正确掌握其诊断标准。故国内大多数权威书籍仍按下列标准诊断要求。应注意的是其组织形态和生物学行为常是分离而不一致的。

（2）癌细胞多形成分支的乳头状，所被的移行细胞多超过8层以上，重要的是依其核的异型程度,结合结构特点和浸润程度的差别,可将肿瘤分为Ⅰ、Ⅱ、Ⅲ级。Ⅰ级:瘤细胞轻度异型,长轴相互平行,垂直于基底膜,核分裂少,可有固有膜浸润。Ⅱ级:瘤细胞异型加大明显,部分变圆或椭圆形,极性消失,浸润固有膜和浅肌层,乳头结构有明显融合,出现实性癌细胞巢索。Ⅲ级:乳头结构已失去,呈紊乱的实性癌细胞团索分布,细胞形态多形、异型,核分裂明显增多,浸润深肌层,甚至浆膜及膀胱周围组织。

(3)膀胱切除的标本还应按浸润情况进行组织学分期(以 P 代表)可分为 PS(非浸润)、P1(浸润固有膜)、P2(浸润浅肌层)、P3(浸润深肌层和浆膜)、P4(浸润邻近器官或组织)。

(4)癌细胞可伴有鳞状细胞化生,腺上皮化生或部分转变为**"梭形细胞癌"**、**"肉瘤样癌"**、**"破骨细胞样移行细胞癌"**、**"透明细胞样移行细胞癌"**、**"伴大量淋巴细胞浸润的移行细胞癌"**或**"微乳头样移行细胞癌"**等亚型,以及**"伴巨细胞的尿路上皮癌"**、**"伴滋养叶分化的尿路上皮癌"**等罕见亚型。

102. 肾细胞癌

(1)肾细胞癌是由肾脏近曲小管上皮发生的一组上皮性恶性肿瘤。占成人肾脏恶性肿瘤 90% 以上,少数具家族性,部分由肾皮质腺瘤恶变而来。癌细胞可排列成实体团块、泡巢、条索状、腺管状、腺泡状、小梁状、乳头状等,可相互吻合。其网状间质中富含薄壁血管有助于诊断。

(2)癌细胞主要有三种类型:以大圆或多角形、浆丰、透亮、核小、深染的透明细胞为主时称**"透明细胞肾细胞癌"**;以较小的立方形、圆形或多边形、核浆比稍大、红染细颗粒状胞浆的颗粒细胞为主时称**"颗粒细胞肾细胞癌"**;以梭形、纺锤形或多形性巨细胞,易见分裂象,常呈漩涡状、车轮状、编织状排列,很像肉瘤样的细胞为主时称**"肉瘤样肾细胞癌"**。

(3)以透明细胞肾细胞癌最多见,占肾上皮性肿瘤的 75%。常见于肾脏上、下两极超过 85%,每为球状,界清有推挤性生长的淡黄色假包膜。其恶性程度的决定因素是细胞核和核仁的明显性,越大越明显越恶。细胞和组织学可分为四级:Ⅰ级:细胞小、圆、一致,核直径小于 10 μm,无核仁。Ⅱ级:核直径大于 15 μm,核形不规,核仁明显。Ⅲ级:核直径大于 20 μm,核形不规则,核仁明显。Ⅳ级:是Ⅲ级再加怪异核。大多数不伴有炎症反应。

(4)以乳头状为主的颗粒细胞肾细胞癌称为**"乳头状肾细胞癌"**,可以混有透明细胞成分。透明细胞占 75% 以上称**"透明细胞肾细胞癌"**,颗粒细胞占

75％以上时则称"颗粒细胞性肾细胞癌"。两者均占50％上下时则称"混合细胞性肾细胞癌"。

103. 韦尔姆氏瘤（Wilm's 瘤，即肾母细胞瘤）

（1）韦尔姆氏瘤是起源于肾胚芽组织的恶性肿瘤，以往命名众多，如胚胎瘤、癌肉瘤、腺肉瘤、腺肌肉瘤等，多已不再用，现按 WHO 称"肾母细胞瘤"最佳。

（2）本瘤主要见于婴幼儿，50％在 3 岁以前，90％在 6 岁以前，常以腹腰部巨大肿块求诊，多单发、球形、界清，平均重量 550 g，质柔软，切面灰白鱼肉状，可有出血、囊变、坏死等。

（3）光镜下肿瘤的典型改变由三种基本成分构成：一为未分化的胚芽组织（即始基细胞）以小圆形细胞为主，核圆深、核分裂活跃、有少量透明的胞浆，可弥漫性分布（预后好）、可结节状、缎带状或基底细胞样排列（预后差）；二为间胚叶幼稚的黏液样或梭形成纤维细胞为主，并可向其他组织多向不同程度分化，而出现平滑肌样、横纹肌样、骨及软骨样，甚至神经胶质、脂肪等成分结构；三为上皮性成分，特点是模拟胚胎时期的肾小管和肾小球样结构，而形成小管状、肾小球状、乳头状、移行细胞状、基底细胞状排列，甚至神经内分泌样分化。

（4）上述三种成分比例可以不同，甚至以哪一成分为主，就构成了诸如"胚芽细胞型肾母细胞瘤"、"间胚叶性间质型肾母细胞瘤"和"上皮样型肾母细胞瘤"等。当瘤细胞异型性明显时又称"间变性肾母细胞瘤"。

（5）肾母细胞瘤恶性程度的重要指征是病理性核分裂象和弥漫性的程度。

104. 前庭大腺囊肿和前庭大腺癌

（1）前庭大腺是位于小阴唇后下方浅筋膜深部，豌豆大开口于阴道外侧前庭中点靠后的，小阴唇与处女膜之间沟内的一个分叶葡萄状的管泡状黏液腺。

（2）前庭大腺囊肿多因管道不通、黏液性分泌物潴留而形成。可伴有感染。

（3）囊肿内衬多为移行上皮，亦可为鳞状上皮、立方或柱状上皮，亦可受压而为扁平上皮或伴感染而上皮消失。

（4）囊壁为纤维结缔组织，可伴有炎细胞浸润和肉芽组织，亦常可见到残存的巴氏腺体。

（5）前庭大腺癌多为中老年人，可表现为腺癌，尤其黏液腺癌、鳞状细胞癌、移行细胞癌、腺角化癌、腺样囊性癌和未分化癌，诊断时肿块应位于小阴唇深部,表面上皮完好。镜下有前庭大腺的结构和过渡为癌的证据,并累及前庭大腺的大部分方为可靠。

📷 105.子宫肥大症

（1）子宫肥大症是指子宫均匀增大,外观形态正常,宫体肌壁在无瘤结无腺肌病的情况下,呈编织状,厚度超过 2.5 cm 以上,临床常有出血过多的一种疾病。

（2）本病常见原因有:分娩后长期复旧不全;盆腔慢性炎症的长期淤血;雌激素持续刺激肌层肥厚;肌间纤维组织增生纤维化玻变;肌肉血管壁周弹力纤维增生以及原因不明等。

（3）**光镜下**常可见到(2)中所述各点混合不等的存在,伴有平滑肌纤维细胞的肥大。

📷 106.子宫体平滑肌瘤和腺肌瘤

（1）本瘤由平滑肌细胞发生,可出现在全身各部,以子宫肌壁最常见,形态大同小异,基本相似,在瘤结中出现异位的子宫内膜时则称为**腺肌瘤**。可为单发或多发性瘤结,大多界限清楚无真包膜。瘤细胞梭形、棒状核、分化成熟、排列成交错的纤维束状或漩涡状、编织状。

（2）平滑肌瘤常伴有各种继发性的退行性变性,如玻璃样变性、黏液样变性、脂肪变性、红色变性、液化性变或囊性变、钙化、坏死、感染等。

（3）平滑肌瘤的特殊类型很多:

①**富于细胞的平滑肌瘤**:瘤细胞密集,形态一致,无异型、核分裂数＜5 个/10 HPF。

②**怪异性平滑肌瘤**:瘤细胞异型明显,无坏死。胞核奇形怪状,可巨核、多核、分叶核、核分裂数＜5 个/10 HPF(一般为 0～2)。

③**上皮样平滑肌瘤**:切面灰黄质地软,大部分区域瘤细胞圆或多角排列成条索或巢团。一般无坏死、无异型、核分裂数＜5 个/10 HPF。上皮样平滑肌瘤又有"平滑肌母细胞型"(核周空晕或像印戒)、"透明细胞型"(富含糖原、黏液、脂肪大而空亮)和"丛状微岛型"(少见、体小,镜下偶尔发现,瘤细胞排列成网状分支、条索或柱状、间以玻变结缔组织)等之分。

④**血管平滑肌瘤**:血管显著增多,瘤细胞围绕血管壁排列。

⑤**纤维肌瘤**:瘤内纤维组织增生甚至多于平滑肌瘤细胞成分。

44

⑥**脂肪肌瘤**:平滑肌瘤内含多量脂肪细胞。

⑦**黏液样平滑肌瘤**:瘤内含大量黏液、半透明、质软。

⑧**核分裂活跃性平滑肌瘤**:瘤细胞无凝固性坏死,异型不明显,无病理性核分裂,边缘无浸润,但核分裂数可达 15 个/10 HPF。

⑨**静脉内平滑肌瘤病**:主要见于停经前妇女的子宫,可有宫体变大、阴道出血、下腹痛的病史。特点是分化良好的平滑肌瘤长入子宫的静脉内,可与血管壁相连,可游离于血管腔,肉眼可见静脉内蠕虫样平滑肌瘤,质硬。**光镜下**为普通不同类型平滑肌瘤图像,无非典型改变,但可在血管内不断蔓延甚至到髂静脉、下腔静脉、上腔静脉直到右心房。但此种恶性生物学特点显然不同于静脉源性平滑肌肉瘤。

⑩**非典型平滑肌瘤**:瘤细胞中-重度异型,核大、深染、粗糙、多核,核仁明显,无凝固性坏死,核分裂象多少说法不一。应多切切片、不可漏掉肉瘤,要谨慎。

⑪**卒中性平滑肌肿瘤**:大体上肿瘤广泛出血囊变性,血肿形成。镜下富于细胞,无异型,核分裂数可达 8 个/10 HPF。

⑫**转移性平滑肌瘤**:罕见,可宫体平滑肌瘤并发有肺转移或转移到动脉旁淋巴结、四肢、骨骼肌、皮肤等内。组织学改变均良性,预后好。

⑬**炎性平滑肌瘤**:瘤结内出现较多的炎细胞浸润。

⑭**神经鞘瘤样平滑肌瘤**:瘤细胞出现类神经鞘瘤样栅栏状、阅兵样、波浪样的排列,但性质仍为平滑肌性肿瘤。

107. 腹膜播散性平滑肌瘤病

(1)"腹膜播散性平滑肌瘤病"又称"弥漫性腹膜平滑肌瘤病",是一种发生于腹膜壁层和脏层的多灶性平滑肌结节性增生的病变。多见于生育年龄女性,过半有妊娠史,另外常与妊娠和口服避孕药或卵巢有功能性肿瘤有关,分娩、停药、切除卵巢可以自行消退或缩小瘤结。也有"第二苗勒氏系统说"的提法。

(2)瘤结主要发生在盆腔、大网膜及腹腔脏器的浆膜面,但从不侵犯脏器的实质,如肠管、膀胱、子宫、卵巢等处。无出血和坏死,更不见于腹腔以外器官,数量大小不等,从几毫米到数厘米,一般直径多小于 2 cm,由于广布结节极易误诊为恶性肿瘤播散。

(3)**光镜下**见由分化良好的平滑肌细胞和成纤维细胞杂于其间构成,无异型,偶有核分裂象,亦不超过 3 个/10HPF。少数结节中可有子宫内膜异位。如有妊娠时还可见到有蜕膜细胞。

(4)此瘤多认为是腹膜下间叶细胞化生而来,需要提醒的是,诊断本病时要与胃肠道间质瘤和腹膜后分化良好的平滑肌肉瘤鉴别。特别是在没有妊娠时或瘤结直径大于 2 cm 时要格外警惕。

108. 输卵管或卵巢、盆腔妊娠(宫外孕)

(1)各部分的宫外妊娠与输卵管妊娠时改变大同小异,重要的是在其可疑处的血块或管壁中查见绒毛或滋养叶细胞等可以肯定妊娠存在的证据。

(2)孕卵种植处或输卵管黏膜常充血、水肿、胚胎种植处可见类蜕膜样改变,甚至底蜕膜样改变。

(3)有时输卵管壁静脉血管内可发现滋养叶细胞栓子。

109. 苗勒氏管源残留囊肿

(1)苗勒氏管即胚胎演变过程中的副中肾管。腔面被有单层柱状纤毛上皮,类似输卵管上皮,当其残留形成囊肿时上皮亦然。囊肿内壁光滑,腔内含透明清亮无色液体,或淡红色,或浑浊液体。

(2)不同位置残留的苗勒氏管形成不同名称的囊肿。

①输卵管泡状附件:位于伞端的长蒂小泡。

②输卵管旁副中肾管囊肿(即"输卵管系膜囊肿"):位于输卵管系膜缘。

③输卵管浆膜下副中肾管囊肿:位于输卵管游离缘浆膜下。

110. 中肾管源残留囊肿

(1)中肾管即胚胎演变过程中的午非氏管。腔面被有单层立方上皮或矮立方上皮,当其残留形成囊肿时上皮亦然。其囊肿内壁光滑,腔内含透明清亮无色液体,或淡红,或浑浊液体。

(2)不同位置残留的午非氏管形成不同名称的囊肿。

①卵巢冠泡状附件:位于输卵管与卵巢之间,卵巢冠最外侧中肾导管末端的小囊泡。

②卵巢冠囊肿:位于卵巢与输卵管之间,来自中肾导管。可大如儿头,也称为"典型的阔韧带囊肿",囊顶往往紧贴一条拉得很扁而细长的输卵管。

③卵巢旁体囊肿:位于阔韧带中,子宫角下方卵巢与输卵管之间,来自中

肾小管。

④**卵巢网囊肿**：位于卵巢与输卵管外侧之间，是来自卵巢网部位的小囊肿。

⑤**宫颈阴道侧壁囊肿**：位于子宫侧和阴道侧壁纵向有蒂。

 111. 卵巢卵泡及其衍生囊肿

（1）正常成熟女性卵巢皮质中含大量初级卵泡，经生长，卵泡阶段 12～14 天发育成熟，约 8～10 mm 左右，叫成熟卵泡。排卵后即留下颗粒细胞和塌陷的卵泡腔，颗粒细胞向黄体细胞转化。

（2）某种原因致使生长卵泡停止发育，在直径 1～2 cm 以内时叫"**囊状卵泡**"。超过 2 cm 时称为"**卵泡囊肿**"。腔内积聚过多的卵泡液，可见到内壁有 2～3 层颗粒细胞和外周的卵泡膜细胞。当直径大到 2～5 cm 时可产生雌激素。

（3）当卵泡囊肿继续扩大甚至拳大、苹果大时上皮受压消失可称为"**单纯性囊肿**"。当卵泡囊肿卵泡膜层血管破裂出血时称为"**卵泡血肿**"。这与子宫内膜异位出血不同。

（4）当囊状卵泡黄体形成后腔内含少量液则叫"**囊状黄体**"，直径约 2～3 cm；黄体大量出血积血时超过 3 cm 则改称为"**黄体血肿**"；黄体血肿的血液吸收而代之以清亮液时则谓之"**黄体囊肿**"。其囊壁为薄层黄体细胞和机化的纤维组织。

 112. 卵巢浆液性上皮肿瘤

（1）卵巢浆液性上皮肿瘤源于卵巢表面上皮（又称体腔上皮、生发上皮），表现出类似输卵管样的浆液性上皮，即单层立方或柱状上皮和部分带有纤毛的上皮。可分为良性和恶性，常出现砂砾体。

（2）多为囊性或囊实性形成囊腺瘤。可分为单房性、多房性、**乳头状浆液性囊腺瘤或浆液性表面乳头状瘤，囊性腺纤维瘤和腺纤维瘤**等类型。表面乳头有恶变潜能。

（3）囊内含清亮淡黄色稀薄的浆液。

（4）实性、囊实性或乳头状者多为恶性。恶性者被覆细胞的层次超过 3 层。但应注意不要把因肿瘤切开减压后囊壁回缩，特别是内皮细胞起浮的皱襞突出部的类似假乳头层次增多，误以为超过或达到 3 层细胞。极向紊乱，有异型、多样排列，可有透明细胞、瘤巨细胞。核分裂象多并有病理性核分裂，可有出血、坏死。尤为重要的是，向间质浸润的深度＞5 mm 或面积＞10 mm^2 等指标。

(5)**浆液性乳头状囊腺癌**为恶性肿瘤,预后差,依其乳头的形态和结构可分三级。Ⅰ级:有明显乳头,间质浸润轻;Ⅱ级:乳头排列紧密、形状不规则、不易识别,细胞异型和间质浸润均较明显;Ⅲ级:肿瘤细胞呈片块分布,乳头结构不明显,异型显著间质很少。

113. 卵巢黏液性上皮肿瘤

(1)卵巢黏液性上皮肿瘤亦源于卵巢生发上皮,表现出类似宫颈管黏膜或肠黏膜上皮的黏液上皮。此即单层高柱状黏液上皮,核圆位于基底。类似肠腺上皮的,在柱状细胞间还可见杯状细胞或潘氏细胞。

(2)多为囊性亦可囊实性,形成囊腺瘤,亦可分为单房性、多房性、**乳头状黏液性囊腺瘤或黏液性腺纤维瘤、黏液性囊性腺纤维瘤**等。

(3)囊内充有稀薄或黏稠的淡灰色或清亮黏液、胶冻状物。

(4)实性、囊实性、乳头状的多为恶性,恶性者上皮细胞层次超过3层,常达4层以上,见本"荟萃"112题下相关叙述。极向乱、有异型,核增大超过正常间质细胞核的3倍,核分裂象多于10个/10 HPF,可有多样排列和向间质浸润。

(5)**黏液性囊腺癌**根据瘤细胞的形状,有无腺腔样排列和有无黏液生成以及黏液多少等的不同,可分为三级:高分化的瘤细胞高柱状,形成明显的腺样和乳头状结构,胞浆含黏液多,可形成黏液湖;中分化的瘤细胞柱状或低柱状,形成不规则腺样结构,核分裂象多,胞浆含黏液少;低分化的常呈弥漫片状分布,形成少量不规则腺样结构,核分裂象多,胞浆含黏液少。

114. 卵巢交界性上皮肿瘤

(1)此标准适用于黏液性和浆液性两种类型的交界性肿瘤或混合型的交界性肿瘤。

(2)上皮层次增多,一般为2~3层,应注意112题下所述,防止误判,常有乳头形成。

(3)上皮轻-中度异型,核分裂象数<4个/10 HPF,核的直径<间质细胞核的3倍。

(4)可有表面种植。

(5)交界性肿瘤无包膜和间质浸润是与癌变最重要的区别点。

115. 源于性索-间质的"纤维瘤"、"细胞性纤维瘤"和"纤维肉瘤"

(1)此类肿瘤 WHO 定性为源于卵巢间质能产生大量胶原纤维的梭形、圆形、卵圆形细胞构成的良性肿瘤。多见于中年妇女的卵巢,并可罕见于睾丸,常无症状,瘤结大时可腹痛、腹胀,大于 10 cm 者 10%～15% 出现腹水,有无包膜说法不一,多数卵巢内者为界限不清的结节,灰白质韧硬,偶尔囊性、钙化。

(2)"**卵巢纤维瘤**"具典型纤维瘤的各种改变,由成纤维细胞和纤维细胞构成束状漩涡、编织或车辐状,细胞可稀少到中等密度,无异型、无核分裂,其间富于胶原和玻变,有的极似卵巢皮质扩大化。

(3)约 10% 病例瘤细胞密集一致伴有轻度异型,出现核分裂,但严格限于 3 个以内/10HPF 称为"**细胞性纤维瘤**",若切除时与邻近有粘连或破裂,可能会复发。

(4)如果瘤结质变软、出血、坏死明显,瘤细胞胖梭,中到重度异型,核仁明显并出现人字形或鱼骨样排列,大于 3 个/10HPF 时则应考虑恶变为"**纤维肉瘤**"。

116. 源于性索-间质的"支持细胞瘤"和"间质细胞瘤"(莱迪细胞瘤)

(1)由于胚胎期生殖嵴原始性腺的性索细胞以后分化成为睾丸的支持细胞和卵巢的颗粒细胞,而生殖嵴的原始间充质细胞以后分化成为睾丸的间质细胞和卵巢的卵泡膜细胞,因此,睾丸既可发生"支持细胞瘤"和"间质细胞瘤",也可发生"颗粒细胞瘤"和"卵泡膜细胞瘤"。同样卵巢也是如此,只是各自在睾丸和卵巢发生的概率不同罢了。

(2)"**支持细胞瘤**"常见于中青年人,多数为良性,恶性者仅占 10%,瘤细胞能产生雄、雌、孕等三种激素,早年多曾有过性早熟的表现,肿瘤性支持细胞常表现有胎儿期、青春期和成人期等不同时期支持细胞的特点,**光镜**下见瘤细胞排列成扭曲的管状,有腔或无腔的实管状,有基底膜,形似胎儿的曲细精管,分化差时可弥漫呈实性巢状排列,似乎有管样。管巢间以纤维结缔组织相隔,不含间质细胞。基底膜内所包的瘤细胞呈高柱状或立方状,胞浆丰富,嗜酸或因富含脂质而显透明,核圆或长形葵花子样、深染、位于基底、核仁不突出,有时可见核沟、核分裂象少见。约 10% 可为恶性,其指标为肿瘤直径大于 5 cm,细胞中、重度异型,核分裂大于 5 个/10HPF,有脉管浸润等。具其中三项即可诊断。

（3）**"间质细胞瘤"**由含有林克结晶（Reinke结晶）的莱迪细胞（Leydig细胞）构成。故又可称**"莱迪细胞瘤"**，多数可产生雄激素出现男性化，少数可产生雌激素出现经血过多、内膜增生等。瘤细胞可源自门细胞而形成**"门细胞性莱迪细胞瘤"**，位于卵巢门部或卵巢系膜区。也可源自非门细胞的莱迪细胞，其形成的**"非门细胞性莱迪细胞瘤"**位于卵巢髓质。当瘤结大时则很难给予区别，此时诊断为**"非特异类固醇细胞瘤"**更恰当。**光镜下**完全由大而嗜酸性的细胞构成（与卵巢门细胞或睾丸间质细胞相似）。排列成团块或片状，瘤细胞多边形、胞浆丰富、嗜酸或含类脂空泡状和脂褐素，并特征性的在胞浆内外含有着色类似于红细胞的半球形包涵体或较为典型的棒状红染的林克结晶。胞核可轻度异型但核分裂象罕见，有时可见砂砾体。恶性特点包括：瘤体直径超过5cm，核分裂象多，有坏死和血管浸润等。

（4）可以出现支持、间质、颗粒、卵泡膜、纤维，甚至杂有生殖细胞等数种成分的混合性肿瘤。

117. 源于性索-间质的颗粒细胞瘤

（1）**WHO**对本瘤的定义是由性索发生来的单纯以颗粒细胞或含10%以上颗粒细胞构成的低度恶性肿瘤。主要发生在卵巢，亦可罕见的发生于睾丸，可产生类固醇激素而致雌激素过多，从而出现不同年龄时的不同症状或肿瘤发生，如青春期性早熟，育龄期内分泌紊乱，绝经前后子宫内膜的增生过长，宫内膜癌等。多为实性或半囊半实，纯囊性者少见。可分为多见的**"成人型颗粒细胞瘤"**和少见的**"幼年型颗粒细胞瘤"**。

（2）**光镜下**的基本特征是：石榴子样深染核的小细胞，从圆形到多边形、有棱角不等和典型的纵向深核沟，使核形很似咖啡豆，多少不等的核分裂以及出现卡尔-艾克斯小体结构等均具诊断价值。值得一提的是，本瘤预后差的因素迄今研究表明只与临床分期早晚有关，与其他如瘤结大小、有无破裂、细胞异型、分裂象多少等均无关。

（3）**卡尔-艾克斯小体的特征**是：颗粒细胞整齐的环绕一个小圆腔，形成菊形或放射的花冠状，核的纵轴垂直于囊腔，而且内层核靠近腔而外层核远离腔，两层间即为胞浆，中央小腔内为少量伊红色丝网状物。此结构出现越多表示分化越好。

（4）瘤细胞基本上大小清一色，但排列却可以多种多样，混杂存在。同一视野亦可有多种不同排列形态。

（5）瘤细胞排列方式有：高分化的大泡型、微小卵泡型；海绵状型。中分化的梁索型、岛状、脑回型和低分化的丝绸型、弥漫型等。应该记住，**成人型颗粒细胞瘤不论其形态表现如何均应视为低度恶性肿瘤**，可能复发或转移。甚至十数年后转移。

（6）颗粒细胞瘤中常含多少不等的卵泡膜细胞和伴有多少不一的黄素化细胞。由此可衍生出"**颗粒-卵泡膜细胞瘤**"的诊断，其颗粒细胞含量的多少决定其恶性的程度高低。凡颗粒细胞瘤成分超过 10％ 均应以颗粒细胞瘤来命名。

（7）"**幼年型颗粒细胞瘤**"主要见于 30 岁以前，其中 80％ 曾出现过性早熟。镜下见以瘤细胞实性结节样或弥漫生长为特征，并见灶状分布，大小形状不同的巨滤泡样结构（即卵泡），滤泡腔内含嗜酸或嗜碱性液。间区为纤维卵泡膜细胞可伴水肿、黄素化。颗粒细胞核深染、异型、无核沟、分裂象多，缺乏卡尔-艾克斯小体，胞浆较为丰富，嗜酸或空泡状，这些与成人型均有所不同。有时可见巨核、多核及奇异细胞。但 95％ 患者预后良好，而仅 5％ 具恶性生物学行为，其复发或转移均发生在术后 3 年之内。

🔬 118. 源于性索-间质的"卵泡膜细胞瘤"和"黄素化卵泡细胞瘤"

（1）WHO 定义本瘤为：由性索发生来的，主要由富含脂质与卵泡膜内层细胞相似的瘤细胞构成的卵巢间质肿瘤。大多见于卵巢，但可罕见于睾丸。**黄素化卵泡膜细胞瘤**是卵泡膜细胞瘤的一个亚型。

（2）卵泡膜细胞瘤 2/3 见于绝经后患者，"黄素化卵泡膜瘤"者稍年轻，多数患者雌激素水平增高，出现月经不规律或绝经后阴道出血。多单侧、大小悬殊，切面灰白实性或橘黄硬韧，黄素化者可见多个黄色结节。

（3）**光镜下**卵泡膜细胞瘤的典型改变见瘤细胞呈一致的胖梭形或卵圆形，浆丰、淡染或空泡状、富含脂质。核小、圆或卵圆形，淡染、居中、无核沟。排列成束状相互穿插、纵横交错，束间由产生胶原的成纤维细胞分隔，可有玻变斑块。"**黄素化卵泡膜瘤**"时除具有卵泡膜瘤或纤维瘤的基本图像外，还含有胞浆丰富的圆形或多边形，并因黄素化而空泡化的大小细胞巢夹杂在梭形瘤细胞之间。

（4）少数卵泡膜细胞瘤可出现显著核异型的瘤细胞，甚至可罕见的出现较多的核奇异的瘤细胞。但均无核分裂,生物学行为也为良性被称为**"有奇异型核的卵泡膜细胞瘤"**。

🔬 119. 源于性索–间质的"布伦纳氏瘤"(Brenner 瘤)和"移行细胞癌"。

(1)**"布伦纳氏瘤"**其组织发生说法不一,多数人已接受来自体腔上皮的观点。主要发生在卵巢,亦可罕见的发生在睾丸,按其分化程度可分为良性、交界性、恶性布伦纳氏瘤和移行细胞癌。**布伦纳氏瘤共同的组织学特点**是在纤维性间质内散在着界限清楚的圆或椭圆形的上皮细胞巢,故又称**"纤维上皮瘤"**。

(2)**"良性布伦纳氏瘤"**以镜下见散在分布于纤维瘤样间质中的上皮巢、岛为特点。上皮巢、岛大小不一,界限清楚,由移行细胞样瘤细胞组成。瘤细胞圆或卵圆形、浆丰、淡染或透明,核似咖啡豆有纵沟,巢内可实性、可中空,其腔内含黏液样物,可以内衬移行上皮或化生的黏液上皮或纤毛柱状上皮。有时甚至形成复杂的腺样结构,此时称为**"化生性布伦纳氏瘤"**。

(3)**"交界性布伦纳氏瘤"**又称为"增生性布伦纳氏瘤"或"潜在低度恶性布伦纳氏瘤"。关于此两名称应如何叫更好,WHO 曾有反复,至今仍有争议,因为此瘤术后基本不复发,很少死亡。其**光镜下**除可见到良性时的改变外,典型的组织学表现为突向囊腔的被覆移行上皮的分支状真乳头,极似于尿道上皮肿瘤,高度增生的移行上皮可达 8~20 层,瘤细胞轻度异型,核分裂象一般小于或等于 5 个/10HPF,与膀胱移行上皮癌Ⅰ、Ⅱ级相似。最重要的是间质中绝无浸润。

(4)**"恶性布伦纳氏瘤"**极少见,应具备下列条件再诊断:①片内有巢岛状恶变的上皮成分,多数为移行细胞癌,也可为鳞癌、黏液腺癌,其细胞明显异型,核沟不清,核分裂多达 8~10 个/10HPF;②间质应查见明确的浸润,有时侵及血管形成癌栓;③片内在恶性成分周围必须看到良性或交界性布伦纳氏瘤的图像,并可找到良性向恶性过渡的形态特点;④应该排除尿路上皮癌的转移。

(5)**"卵巢移行细胞癌"**在组织学上极类似于膀胱的Ⅱ、Ⅲ级尿路上皮癌,故首先要排除尿路转移而来的可能,而且其内不应含有布伦纳氏瘤的成分,还要有明确的间质浸润。但在免疫表型上本癌却与尿路上皮癌不同,而与卵巢表面上皮–间质肿瘤相似,不表达 CK13 和 CK20 而 CK7 和 CA125 稳定阳性。此外,瘤内常伴有苗勒氏上皮的其他肿瘤如浆液性、黏液性、宫内膜样、未分化癌等,强烈提示它可能系的巢表面上皮起源。

120. 卵巢克鲁根勃氏瘤（Krukeberg）

（1）目前文献中本瘤的概念并不一致，一为泛指卵巢中任何转移癌；二为任何分泌黏液并以印戒细胞为特征的卵巢转移癌；三为仅限于来自胃肠道的卵巢转移癌，有无印戒细胞均可。**虽然本瘤几乎总是继发于胃肠，约超过60%可找到原发灶，但是乳腺、胆囊等转移而来的亦可是同一形态，故概念二得到广泛认可。**

（2）**光镜**下见多形性印戒细胞与呈肉瘤样和梭形间质细胞的密切混合。癌细胞为单个或成簇，也可排列为小梁、小管、腺泡或小囊样的。印戒细胞胞浆有空泡，核呈月牙样靠边，核分裂不多。间质由多少不一、束状排列的梭形细胞组成，异型不大，电镜证实为纤维母（或纤维）细胞。其间常产生胶原纤维，有时可呈漩涡状似纤维瘤，偶可伴有黄素化。

121. 卵巢"畸胎瘤"和"恶性畸胎瘤"

（1）畸胎瘤由2～3个胚层组织发生而来，是一真性肿瘤，有良、恶之分，良性畸胎瘤多为囊性，恶性者多为实性。囊实性者有良有恶，其良与恶主要由实性区的细胞形态而定。

（2）**"良性囊性畸胎瘤"**的组织成分什么都可以有，包括外胚层、中胚层和内胚层衍生而来的各种成分，均为成熟组织，杂乱的生长在一起。

（3）**"恶性实性畸胎瘤"**可在良性基础上某些成分恶变而来，亦可直接发生为恶性。其中一到几种成分甚至全部成分均为恶性成分。

（4）畸胎瘤的**外胚层**成分包括：鳞状上皮、皮脂腺、汗腺、毛发、毛囊、鼻腔窦上皮、唾腺、牙齿、眼结构、肾上腺髓质、神经系统、垂体等。

畸胎瘤的**中胚层**成分包括：脂肪、结缔组织、各种肌组织、骨、软骨、骨髓、淋巴、血管、肾单位、肾上腺皮质、男女生殖系统等。

畸胎瘤的**内胚层**成分包括：消化管道上皮、肝胆胰上皮、甲状腺、泌尿上皮、扁桃体、呼吸道上皮、胸腺上皮、前列腺上皮、尿道球腺上皮等。

（5）当畸胎瘤主要是由甲状腺组织构成而其他成分很少或缺乏时则叫**"卵巢甲状腺肿"**。

122. 卵巢无性细胞瘤（或睾丸精原细胞瘤）

（1）**"精原细胞瘤"**为最常见的起源于原始生殖细胞，形态单一的低度恶性肿瘤。多见于年轻人,可发生在睾丸或卵巢。在发生于卵巢时称"无性细胞瘤",因两者在瘤细胞形态和结构上基本相同,故又可称为卵巢的精原细胞瘤。巨检均为无痛性实性肿块,亦可发生于性腺之外,如纵隔、腹膜后和骶尾部,这些胚胎期时原始生殖细胞从卵黄囊迁徙至性腺嵴的这些所途经的部位。

(2)可分为五个亚型,即"典型精原细胞瘤"、"间变性精原细胞瘤"、"精母细胞性精原细胞瘤"、"精原细胞瘤伴卵黄囊瘤成分"和"精原细胞瘤伴滋养叶巨细胞"。当精原细胞瘤混有少量其他类型生殖细胞源肿瘤时其恶性度增高,预后差。最常见的是混有胚胎性癌和不成熟畸胎瘤成分,其次是卵黄囊瘤、绒毛膜癌等。

(3)绝大部分是"典型精原细胞瘤"(占93%),光镜下瘤细胞体大而一致、浆丰、透明、轮廓鲜明,核大居中、圆或椭圆形、染色质呈块状,有突出的核仁,分裂象常见多少不一。瘤细胞多排列成巢状,少数梁索状,不形成腺腔,为纤细的纤维组织所分割。绝大多数在间质中有多少不等的淋巴细胞浸润(主要是 T 细胞和巨噬细胞),甚至滤泡形成。淋巴细胞愈多,预后愈好。

(4)"间变性精原细胞瘤"其瘤细胞核异型深染,核仁增大。可有瘤巨细胞和坏死,核分裂象 6 个/HPF 或更多。此型主要见于睾丸而卵巢少见。

(5)"精母细胞型精原细胞瘤"只发生于老年男性,平均 52 岁,从不含有其他生殖细胞成分,但可含有高度恶性的肉瘤成分。瘤细胞分裂象多,由大、中、小三种构成。其直径:大细胞(50～100 μm)、单核或多核;中细胞(10～20 μm);小细胞(6～8 μm)似淋巴细胞样。核均圆,浆均嗜酸性,小者深染。间质很少,水肿或黏液样,不发生转移,预后好。

(6)"精原细胞瘤伴卵黄囊瘤成分"时,出现有疏松网状和玻璃样小球等形态。常 AFP(＋)。

(7)"精原细胞瘤伴滋养叶巨细胞"时,瘤细胞向滋养叶分化,可出现巨细胞、合体细胞,其周围常有出血灶,血中 HCG 升高,切片组织亦阳性表达。

(8)WHO 讲本瘤对化疗放疗敏感。肿瘤临床分期可能是唯一的也是最重要的预后指标,原发瘤的大小、坏死、血管和被膜的浸润等均与临床分期有关。有些情况下出现的核分裂指数增高和核的大小不一并无预后意义。

123. 卵巢卵黄囊瘤(睾丸者类同)

(1)卵巢卵黄囊瘤多认为是起源于原始生殖细胞,具有多潜能向胚外中、内胚层分化的高度恶性肿瘤。多见于婴幼儿和儿童期的卵巢或睾丸,瘤细胞的形态和结构基本相同,以往所称"内胚窦瘤"的术语,因内胚窦系非人类胚胎发生的一种结构故已不再多用。

(2)本瘤在同一病例中存在着多向分化现象,**光镜下**表现出明显的组织学异质性,形态多种多样,结构复杂。可表现为微囊结构、实性结构、大囊状、多囊状或腺泡腺管样结构、肝样结构、内胚窦样结构及肠型上皮分化等。多为混合存在而以某2~3种为主。单一组织形态者在 WHO 中被视为亚型。

(3)本瘤多数所具有的有助于确诊的**固有特征性变化**有:由疏松的嗜碱性的黏液样基质、筛网状的微囊和迷宫样的裂隙(其内可衬有不同程度非典型性的透明或扁平上皮)构成的**网状结构**;经常出现于瘤细胞内外、嗜酸性、圆或卵圆形、大小约 10~30 μm 直径的 **PAS 阳性的透明小体**和透明不规则无定形的**基底膜样物**。

(4)约 13%~20%的病例可出现啮齿类动物所具有的内胚窦样结构称为 S-D小体。**典型的 S-D 小体表现是**:中心有一小血管,血管周围为疏松组织,其外围以立方形或柱状瘤细胞,这种结构突入到由单层扁平或立方细胞被覆的小囊腔中而形成的**肾小球样图像**。这也是本瘤的特征性病变。

124. 卵巢胚胎性癌(睾丸者类同)

(1)卵巢胚胎性癌起源于原始多潜能未分化的生殖细胞,是生殖细胞肿瘤中分化最差的一种恶性肿瘤。多是同其他生殖细胞肿瘤尤其是卵黄囊瘤混合存在,单纯类型者不超过 10%。发生在睾丸者远多于卵巢,而发生在卵巢的又远少于卵黄囊瘤。无论发生在卵巢或睾丸,其镜下改变基本相同,年龄多为年轻人,但在卵巢发生者更为年轻。他们多数查血清 HCG 和 AFP 均为阳性。

(2)本瘤巨检一般多为实性肿块,亦可囊实,大小不一,可有破裂或不完整包膜。切面灰白、灰黄,可有黏液,常有出血、坏死。**光镜下**见极为复杂的图像,一般为胞体较大且大小不一的圆或多边形的瘤细胞构成,胞浆丰富,界限不清、空泡状透明,核大居中,色浓,可圆形或异型性明显,可出现多核巨细胞,1~3个突出的核仁,核分裂象活跃。

(3)瘤细胞的排列多种多样,可呈实性片状、巢状、条索状、腺泡状、腺管状、网状等复杂结构,有时极似精原细胞瘤样,有时可出现 S-D 小体,微囊网状和细胞内外透明小体等的卵黄囊瘤结构。甚或出现畸胎瘤早期分化的鳞状上皮样、柱状上皮样、黏液上皮样、纤毛上皮样等细胞混合状。

(4)本瘤高度恶性,化疗不敏感,早期即有淋巴转移,甚至血行转移到肺、骨、肝等脏器。

125. 慢性前列腺炎

（1）本病这里指非特异性慢性前列腺炎，其中慢性非细菌性者比细菌者更为常见，病因不明，起病隐匿，常反复发作。

（2）本病**光镜**下改变主要表现为在前列腺导管及腺泡周围的慢性炎细胞浸润，以淋巴细胞、单核细胞为主，常见浆细胞。腺泡可萎缩、化生或增生，可伴有纤维结缔组织增生。

（3）在"前列腺增生症"所增生的间质中，常出现的灶状淋巴细胞浸润不应诊断为"慢性前列腺炎"，其意义原因不明。应采用"**慢性非感染性前列腺炎**"一词，与本病加以区别为妥。

126. 前列腺肥大症

（1）"前列腺肥大"即"**前列腺结节性增生**"，或良性"前列腺增生症"。常超过正常时大小的数倍，重量在 20 g 以上，甚至百余克，国外尚有 800 g 的报道。

（2）前列腺增生症时腺体、平滑肌、纤维结缔组织，小血管均增生。以其各种成分增生的比例不同，可分为纤维肌腺瘤样型、纤维肌型、腺瘤样型、纤维血管型和平滑肌瘤样型等。

（3）增生的腺上皮可分为活动型和非活动型两型。**活动型**以成熟腺体为主，增生时腺体有分泌活动，细胞双层排列。内为高柱状黏液细胞，核位于基底，胞浆透亮锯齿状，并向腔内迂曲形成乳头，外为基底细胞。有些腺泡扩大呈小囊含浓缩的糖蛋白分泌物称**淀粉样小体**，可伴有钙化。**非活动型**腺体上皮类似青春前期腺泡，其腺体上皮呈低矮的立方细胞，多为单层，乳头少而小，纤维间隔厚而粗。增生的腺体之间有纤维组织和平滑肌围绕，而腺腔内有淀粉样小体。

（4）前列腺增生症常和"**非感染性前列腺慢性炎**"同时伴发，轻重不一，血管周著。这和由急性感染迁延所致的慢性前列腺炎不同，因此应另行报告。

127. 前列腺癌

（1）前列腺癌时失去正常的小叶、导管和腺泡等器官性结构。

（2）瘤细胞可形成片块、条索、乳头，甚至单行走行或为散在的小细胞。

（3）肿瘤性腺体之外不见纤维-平滑肌间质的正常包绕，有的仅见数量不等的纤维组织,很少或不见平滑肌。

(4)癌性腺体大小、轮廓不规则,可成角而不圆整,间距不等,癌性腺体失去柱状腺上皮和基底细胞的双层结构,不见基底细胞而成单层或复层不同程度异型的腺上皮细胞。但如若细胞缺乏异型性,仅凭1～2个腺泡缺乏基底细胞是不能诊断为癌的,应当谨慎从事才对。

(5)前列腺癌时导管-腺泡分泌细胞其胞核的异型间变,主要表现为核增大,核浆比高,核形不规则,染色深、粗,靠近核膜呈煤球样。阅片时发现大而明显的核仁是诊断前列腺癌的重要指标。一般的核仁小于 $1 \mu m$,在癌时常大于 $1.2 \mu m$,甚至超过1.5 μm,但并非所有癌细胞均有大核仁。

(6)癌性腺体侵袭性生长,可突破基底膜侵入、穿越纤维-平滑肌间质(将间质冲散而致瘤细胞乱行),甚至侵犯包膜、脉管、神经。要注意的是,癌性侵袭必须是环周的,而不仅只见于一侧,确认侵袭还要结合细胞学的癌性特点。

(7)组织学类型可形成:**腺泡癌、融合性腺泡癌、乳头状腺癌、筛状腺癌、单纯癌、髓样癌、硬癌和透明细胞腺癌**等。特殊类型者有:**黏液癌、导管癌、移行细胞癌、鳞状细胞癌、腺样囊性癌、基底细胞癌、子宫内膜样癌、肉瘤样癌、小细胞癌和神经内分泌癌**等。其具体形态可参阅本"荟萃"中第三、七、十三、十四等部分中的相关叙述,大同小异,基本相似。

(8)组织学分级有多种,以高、中、低分化三级法简便运用较多。可参阅本"荟萃"中第389题下相关叙述。

128."精子囊肿"和"精子性肉芽肿"

(1)**"精子囊肿"**主要为后天性附睾的急、慢性炎症,外伤或输精管切除后所导致的输精管阻塞不能顺利排出精子,进一步使睾丸网输出小管或附睾头部的附睾管囊状扩张,腔内可见充满精子的团块,其退变后形成的胆固醇结晶和组织细胞吞噬精子形成的金黄色色素等,囊壁由结缔组织构成不含平滑肌,可以内衬扁平、立方或纤毛柱状上皮。

(2)**"精子性肉芽肿"**则是上述原因导致的囊肿破裂或附睾管破裂精子直接溢出进入间质而引起的肉芽肿性慢性炎症,常见于附睾,偶见于精索、睾丸。

(3)精子性肉芽肿初起时主要是在附睾间质中以中性白细胞、单核细胞为主的渗出,病灶中常见退变的精子和组织细胞吞噬精子现象。

(4)以后组织细胞和类上皮细胞增生时逐渐出现类结核结节样改变,围绕着中央退变的精子及细胞碎屑,甚至上皮样细胞融合形成多核巨细胞,但绝无干酪样坏死。

（5）约 1/3 病例可见吞噬细胞内含有金黄色色素（精子被巨噬细胞吞噬消化后的降解物）。

（6）肉芽肿外围是淋巴细胞、成纤维细胞包绕，陈旧的可有纤维化玻变，精子钙化等。

 129. 隐睾症

（1）睾丸未下降到阴囊中而停留在下降途中，谓之为"隐睾症"。最常见者在腹股沟。

（2）隐睾多较小、硬、实、长（附睾细长），切面棕色。

（3）**光镜见**曲细精管萎缩，生精细胞不发育或完全消失，基底膜增厚纤维组织增生玻变。

（4）间质中支特细胞增生。

第五部分 | 肺、肝、胆、胰、脾送材光镜下诊断要点

🔬 130. 肺假性淋巴瘤

（1）"**肺假性淋巴瘤**"又称"**结节性淋巴组织增生**"，是良性反应性淋巴组织增生在肺实质中形成的孤立的结节性肿块，属炎症或感染愈复后残余改变。亦为炎性假瘤的一种。好发于中成年人肺部，此种病变亦可见于鼻腔、喉部、乳腺和宫颈，其改变大致相同。

（2）局部肺组织结构被破坏，代之以境界清楚的结节性肿块，但病变是由间质开始发生，故肿块中心可见残留的肺泡腔，以及腔面增生的肺泡上皮。病变由炎症和瘢痕构成，其炎细胞成分复杂，主要是成熟的小淋巴细胞，有生发中心形成。其他如组织细胞、中性和嗜酸性粒细胞亦可见到。瘢痕样改变在中心部最明显，致密的胶原纤维成束排列，杂以散在的成纤维细胞和炎细胞，但无坏死。

（3）**要提醒的是**，应严格控制诊断标准，名副其实的假性淋巴瘤很少，以往许多假性淋巴瘤经免疫组化证实，其一开始即是淋巴瘤的早期阶段（属"黏膜相关淋巴组织淋巴瘤"范畴）而误诊。

🔬 131. 肺炎性假瘤（炎性肌成纤维细胞瘤）

（1）"炎性假瘤"是一种境界清楚的炎性增生性肿块，其名称很多而杂乱，由炎细胞加梭形细胞不同比例混杂构成。炎细胞包括：淋巴细胞、浆细胞、组织细胞、泡沫细胞、多核巨细胞、肥大细胞等，梭形细胞包括：肌成纤维细胞、成纤维细胞、血管周细胞、未分化的原始间叶细胞、胶原纤维等。近年来研究，因其含有炎细胞且所含的肌成纤维细胞是其重要形态学的特征，故又称为"**炎性肌成纤维细胞瘤**"，并认识到这是一种中间型或具有潜在恶性的真性肿瘤。多数切除后预后良好。

（2）此瘤常见于肺部，但亦可见于腹腔、腹膜后、盆腔、四肢及躯干、上呼吸

道、中枢神经系统、皮肤等部位，患者以 40 岁以下居多，亦是 20 岁以下青少年儿童的好发肿瘤。

（3）**光镜下**所见共同的特征是：大量纤维性前述细胞增生和前述的炎细胞浸润。此外，尚可见一些继发改变，如黏液变性、纤维化、透明变性、血管增生、黄瘤细胞聚集、含铁血黄素沉着及肥大细胞浸润等。

（4）按组织形态特征常被分为呈车辐状排列的**"纤维组织细胞型"**和有大量成熟浆细胞沿梭形细胞排列的方向成串成簇分布的**"浆细胞肉芽肿型"**（可见卢梭氏小体和淋巴滤泡）。其实肉芽肿是一种误称。

 132."肺淤血"、"肺水肿"、"肺渗出性出血"

（1）**"肺淤血"**是各种原因所致肺静脉的血液不能顺利回流入左心而造成肺内静脉性淤积充血，通常多为左心衰竭而造成，可有急性和慢性之分。

（2）**急性肺淤血**者多因吸入有毒的理化因子而发生。其肺部镜下改变简单：主要是肺泡壁增厚加宽，含有扩张淤血的毛细血管。常因淤血程度的不同伴有不同程度、不同点灶的肺泡腔内蛋白性粉染液体的渗出聚集，此即**"肺水肿"**。当毛细血管壁的通透性继续增大时红细胞亦漏出进入肺泡腔，此即**"渗出性肺出血"**，渗出的红细胞可多可少，而毛细血管壁多是完整的。除非遇有外力，一般都不会出现破裂性肺出血。

（3）**慢性肺淤血**的患者，因是缓慢逐步长期的淤血，故镜下除有急性时所见的改变外，常见弥漫性肺泡壁纤维组织增生增厚和在肺泡壁、肺泡腔中见有大量吞噬了红细胞消化后遗留下含铁血黄素的巨噬细胞叫**"心衰细胞"**。肺泡上皮细胞增生，晚期则可演变为**"肺褐色硬化"**。

 133."肺透明膜病"和"肺泡蛋白沉积症"

（1）**"肺透明膜病"**是指在细支气管及肺泡壁表面有膜状透明物质覆盖并引起急性呼吸困难的疾病。因多发生在新生儿，特别是早产儿，故亦称为**"新生儿呼吸窘迫综合征"**。

（2）该病标本多来源于新生儿尸检，可见肺暗褐色实变，切面淤血或水肿状，镜下见大部肺泡萎陷，一些肺泡及细支气管腔面覆盖着一层伊红染色的无结构的**透明膜**，其本质为血浆蛋白的凝固夹杂一些崩解的肺泡上皮细胞碎屑。PAS 染色阳性，纤维素染色阴性。

（3）**"肺泡蛋白沉积症"**是在肺泡腔中充满 PAS 染色阳性的颗粒状富含脂

质的蛋白性物质,而肺泡壁及间质正常或接近正常的一种病变。因最初报告时误为是糖蛋白,故命名为"肺泡蛋白沉积症"。现已证实肺泡内蛋白为脂蛋白,故应改称为**"肺泡脂蛋白沉积症"**为宜。

(4)此沉积症发病年龄不限,男多于女,起病隐匿。主要症状为咳嗽、气短、咯白色奶酪样痰。病因不清,死亡率高(成人5年内约25%,儿童100%)。光镜下见肺泡腔内充满粉染颗粒状或云絮状蛋白性物质,其间杂有胆固醇结晶及退变上皮细胞影。用PAS染色法并在染色前做淀粉酶处理而后染色仍为阳性,可证明其为脂蛋白。在其病变中绝无浆细胞浸润,这一点可与肺原虫性卡氏肺孢子虫病相区别。此外,还应与肺水肿时肺泡腔中充满的粉染蛋白性液体相区别,肺水肿时为均质透明而脂蛋白沉积症时为颗粒状、云絮状,还可有胆固醇结晶和细胞影。

 134."肺不张"和"肺萎陷"

(1)严格讲,"肺不张"是指新生儿尤其早产儿,Ⅱ型肺泡上皮生成的活性物质不足,呼吸微弱,肺泡未被扩张开,因而未曾呼吸或肺泡膨胀不全的病理状态。而肺萎陷则是指已经扩张呼吸过的肺泡由于支气管闭塞,空气被吸收的病理状态。两者镜下改变相类似。新生儿肺不张肺泡壁厚,肺泡腔小而不规则,其轮廓似如皱袋状,而没有时间去发生增生性改变。而肺萎陷多为后天原因,其肺泡壁靠拢间隔淤血,肺泡腔成为一狭窄的缝隙。久而久之则可见到肺泡壁、血管、支气管周纤维组织增生。但临床上常把这两种改变皆称为"肺不张"。

(2)新生儿的肺不张肉眼观为紫色、实性,切取小块入水即沉底,挤之无气泡溢出。而曾经呼吸过的新生儿肺则呈粉红色,尤其肺之前缘,切取小块用手指捻挤有捻发音,入水可浮起,表示肺泡中有空气。若其他部分肺组织仍呈肺不张则应属"肺萎陷"。

 135.肺气肿

(1)**"肺气肿"**是指末梢肺组织(包括呼吸性细支气管、肺泡管、肺泡囊、肺泡)因各种原因而导致其含气量过多同时伴有肺泡间隔破坏,肺组织弹性减弱,导致肺体积膨大但换气面积减少,功能降低的**一种病理状态,并非一种独立的疾病**。

(2)依据病变部位、范围和性质的不同,肺气肿可分为"小叶中心性肺气肿"、"全小叶性肺气肿"、"小叶周围性肺气肿"、"不规则性肺气肿"、"肺大泡及间质性肺气肿"等。虽然各自囊泡扩张的部位各不相同,但共同点是管或泡扩张、破裂,相互融合成大而不规则的腔,间隔变薄,血管床减少。

（3）**"肺大泡"**也是各种原因所致肺组织中的**一种病理状态**。直径一般在2～3 cm,常为孤立性,多在脏层胸膜下（即肺表面）,严重时肺表面见多个大小不一的含气大泡。

（4）**"间质性肺气肿"**是各种原因所致肺内压急剧增高时,导致肺泡间隔破裂,使空气进入间质中,从而形成可沿细支气管壁和血管周组织间隙扩散到肺门、纵隔形成串珠状气泡,甚至到胸部、颈部、皮下形成各部位气肿的特殊性病变。

136."肺肉质化"和"肺纤维化"

（1）**"肺肉质化"**是肺组织的**一种病理状态**,常常是一些疾病的并发症,例如大叶性肺炎。病变常是一个大叶,定位在肺泡腔,其改变常是炎症渗出到肺泡腔的纤维素,因中性白细胞渗出过少,释放的溶蛋白酶不足,不能将其完全溶解吸收或排除从而被增生的肉芽组织所取代,最终机化形成褐色实变的肉样物,故称为"肉质化",也有**"机化性肺炎"**的称谓。

（2）肺纤维化也是一种常见的病理状态,但它又是多种间质性肺炎疾病时的主要病理改变。刘彤华主编二版《诊断病理学》在"特发性间质性肺炎"项下用大篇幅列出了七种相关的间质性肺炎以及亚型,统称为**"特发性肺纤维化"**,亦称**"隐源性纤维肺泡炎"**。详尽描述了其复杂的镜下改变,但在短时间内着实难以掌握。它们均属病因不明、起病隐匿、渐进性呼吸困难甚至右心衰竭,常最终死于呼吸衰竭的病变。**光镜下综观后,在此将其概括为**:双肺弥漫性病变,主要定位在肺间质,表现为纤维组织大量增生伴慢性炎细胞浸润,可以新老并存、轻重不一,肺间隔增宽,血管床减少,肺泡腔受挤压而变狭窄,腔内可伴有巨噬细胞、Ⅱ型肺泡上皮的增生,有的还有气道壁平滑肌的增生,病变轻的部分还伴有散在的代偿性囊性气腔改变。如果用**一句话概括**则是:渐变性弥漫性肺纤维化、体积缩小、重量增大、换气不能、功能丧失。

137. 新生儿吸入性肺炎

（1）本病主要指新生儿在产道或在宫内吸入了较多的羊水成分,因其理化因素的刺激所发生的一种无菌性的反应性炎症,标本的获得常来源于尸检而欲究死因。

(2)**光镜**下见细支气管上皮多完整,腔内可有少量羊水成分,而肺泡腔则可见有较多的羊水成分,包括液体、胎脂、胎粪,特别是角化的鳞状上皮细胞的各种断面,可有少量单核巨噬细胞,一般吞噬现象不明显(没有时间完成吞噬),可以有肺透明膜形成。

 ## 138. 小叶性肺炎

(1)**"小叶性肺炎"**是指以细支气管(直径1 mm)为中心及其周围所属肺泡(即小叶)为病灶的(直径1 cm左右)急性化脓性炎症。故也有**"支气管肺炎"**的称谓。

(2)本病的特点是:好发于老、弱、婴幼、昏迷、久卧者,多为各种疾病的并发症,病灶广布两肺,下叶背侧较重,多为混合感染。标本常来自尸检。

(3)**光镜**下见在病灶小叶中充满脓性渗出物和脱落的上皮细胞,高度充血水肿。相近的病变小叶可以融合成较大病灶,故当融合成为大片时又有**"融合性支气管肺炎"**之称,甚至可形成**"肺脓肿"**。而病灶之间的肺组织可有一定的代偿性的肺气肿存在。

139.肺癌的组织发生和分化概说要点

(1)**"肺癌"**是从支气管树的多种上皮组织发生来的一类恶性肿瘤。现已明确是从支气管表面上皮细胞、细支气管及肺泡上皮细胞、神经内分泌细胞,及支气管壁腺体上皮细胞发生来的。它们是在致癌因素作用下,经过上皮细胞增生、不典型增生及癌变而演变成为各种各样癌的。

(2)人体正常支气管表面上皮有纤毛细胞、杯状黏液细胞、基底细胞及小黏液颗粒细胞。**现已知只有基底细胞和小黏液颗粒细胞能发生肺癌。**因这两种细胞具有向鳞状上皮和腺上皮分化的特性,故它们可演变发生出肺的**"鳞状细胞癌"**(及其变异的梭形细胞鳞癌、透明细胞鳞癌、小细胞型鳞癌、基底样型鳞癌等,它们占肺癌的40%)和**"腺癌"、"腺鳞癌"**以及具有腺、鳞分化特征的**"大细胞癌"、"透明细胞癌"、"巨细胞癌"**等。腺癌根据癌细胞组织结构特征又可分为**"腺泡性腺癌"、"乳头状腺癌"、"黏液性腺癌"、"分泌性腺癌"、"实性黏液细胞性腺癌"、"混合性腺癌"**等六个亚型,占肺癌的20%。所有这些肿瘤的形态特点与全身其他部位发生的同名肿瘤大致相同,其中除实性黏液细胞腺癌稍特殊而单独列题讨论外,有关其他肿瘤本荟萃在此不再赘述(可参阅本"荟萃"第

389～401 题下相关叙述）。

（3）细支气管及终末细支气管上皮除纤毛细胞外还可见一种高柱状分泌细胞，呈圆顶状凸向管腔称为 Clara 细胞。肺泡腔面的上皮细胞包括：Ⅰ型肺泡上皮细胞（因其扁平，胞浆呈薄膜状衬于肺泡腔的内表面，它与毛细血管内皮细胞间仅隔一层基底膜，与气体分子弥散交换有关，故又称为膜样肺泡上皮）和Ⅱ型肺泡上皮（为分泌型细胞，胞浆含大量大小不等的分泌颗粒，电镜下颗粒内含有同心圆环层排列的板层结构叫做"嗜锇性板层小体"，故又称为"颗粒型肺泡上皮细胞"，它具有干细胞的功能，当细支气管黏膜 Clara 细胞受损时可由其增生修复并向 Clara 细胞分化。此外，其分泌的表面活性物质，维持了肺泡内表面的正常张力，保证了肺泡腔得以顺利张开和回缩，以完成连续的换气功能）。由Ⅱ型肺泡上皮和 Clara 细胞发生的癌统称为"细支气管肺泡癌"，后面将单独列题讨论其形态特点。

（4）肺的神经内分泌细胞位于支气管树各个平面的表面上皮细胞之间基底膜之上。多单独散在，大约 2500 个上皮细胞中夹杂一个神经内分泌细胞，亦可有少数是以 5～10 个细胞，呈小簇状或平行排列，光镜下不易识别。其特点是矮小的三角或锥瓶状，胞浆透亮、核圆形，故有"透亮细胞"之称。由其发生的肺癌统称为"神经内分泌癌"。现已知包括"类癌"、"不典型类癌"、"小细胞神经内分泌癌"、"大细胞神经内分泌癌"及"巨细胞神经内分泌癌"等。本"荟萃"将在后面专题讨论。

（5）支气管壁内腺体上皮分布在大支气管黏膜下层，呈簇为腺泡状或管泡状，由单层立方或锥形腺上皮细胞构成。在腺上皮和基底膜之间有肌上皮细胞。它和唾液腺的腺体类似，也有浆液腺、黏液腺和混合腺之分。因此由它们发生的癌和唾液腺发生的各种各样腺癌完全相同，故也称为"唾腺型癌"。这里亦不再赘述。

140. 肺实性黏液细胞腺癌

（1）"肺实性黏液细胞腺癌"系多发生在肺外周部较小支气管上皮的一种颇具特点的腺癌，此即 WHO 腺癌分类中的"实性腺癌伴黏液产生"。

（2）光镜下癌组织的特点是由分化不等的黏液细胞构成较大的实性团块或巢团，它们很少或几乎不形成腺管结构。巢团间有少量纤维组织分隔，与肺组织分界清楚。癌细胞的分化有高、中、低之分，常相互过渡移行，核分裂不多见。

(3)分化好者瘤细胞呈印戒状,分化差者细胞小核居中。WHO中讲:这些细胞缺乏腺泡、腺管和乳头结构,但常有黏液出现,即每2个高倍视野至少有5个或更多的组织化学黏液染色呈阳性的细胞。经淀粉酶消化后PAS染色显示胞浆内有阳性的黏液滴。

141. 细支气管肺泡癌(BAC)

(1)细支气管肺泡癌系由细支气管和终末细支气管的Clara细胞、肺泡腔面Ⅱ型上皮细胞和化生的黏液杯状细胞发生来的一种特殊的异源性肺癌。WHO肺癌分类中将此归为肺腺癌的一个类型,武忠弼、杨光华主编的《中华外科病理学》认为"应把BAC从腺癌中区分出来,作为肺癌中能独立存在的一个类型",因为不论在临床表现上,还是组织发生及其形态特征上,均与一般腺癌有所不同,所以得到众多专家学者的认同。此癌在我国较为多见,约占肺癌20%,好发于中老年男性肺的外周部,孤立结节占60%,多中心者占40%。

(2)细支气管肺泡癌的**光镜下诊断必须具备下列标准:**

①癌细胞大多在原肺泡壁上生长,故基本保持原有的肺泡结构,可称"**肺泡型**"。少数呈乳头状突入肺泡腔内者可称为"**乳头型**"。

②癌细胞大多分化好,呈立方或柱状,大小形状一致,多呈单层如钉突状或灯泡样,胞核位于胞浆顶端,挂在肺泡壁上,常见圆形红染的核内包涵体,而分裂象少见。分化差者可复层或零乱,可见分裂象。

③肺泡间质通常无促纤维形成反应,故肺泡壁不增厚或增厚不明显,这与一般腺癌完全不同。只有少数可显间隔增厚,甚至纤维化瘢痕形成,淋巴及浆细胞浸润,可称为硬化型。

④其他各种改变可有可无。此癌根据细胞起源可分为"**Clara细胞型**"、"**Ⅱ型肺泡细胞型**"、"**黏液细胞型**"和"**混合型**",而Clara细胞型占90%。事实上光镜下要想区分识别前二者是十分困难的。

142. 脂肪肝

(1)脂肪肝是肝脏最常见的可逆性病变,是因各种原因如感染、中毒、缺氧及营养障碍引起肝细胞所发生的显著的**弥漫性的肝脂肪变性**,而非肝细胞外脂肪细胞堆积的**脂肪浸润**。

(2)**光镜下特点**是在肝细胞内出现大的或小的脂肪小滴,呈边界光滑的空泡状,常不需要脂肪染色即可以辨认,多从中央静脉周围开始逐渐累及全肝小叶,巨检时肝脏大、黄、腻、脆。

(3)严重的长期脂肪肝可肝细胞崩解、坏死、纤维增生逐渐向肝硬化转变。但是轻度的脂肪肝在原因解除后,常常可以恢复正常。

143. 急性普通型病毒性肝炎

(1)急性普通型病毒性肝炎主要为肝脏实质细胞弥漫性的轻度变质性病变,可见肝细胞广泛变性,主要是不同程度的**细胞内水肿**,胞浆疏松化肿胀,呈**气球样变**。其次是部分肝细胞浆内充满嗜酸性细颗粒物而不透明似毛玻璃样称**毛玻璃样肝细胞**。小叶周边还常见脂肪变性。

(2)出现**"点状坏死"**(1个或几个肝细胞坏死),由小堆淋巴细胞取代或**"灶状坏死"**(成群肝细胞坏死),再次是**"嗜酸性坏死"**(即嗜酸小体)。与此同时可见杂在其中的**"新生的肝细胞"**,其形态特点是稍大、胞浆丰富、偏碱、红中带蓝、核稍大、深染或双核和大核仁,为弥漫的零星散在,很少聚堆。

(3)肝小叶的窦索比例失调,肝索变宽挤压肝窦,从索、窦 2:1 的正常比例关系变为 3:1 或 4:1。

(4)门管区炎细胞浸润,主要为淋巴细胞和单核细胞,亦可见中性的白细胞、浆细胞。小胆管可有增生。

(5)黄疸型者可出现肝细胞内和**"毛细胆管淤疸"**,形成**"毛细胆栓"**(正确方法是在肝细胞相邻的胞界位置高倍镜下仔细寻找黄绿色的胆栓细条),相应的各种改变均较无黄疸型者稍重。

(6)病灶中可有枯否氏细胞增生。

144. 慢性普通型病毒性肝炎

(1)这里介绍的是我国 1995 年对 1984 年制定的《病毒性肝炎的防治方案》中慢性肝炎其炎症活动程度和纤维化程度修正后提出的新的分级分期标准。

(2)病毒性肝炎**病程持续半年以上即为慢性肝炎**。根据炎症、坏死、纤维化的程度**光镜**下可分为轻、中、重度。强调病源分型的重要性。演变为肝硬化的百分率以 HCV 患者(丙肝)最高。

①**"轻度慢性肝炎"**:变质改变轻微,主要是点状坏死、汇管区慢性炎细胞浸润,界板无损,仅见少量纤维增生。整体小叶结构大部完好。

②**"中度慢性肝炎"**:变质改变明显,主要是**碎片状坏死**,出现特征性的**桥接坏死**(即在中央静脉、汇管区任意二者间出现的相互连接的坏死带)、小叶内纤

维组织增生间隔形成,但小叶结构大体仍保存。

③"重度慢性肝炎":变质改变更重,**重度碎片状坏死和大范围桥接坏死**,可累及多个肝小叶出现肝细胞的不规则再生,同时因纤维间隔的分割,导致肝小叶结构紊乱不清。

(3)进一步发展则可向早期肝硬化过渡,若又有新的大片坏死又可向重型肝炎转变。

145.急性重型病毒性肝炎

(1)急性重型病毒性肝炎是最严重的一型病毒性肝炎,少见,起病急骤,多在 10 天左右死亡,故临床又称**"爆发型肝炎"、"恶性肝炎"**。其标本的来源常为尸检时所获得。

(2)巨检:肝体明显缩小,尤以左叶为著。肝包膜皱缩、质软,切面黄色或红褐色,可红黄相间呈斑纹状,故又称**"急性黄色肝萎缩"**。

(3)**光镜**下见肝细胞弥漫广泛的大片状坏死、肝索解离、肝细胞崩解、肝小叶结构的网状支架塌陷,仅见小叶周边残存变性的肝细胞。肝窦高度扩张充血,枯否氏细胞增生吞噬活跃。在小叶内和汇管区见有大量弥漫性炎细胞浸润(淋巴细胞、巨噬细胞),而见不到新生的肝细胞和增生的成纤维细胞,**就像强震后灾区一片荒芜的废墟图像**。

146.亚急性重型病毒性肝炎

(1)亚急性重型病毒性肝炎起病较急性重型者稍慢,病程较长,多在数周到数月,死亡率亦高。可由急性重型者迁延而来,少数亦可从急性普通型病毒性肝炎恶化进展而来。

(2)亚急性重型肝炎因**有数周到数月的时间迁延**,光镜下其病变特点是既有大片肝细胞的广泛坏死,又有明显的肝细胞再生和一定量纤维结缔组织的增生,以及塌陷的网状支架不同程度的胶原化,从而形成无规律的散在的大小不等、形状不同的肝细胞团块或结节,有的可呈假小叶样。还可见有明显的淋巴细胞和单核细胞的浸润和肝小叶周边小胆管增生,亦可见到有淤胆现象,**整体犹如一种震后个人临时性早期重建的乱象**。

147.门脉性肝硬化

(1)肝硬化的分类目前尚不统一,国际形态分类分为大结节型、小结节型、大小结节混合型和不完全分割型四型。我国采用综合分类法分为**"门脉性肝硬化"**、**"坏死后性肝硬化"**和**"胆汁性肝硬化"**三型肝硬化。

（2）**"门脉性肝硬化"**因巨检所见肝表面和切面均呈弥漫全肝的颗粒或小结节（直径 0.15～0.5 cm，不超过 1 cm）状，故又名为**"结节性肝硬化"**，相当于国际分类的小结节性肝硬化。

（3）**光镜**下门脉性肝硬化的特征性病变是：

①正常小叶结构被破坏而被假小叶所取代，表现为：肝索排列紊乱，中央静脉可以缺无，偏在或多个，有时汇管区亦包在假小叶内。结缔组织大量增生、分割、包绕形成大小不等的**假小叶**。

②假小叶内肝细胞病变仍然复杂多样，可以有各种变性、坏死和大量再生（见本"荟萃"143 题下相关叙述）、脂变、坏死等。

③汇管区有慢性炎细胞浸润，小胆管增生，纤维结缔组织增生并向肝小叶组织中呈束状伸入，与肝小叶内纤维瘢痕片条相连结，参与假小叶的分割包围。

 148. 肝细胞性肝癌

（1）**"肝细胞性肝癌"**是由肝细胞发生的癌，是肝原发性癌中最常见的一种，亦是肝脏恶性肿瘤中最多的一种，占 98%，另一种是**"肝胆管细胞癌"**。

（2）本癌巨检可分为三型：**巨块型**（直径>10 cm）、**结节型**（多发结节直径<5 cm）和**弥漫型**（无数直径<1 cm 的小结节弥漫均匀分布）。包膜可有可无，以结节型多见，占 2/3。单个结节或相邻两个结节直径之和<3 cm 时称为**"小肝癌"**。70%～80%患者血清甲胎蛋白（AFP）明显升高，常常侵入门脉系统形成癌栓。

（3）**光镜**下癌细胞的形态总的来说，留有类似肝细胞的痕迹。可有高、中、低分化的不同，而表现不同的异型性。高分化者瘤细胞多边形，浆丰、嗜酸、可有脂变或含糖原、胆汁，核大，核膜清，染色粗深，核仁明显而红染，可有嗜酸性核内包涵体和细胞间的毛细胆栓。低分化者显著异型，可出现怪异核或巨核的瘤细胞。下列病变的出现有助于诊断：

①静脉受侵犯瘤栓形成；

②瘤细胞内外出现强伊红色大小不等的球形透明小体，位于核旁可围以空晕（实为抗胰蛋白酶或甲胎蛋白）；

③胞浆内出现马劳惹氏小体（Mallory's），呈不规则形，嗜双色性，中心淡

染、边缘深染的结构,PAS 和 Masson 三色染色均阴性;

④肿瘤周边肝组织呈现肝硬化;

⑤有的瘤细胞质内见有淡粉色的毛玻璃样包涵体。

(4)癌细胞排列的组织学类型多种多样,常可见到**小梁型**(板状)、**实体型**、**假腺样型**(腺泡样型)、**紫癜肝样型**(血窦样腔隙的不同程度扩张)、**巨细胞型**、**梭形细胞型**、**透明细胞型**、**纤维层状型**(大嗜酸性的肝癌细胞梁为纤维条索构成的板层状间隔而相隔)、肉瘤样型、小细胞型、淋巴上皮瘤样型(癌细胞间有较多淋巴组织间质)、**硬化型**(瘤细胞较小排成较细的小梁,其周大量透明变性的纤维性间质呈瘢痕样)等。

(5)肝细胞性肝癌各型所形成的血窦样腔隙与正常肝窦不同。这些腔隙所衬内皮细胞 CD34 和第 8 因子相关抗原阳性,更像是毛细血管,而不见星状的枯否氏细胞,故称为**腔隙毛细血管化现象**。

149. 肝内胆管细胞性肝癌

(1)此癌少见,亦属原发性肝癌,可由肝内任何部位的胆管上皮发生。但起源于左右肝叶胆管交界处或临近部位的胆管细胞癌除外,被认为是肝外肿瘤,称"**肝门胆管细胞癌**"。

(2)**光镜下**见其绝大部分为腺癌,可以为**管状腺癌**(最常见)、**乳头状腺癌**、**黏液腺癌和印戒细胞癌**,偶尔可见**黏液表皮样癌、腺鳞癌或单纯鳞状细胞癌**。分化可有高低不同。同一肿瘤中,不同组织类型腺癌可以混合存在,还可以各型癌细胞的分化程度各不相同。

(3)此癌起源的胆管越大,癌细胞的分化越高,恶性程度越低。癌细胞多含黏液而不分泌胆汁。当胆管梗阻时癌组织内可有淤胆,但仅见于间质内,尤其肿瘤边缘部。瘤细胞核小,仁不清。

(4)此癌肿瘤细胞的纤维间质丰富、致密是其一特征性的改变。

150. 肝母细胞瘤

(1)肝母细胞瘤是由肝脏胚基上皮发生的一种恶性程度次于肝细胞性肝癌的胚胎性肿瘤。好发于婴幼儿,90% 发生在 5 岁以内,高峰在 1~2 岁。绝大部分患者血清 AFP 在高水平上阳性。多单发、实性、界清,发现时瘤体已很大,直径多在 5~22 cm。有不规则假包膜与正常肝组织分开。

(2)本瘤约 3/4 的瘤细胞由分化不成熟的肝细胞构成,类似于原始胚胎或

胎儿肝组织的细胞,故可称为**"上皮型肝母细胞瘤"**。可以分为以下几型:

①**胎儿型**:瘤细胞与胎儿肝细胞相似。细胞较大,为小立方状,浆丰,但小于正常,核小,核仁不显,可有轻度异型,常由2～3层细胞厚排成不规则的肝板样条索,低倍镜下可见特征性的明亮区和灰暗区以及髓外造血灶(此为位于肝窦的成簇的小而深染的造血细胞)。

②**胚胎型**:瘤细胞分化更低,细胞体小,多边形,胞质少,近似裸核,核浆比大,核染色质密,大小一致,黏附性差,常排列成腺泡样或菊形团样,有时与儿童的肾母细胞瘤、神经母细胞瘤等很相似。核分裂多见。

③胎儿型和胚胎型瘤细胞可以同时存在,二者可以移行过渡。

(3)有1/4的肝母细胞瘤除含有不成熟的上皮细胞成分外,还含有不成熟的间叶组织成分。常见为不成熟的骨组织和软骨组织,其次黏液样原始间叶细胞、管腔尚不完好的大血管或骨骼肌等,故可称为**"混合型肝母细胞瘤"**。这里要提醒的是,其转移灶中一般只见上皮性成分而不见间叶成分,原因不清。

151. 急、慢性胆囊炎

(1)**"急性胆囊炎"**时胆囊黏膜常有溃疡、糜烂、坏死、出血、胆囊壁充血、水肿,**光镜**下见有大量中性白细胞浸润、微脓肿或小脓肿形成,脓性纤维素性渗出等。出现坏疽时称**"坏疽性胆囊炎"**。

(2)**"慢性胆囊炎"**常与结石伴行,黏膜皱襞上皮可萎缩消失,胆囊壁成纤维细胞增生,慢性炎细胞浸润。当纤维组织增生旺盛,成纤维细胞活跃,纤维化玻变明显,囊壁增厚时称为**"陈旧性慢性炎"**。

(3)胆囊壁肌层中出现较多罗-阿氏窦或腺时称**"慢性腺性增生性炎"**。此种增生如果同时伴有平滑肌增生肥大而局部囊壁增厚时可形成**"腺肌瘤"**。如果呈弥漫增生可称**"腺肌病"**。囊壁淋巴组织增生,滤泡生成突出时称**"慢性淋巴滤泡增生性炎症"**。囊壁嗜酸性粒细胞浸润明显时称为**"慢性复发性炎症"**。

(4)如果固有膜中大量泡沫细胞聚积,突向腔内形成分叶状带蒂息肉时称为**"胆固醇息肉"**。

152. 胆囊及肝外胆管系统癌

(1)此系统癌主要为胆囊癌,其次还包括肝外的左右肝管、肝总管、胆囊管和胆总管等部分以及大部分壶腹部癌。它们都起源于胆汁流经管道系统黏膜的单层柱状上皮。在发生癌时,各部位的癌形态上均相似。

(2)多数发生在 50～60 以上的老年人,不过胆囊癌女性发病是男性的 4～5 倍,而胆管系统男稍多于女,为 1.3∶1。常发病隐匿、生长缓慢、分化较好,多数发现时为时已晚或偶尔被发现。可向腔内生长而占据腔管,可浸润腔壁而使其质地僵硬而脆。常有结石或慢性炎症相伴。胆囊 60% 发生于底部,30% 在体部,近 3/4 管道癌发生于上 1/3 部位。

(3)此系统癌可由原先存在的良性管状腺瘤、乳头状腺瘤、囊腺瘤、乳头状瘤病等经不典型增生、原位癌逐渐恶变而来,亦可直接癌变发生。

(4)此类癌 80% 以上为传统所讲高、中、低分化的腺癌构成,特点是镜下常以硬癌者为多,癌性腺体间有大量的纤维性间质。

(5)其他类型的癌可有**"乳头状腺癌"**(预后最好)、**"肠型腺癌"**(有杯状细胞)、**"黏液腺癌"**(50% 以上腺癌含细胞外黏液)、**"印戒细胞癌"**、**"透明细胞腺癌"**(类似肾腺癌要注意区别是否为转移)、**"腺鳞癌"**、**"鳞癌"**、**"小细胞癌"**(亦称低分化神经内分泌癌,其形态相似于肺小细胞癌或雀麦细胞癌)、**"未分化癌"**、**"淋巴上皮癌"**(与鼻咽部淋巴上皮癌相似)、**"肉瘤样癌"**(有多形性梭形细胞和巨细胞)、**"癌肉瘤"**等。(可参阅本"荟萃"第十四部分相关叙述)

153. 急性出血坏死性胰腺炎

(1)急性出血坏死性胰腺炎为急性胰腺炎最严重的一种,常并发休克、肾衰、DIC 的发生,是猝死最常见的原因之一,最快者可死于发病 1 h 之内,多见于中老年人,常为尸检标本,罕见于活检。其发病的关键是胆汁或被激活的胰液肠液反流导致了胰组织自我消化。

(2)其病理改变是:大面积的胰组织坏死、出血结构不清、模糊、消失,单核细胞和中性白细胞浸润。胰腺大网膜肠系膜脂肪组织在坏死分解后,可后续引起与钙结合的**皂化反应**,形成不溶解的**"钙皂"**,肉眼为黄白色斑、点、块,以及片灶状的泡沫细胞聚积。

154. 胰腺实性-假乳头状瘤

(1)此瘤在胰腺是一种少见的具有良性形态学表现的但必须归为恶性潜能未定、或潜在恶性、或低度恶性的肿瘤(WHO 分类)。其组织起源和瘤细胞的分化方向均尚不明确。多见于少女或青年女性,是男性的 9 倍。

(2)此瘤好发于胰腺头或胰腺体部,常体积较大 3～18 cm,平均直径 8 cm,包膜可完整、可没有,但分界清楚,切面呈分叶实性,浅棕色,质地脆软。常有出血和囊性区,有时几乎全为出血囊性变,故又可称为"**实性-囊性肿瘤**"。

（3）**光镜下**基本结构均为形态大小一致、丰富的多角状良性肿瘤细胞形成实性的细胞巢,伴有不同程度硬化玻变的间质。在靠近肿瘤中心部分,常可见到远离血管的瘤细胞出现退变,而玻变的纤细血管周围的瘤细胞围绕包围排列,这就形成了所谓的假乳头状排列,形态上类似于室管膜样菊形团。通常这两种成分相互移行。假乳头状结构之间的腔隙内可见红细胞。透明变的纤维结缔组织内可见灶状钙化甚至骨化。

（4）瘤细胞胞浆嗜酸性或透明,有时空泡很明显,但无真正的腺腔形成。细胞核圆或卵圆形比较一致,常有纵沟或凹陷,分裂象罕见。胞浆还可出现嗜酸性透明小球。尽管大体可包膜完整,但镜下常向周围胰腺浸润生长。

（5）此瘤如果出现明确的恶性指标,如血管和神经鞘的浸润,对周围胰腺浸润较深;核异型和核分裂突出;以及显著的巢片状坏死,腹膜、肝的转移等时,应该按"**实性-乳头状癌**"诊断。

155. 胰腺导管细胞腺癌

（1）胰腺导管细胞腺癌一般指胰腺外分泌部发生的癌,发病隐匿,早期毫无症状而很难为人早知,初检时 90% 已有淋巴转移,80% 已肝转移。大部发生在胰头,占 60%～70%,其次体部。

（2）胰腺导管细胞腺癌占胰腺癌的 80%～90%,是来自于胰腺导管上皮的恶性肿瘤,通常按不同程度分化和不同形式排列可经典型的分为高、中、低分化性腺癌,而以高分化多见。

（3）少见的亚型有:**黏液腺癌和印戒细胞癌、腺鳞癌、小腺体腺癌、囊腺癌和乳头状囊腺癌、嗜酸细胞癌、未分化小细胞癌、多形性癌**（又称多形性腺癌）、**分化不良癌、间变癌、巨细胞癌、肉瘤样癌**等,酷似涎腺肿瘤改变。

（4）少部分癌来自胰腺腺泡的末房上皮,称为"**胰腺腺泡细胞癌**"。下面单独列题讨论。

156. 胰腺腺泡细胞癌

（1）此癌少见,仅占胰腺外分泌部癌的 1%～2%,**是来自胰腺腺泡末房上皮的低度恶性肿瘤**,多见于 60 岁以上老年人,男多于女。由于起病隐匿,无临床表现,发现时瘤结已很大,直径通常 2～15 cm,边界清楚,故预后一般较差,伴有广泛出血、坏死、囊变者预后极差。

（2）光镜下见与胰腺腺泡上皮相似，分化好的瘤细胞密集组成，这些细胞呈多角形、三角形、锥形，胞浆中等，核圆或卵圆形，异型不大，**偏位于基底**，但有明显的单个核仁，**顶端胞浆中充满大量嗜酸性的酶原颗粒。排列成腺泡或小腺腔结构，间质极少**，有时几乎没有间质。与涎腺发生者相似。

（3）分化差时瘤细胞弥漫似髓样癌样排列成片、巢、条索状。

（4）**肿瘤结构内无导管、无胰岛，亦无条索间血窦样结构。**

 157. 淤血性脾肿大

（1）门脉高压和右心功能衰竭是本病的原因。常常是慢性淤血性脾肿大可导致脾功亢进，如贫血、血小板减少等。

（2）巨检脾脏体体积增大，重量可达 1～4 kg，质地坚实，包膜增厚，脾缘圆钝，切面暗红，白髓不清，可见黄褐色含铁结节。

（3）**光镜检见包膜小梁粗厚，白髓萎缩，中央动脉周围纤维化，脾索不显，脾窦扩张淤血，含铁血黄素沉着，结缔组织增生、机化、钙盐沉积等。**

 158. 脾破裂

（1）破裂的原因很多，主要为各种外伤所致，其次亦可因感染（如传染性单核细胞增多症、伤寒、疟疾等）、肿瘤、白血病、妊娠等时在无外力或轻微外力作用下即自发性的破裂。

（2）**巨检时应仔细检查破裂口的大小、形状、深浅、裂面及裂口多少并在此处取材制片**，这对判断明确诊断极有帮助。约 15% 患者脾脏破裂为发生在**脾实质内的裂伤出血而无被膜破裂口，可形成假囊肿故而被膜完整。**有些经过48 h 或数月后又破裂出血可称为**"迟发性脾破裂"。**

（3）**光镜检时除应观察有无含铁血黄素沉着、肉芽组织生长以判断出血发生的时间外，还应注意其有无基础疾病和感染的存在。**诊断的方式应是在综合判断后写明"结合临床资料符合××脾破裂时改变"。

159. "脾紫癜"和"肝紫癜"

（1）此病少见，可单独发生于脾，亦可同时有肝紫癜伴发。以肝紫癜稍多见，原因不明。似乎与结核、恶瘤、雄激素、口服避孕药等有关。

（2）**"脾紫癜"**的脾脏常为轻到中等增大，切面见大小不等充满血液的囊腔，直径 1～5 cm 不等。**光镜下为扩张的血窦，可衬有内皮细胞，亦可缺失，其外有纤维组织包绕,囊内可含组织细胞和血液,可有含铁血黄素沉积。

(3)诊断脾紫癜应与淤血性脾肿大、脾脏血管瘤相区别。其要点是,一是要注意基础疾病;二是紫癜的含血囊肿主要在白髓周围的红髓或白髓包围血肿。

(4)"肝紫癜"时在肝实质中出现许多充满血液的小囊,直径从几微米、几毫米到 1 cm,有的血囊无明确界限(Ⅰ型),有的血囊有内皮衬覆和周围纤维组织增生(Ⅱ型),均与肝窦交通,常并发存在。应注意不要与肝淤血的中央静脉周围放射状肝窦扩张淤血相混淆。

 160. 脾"假性囊肿"和"上皮性囊肿"

(1)脾"假性囊肿"又称"继发性囊肿",约占脾脏非寄生虫性囊肿 80%,大多数发生于青少年,常有外伤史,故有从血肿液化而来之说。光镜下的特点是囊壁为致密结缔组织而无内衬上皮。囊内往往含有血性或浑浊液体。当囊壁广泛钙化时称为"钙化性囊肿"。

(2)脾"上皮性囊肿"又称"原发性囊肿",仅占脾非寄生虫性囊肿 20%。顾名思义,其光镜下囊肿一定内衬有上皮细胞。根据囊壁构成和内衬上皮的类型又可分为:表皮样囊肿和皮样囊肿、单纯性(即间皮)囊肿以及在胚胎期其临近器官上皮迷走入脾的移行细胞囊肿和黏液细胞囊肿等。

第六部分 皮肤、毛发、皮脂腺及皮下肿物送材光镜下诊断要点

161. "表皮样囊肿"和"皮样囊肿"

（1）"表皮样囊肿"和"皮样囊肿"实为异位发育的外胚层组织，可发生在全身各部，主要见于胚胎期发育的闭合线部附件，表浅的多位于真皮或皮下，可与表皮相连或与真皮粘连的囊性包块。

（2）**光镜下**囊壁内衬复层鳞状上皮，角质层朝向腔内并有大量角化物积存。

（3）上皮外为薄层致密纤维组织，其内无皮肤附件，称为**"表皮样囊肿"**。囊壁破后可有异物巨细胞反应。

（4）囊壁如具有皮肤的附件，如汗腺、皮脂腺、毛囊，则诊断为**"皮样囊肿"**。腔内会混有毛发和油脂。

162. 皮脂腺囊肿

（1）皮脂腺囊肿位于真皮内，是毛囊与立毛肌之间皮脂腺导管部的小囊肿，内含半流体状非角化的油脂样物，有臭味。

（2）**光镜下**囊壁内衬薄层复层鳞状上皮，特点是无明显角化，无细胞间桥，无上皮钉脚。最外层栅栏状，胞浆呈透亮空泡状与成熟的皮脂腺细胞有移行。

（3）上皮外是薄层纤维组织可含有散在的皮脂腺。

163. 皮脂腺痣

（1）**"皮脂腺痣"**是指出生时即有的或生后不久发生的皮脂腺增生，好发于头面部，常为结节状，表现为略高出皮面的淡黄色蜡样斑块，无毛发。这在婴儿或儿童期因皮脂腺发育不成熟常不易诊断，多发者常伴有"神经皮肤综合征"，表现为智低、癫痫、骨骼畸形。

（2）青春期后皮损因皮脂腺近于成熟，组织学才具有诊断意义。镜下见多个增生的皮脂腺小叶，呈放射状围绕一个宽大的导管，病变处无毛囊。增生的

皮脂腺深部,有 2/3 病例可见异位的大汗腺增生。

（3）本病(10%～40%损害)经常并发各种其他新生物,最常见者为"基底细胞癌",其次为"乳头状汗管囊腺瘤",其他可有"皮脂腺上皮瘤"、"透明细胞汗腺瘤"、"汗管瘤"、"大汗腺囊腺瘤"、"鳞癌"等。

 164."皮脂腺腺瘤"和"皮脂腺腺癌"

（1）"皮脂腺腺瘤"少见,多见于老年男性头面部,半球形丘疹或结节,少数可为息肉样,直径多在 1 cm 左右,无包膜,有时有胶原受压形成的假包膜。

（2）**光镜下**由边界清楚,大小形状不一的皮脂腺小叶构成,类似于正常皮脂腺,只是皮脂腺周围基底样细胞层次增多,厚薄不一,明显有从周边生发细胞向中心逐渐分化为宽胞浆泡沫状成熟皮脂腺细胞的特点,有时可见向导管分化的趋向。

（3）"皮脂腺腺癌"和"睑板腺腺癌"及外耳道"耵聍腺腺癌"的组织发生、形态特点和生物学行为等基本相似。诸如浸润性生长、细胞分化差(但有皮脂腺样分化)、具异型性、核大、深染、核分裂象易见等。

165."毛囊痣"和"毛囊瘤"

（1）毛囊结构复杂,与其有关的肿瘤分类也较复杂,难以掌握,一般病理工作中无需作过细分类,而且纯形态的繁杂分类亦无实用意义。故形态上对有毛囊分化特点的肿瘤可归入一大类,分别诊断为**"毛囊痣"**(或错构瘤)、**"毛囊瘤"**(或**"毛发上皮瘤"**)、**"恶性毛囊瘤"**(或**"毛发上皮癌"**),它们一般为单发。多发者为恶性遗传性疾病。

（2）毛囊痣出生时即有或婴幼儿时发生,多见于颜面部,常为圆形小丘疹,直径 0.3～0.5 cm。病变位于真皮内,小叶状分布,边界清,由多少不一向毛囊分化的基底细胞样上皮团组成,上皮团为有分枝的突起,中心有毛囊样腔隙或管状结构,细胞分化好,团间有明显的纤维性间质。

（3）上述结节在青年成人时渐增大。在超过直径 0.5 cm 时即可称为**"毛囊瘤"**或**"毛囊上皮瘤"**。此"毛囊上皮瘤"与"毛上皮瘤"(即毛发上皮瘤)在组织学上无根本区别。上述上皮团常大小较一致,中心可形成角质囊,当形成圆形腺腔样结构,内充稀薄无结构物或角化物时可诊断为**"毛腺瘤"**,在其纤维成分突出时又可称**"纤维性毛腺瘤"**。均为毛囊上皮瘤的一个亚型。

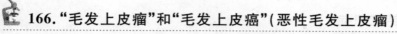

166."毛发上皮瘤"和"毛发上皮癌"(恶性毛发上皮瘤)

(1)"毛发上皮瘤"即"毛上皮瘤",多发生于男性鼻两侧,亦可在头面或其他部位,为境界清楚、高出皮面的结节性肿块。主要病变为在真皮内由基底样细胞聚成的多数细胞巢团,因其中心向毛囊方向分化,有角囊肿形成,表现为巢中央骤然角化的红染角化珠。这与前面所提毛囊瘤没有质的区别,只是量的差异。角珠周围绕有1~2层壳样嗜碱性扁平基底样细胞。

(2)基底样细胞团的外围呈栅栏状排列,常可见有外围细胞的不规则凹陷,而纤维组织深入凹陷中所形成的鹿角状极似毛乳头、毛球样结构,均分化良好,可形成不同程度向毛囊结构发育的形态,但不产生成熟的毛干。

(3)上皮团之间为明显的纤维组织间质,当其增生突出时可称为**"纤维性毛囊瘤"**或**"纤维性毛上皮瘤"**或**"纤维性毛发上皮瘤"**。当上皮团内角化明显并伴有明显钙化时,则可称为**"钙化性毛囊瘤"**或**"钙化性毛发上皮瘤"**等。

(4)"毛发上皮瘤"与"角化型基底细胞癌"易混淆。其区别在于本瘤表面极少形成溃疡,细胞分化好,不浸润周围,不发生坏死,角化珠为骤然角化,这五点在角化型基底细胞癌中却正相反。

(5)**"恶性毛发上皮瘤"**即**"毛发上皮癌"**,它具有良性毛发上皮瘤的典型改变和一般恶性肿瘤的细胞学特征,但注意不可误诊为鳞状细胞癌,因为本癌的预后与鳞癌相比要好得多。区别的要点是本癌为骤然角化,可发现向毛囊分化的残存。

167. 毛母质瘤(钙化上皮瘤)

(1)肿瘤位于真皮深层,却常与表皮粘连,是具有毛发基质上皮或毛母质细胞分化特点的良性肿瘤。常扩展至皮下组织,边界清,常有包膜。多见于青年人的头、臂、背部,绝大多数为单发的结节、质硬。

(2)**光镜下**瘤细胞聚集成大片不规则团块或岛屿状,间以纤维间质,界限清楚。

(3)瘤细胞为两型:一型为嗜碱性细胞,核小、胞质少、密集、胞界不清;另一型为影子细胞,胞界清,浆嗜酸,核消失或不着色,可以钙化或骨化,两型细胞有过度的中间型细胞。

(4)罕见有嗜碱细胞增生成片,核异型,核分裂象增多。出现此形态提示有恶变,术后易复发。

168. 皮肤钙沉积症

(1)皮肤钙沉积症是指各种原因引发在真皮中不溶性钙盐沉着的结节或斑块。可大可小、可多可少,一般无症状,少数可有局部触痛或破溃而排出奶油样或石灰碴样物。

(2)**光镜**下组织学上见在真皮的中上部,有紫蓝色颗粒或团块状无定形的钙盐沉着,周围可有异物巨细胞样的组织细胞反应,少数可继发骨化。

(3)皮肤钙沉积症可有**原发性**和**继发性**之分。前者无局部或全身性的原发病;后者常有原发病变,如陈旧性出血、坏死、炎症的结局或甲状旁腺功能亢进血钙升高、老年性骨质脱钙或肾脏排钙障碍等导致的所谓**"皮肤转移性钙沉积症"**。

(4)根据病因可分四型,其一是**"特发性钙沉积症"**(包括有家族史的**"肿瘤样钙沉积症"**和常继发于各种囊肿的**"多发性阴囊钙沉积症"**2个亚型);其二是常见于儿童面部,主要局限于真皮最上部隆起为硬结的**"表皮下钙化结节"**;其三是通常见于皮肌炎或系统性硬皮病患者的钙沉积,此种沉积多出现在以前受损伤的组织内而血钙正常,其内脏亦不受侵犯,称为**"营养不良性皮肤钙盐沉积症"**;其四是前述所称的**"转移性皮肤钙盐沉积症"**。

169. 皮肤乳头状瘤

(1)皮肤表皮向外呈乳头状增生,表面鳞状上皮角化过度。

(2)乳头中轴心是纤维脉管组织。

(3)肿瘤基底在同一平面,不向深部发展下陷。

170. 皮肤寻常疣

(1)**寻常疣**俗称**"刺猴"**,电镜证实为表皮内感染疣病毒所致的皮肤瘤样病变。

(2)**光镜**下本病为表皮棘层细胞增生的乳头状瘤病,呈疣状山峰样突起,约粟粒至豆大、半球形,高出皮面。常出现在手、足背和头颈部。

(3)有角化过度和常位于山峰样突起顶峰部垂直成层样排列的角化不全细胞,其细胞核较通常角化不全的核更圆、更大、更嗜碱。

(4)表皮突即上皮脚向下延伸,其两侧向内弯曲、靠拢、延长,形成向心性放射状排列。

（5）起病早期浅棘层、颗粒层可出现不含或少含透明角质颗粒的、无细胞间桥的空泡状细胞（又称挖空细胞），而非空泡状颗粒细胞或细胞间，尤其在疣状突起的峡谷处可出现聚集成堆、团的透明角质颗粒。时间久后这些特点可以减轻或消失。空泡状细胞的胞浆内或核内可有嗜伊红病毒样非病毒的包涵小体出现，小体不甚圆整，周围常有空晕，也是一大特点。

171. 皮肤"指状疣"、"丝状疣"及"扁平疣"

（1）三者均为寻常疣常见的特殊类型，组织学与寻常疣类似。

（2）"丝状疣"仅为一个细软而特别长的丝状乳头，一般长 0.5～1 cm，直径如线，常见于眼睑、颏及颈部，也可见于外阴部。

（3）"指状疣"为数个长乳头参差不齐呈手指状突起的病变，顶端常有明显的具有黑色的厚角化层，常见于头颈及趾间部，也可见于外阴部。

（4）"扁平疣"的特点是扁平状丘疹，而不是结节状增生肥厚，无明显真皮乳头状瘤病，而颗粒层和浅棘层空泡变较明显，常形成篮球网状。好发于儿童、青年面部及手背，多发时常成群。

172. 皮肤脂溢性角化病

（1）又名"老年性疣"、"基底细胞乳头状瘤"或"脂溢性疣"。多见于老年女性头面或躯干部皮肤，直径多在 1 cm 左右，少数可达数厘米。

（2）光镜下基本病变是基底细胞或副基底细胞乳头状瘤样增生，病变高出皮面，含有色素就像贴在皮面的锅一样，而不向下浸润。其分型繁多，但多见的是棘细胞型（或实性型）、角化型、腺样型（或网状型）以及色素型。

（3）棘细胞型时，增生的主要是基底细胞样棘细胞，往往非常显著的形成大小不一、形状不规则的实性细胞团块，相互连结，并都位于皮肤水平面以上，而角质囊、角化过度和真皮乳头状瘤病轻微。色素多时可称色素型。

（4）角化型时增生的细胞可分为棘细胞和角化细胞两种，表现为棘层肥厚、角化过度、乳头状瘤病和突然角化的角质囊。

（5）腺样型（或网状型）时增生的基底样细胞可呈单行或双行的细胞条索向真皮浅层下伸吻合，连结成网带状，类似腺样但不再向下侵犯，真皮深层见不到角质囊。其所含的色素可多可少。当色素突出时又可称为色素型。

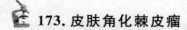

173. 皮肤角化棘皮瘤

（1）皮肤**"角化棘皮瘤"**又称**"自愈性鳞状细胞癌"**，常见于中老年人日光照射，具有毛发的头面部及手背、前臂等皮肤区。在病程中有明显的自愈倾向，易患于免疫抑制的患者。

（2）从发病到自行消退大约半年上下，可分为生长期、静止期和消退期，各期约 2～8 周时间。

（3）通常为在短期几周内迅速增大的皮损肿物，直径可达 2～3 cm，表面中央火山口样或火盆样凹陷，坑内充满角化物。在肉眼或低倍镜下观察切片可见盆底界限清楚，唇样边缘，四周向真皮内生长。

（4）**光镜见**组织学表现为上皮脚显示主要是浆宽红染的角化性棘层细胞假上皮瘤样增生，向真皮不规则生长延伸，但不突破汗腺水平以下。上皮团外周，常有一层分化良好的基底样细胞。

（5）活跃期增生的棘层细胞可具有轻度异型，可有较多的核分裂象和角珠形成。易与鳞癌混淆，但仅少数可转变为鳞癌。

（6）真皮有明显致密的慢性炎细胞浸润。

174. 皮肤传染性软疣

（1）皮肤**"传染性软疣"**由属痘病毒类的传染性软疣病毒感染后引起。其潜伏期为 14～50 天，常见于青少年，可人与人或自身接触污染物而感染，以头面颈部多见。常为多发的粟粒到豌豆大，中凹样的丘疹，可挤压出凝乳样物。

（2）**光镜下**主要病变是，表皮棘层显著肥厚，向下杵状生长，由真皮乳头间隔成多数密集的梨形小叶，特征性的是表层细胞内出现多数胞质内的包涵体称为"软疣小体"。此小体最初出现在基底层，为小卵圆形的嗜伊红性结构，挤压胞核形成弯月状，随后逐渐上移，迅速增大占据胞浆，并由嗜伊红变为嗜碱性，直径可达 35 μm，在上移到达角化层时红中嵌蓝形成鲜明对比。

（3）**通常真皮中无明显炎症**，除非软疣小体排入真皮中时，在皮损中心角质层破裂或经人为挤压，**软疣小体物排除后可痊愈而不形成瘢痕。**

175. 皮肤皮角

（1）**"皮肤皮角"**为一临床诊断名词，是指皮肤某一些新生物局部显著过度角化呈局限性-圆锥形隆起，坚硬形如兽角的肿物，质地脆、可折断。可高达

2～3 cm,但至少超过最大直径的 **1/2** 时方可诊断为皮角。

（2）皮角的基础病变各不相同,超过半数为良性,如老年性疣、汗孔角化病、丝状疣、角化棘皮瘤,亦可为恶性如日光角化病（癌前病变）、鲍温氏病、鳞癌等。

（3）**光镜**下改变为圆锥状致密的伴有角化不全的层状角化物,如山峰样层层隆起。基底部各不相同,病理诊断时一定要说明原基础病变,并注明表层符合皮角时改变,而不应单纯只发"皮角"的报告。

 176. 皮肤鸡眼

（1）"皮肤鸡眼"常出现在脚趾、脚掌、脚跟、手指等吃力摩擦部位的皮肤,临床有明显的顶挤疼痛感。

（2）鸡眼的结构特殊:肉眼表现为局部皮面扁平,真皮圆形突起,其顶端尖点向下插入皮肤,似三角钉样嵌镶于皮肤中,抵压真皮乳头变平。

（3）**光镜**下见皮损表面角质层过度角化和角化不全、肥厚宽大,向真皮渐细,形成同心圆形致密环绕的底朝外三角锥形的角化物,真皮内可有少许炎细胞浸润。

 177. 皮肤尖锐湿疣

（1）皮肤尖锐湿疣是人乳头状瘤病毒第 6、11 型感染引起的**性传播性疾病**,常多发生于大、小阴唇、前庭、阴道、宫颈、会阴、肛周、龟头等有皱折的皮肤或黏膜。

（2）**光镜**见受害皮肤表面呈疣状或乳头状增生,同时伴上皮脚增宽延长下伸,呈假上皮瘤样增生。

（3）皮肤表面有以角化不全为主的角化过度,常见**伴有轻度异型性的角化不全**。

（4）棘层和基底细胞增生肥厚。

（5）表、中层出现大量挖空细胞,其核增大,核形可不规则或为双核,即可出现**核增大性核周空泡变性细胞**。

（6）真皮浅层轻重不一的慢性炎细胞浸润,血管表浅上移扩张。

 178. 皮肤软纤维瘤（皮赘）

（1）皮肤"软纤维瘤"又称"皮赘",为皮肤局部组织向外突起生长或下垂形成带蒂的息肉样或乳头状瘤样肿物,无包膜,质软,好单发于年轻人外阴、面部、腋部、躯干、乳头等部。

(2)**组织学结构**见表面为正常鳞状上皮,其下由黏液样间质或疏松的纤维脂肪组织构成,无包膜,血管少,常无炎细胞浸润。

179.皮肤硬纤维瘤

(1)皮肤硬纤维瘤指具有包膜的由增生的纤维组织构成的硬韧肿块,切面灰白编织状。除体表好发外,还可见于口腔、呼吸道、肠道、卵巢等部位。此时包膜有无不定。

(2)**镜检**主要为成纤维细胞、纤维细胞和胶原纤维不同方向束状交错的编织状排列,无分裂象、可玻变。不可与真皮纤维瘤相混。增生活跃时要与高分化纤维肉瘤区别。

180.皮肤真皮纤维瘤

(1)**"皮肤真皮纤维瘤"**其病变位于真皮中下层,没有包膜,与表皮间隔薄厚不一的胶原带。

(2)成纤维细胞增生活跃,随发展阶段不同,胶原纤维多少不一的成束交织排列,或形成瘢痕,玻变样。

(3)可出现漩涡状、车辐状或礼花炮样结构,可有吞噬性泡沫细胞和含铁血黄素,以及多核巨细胞等。

(4)无间变,无核分裂不侵犯皮下脂肪组织。

181.皮肤隆突性皮纤维肉瘤

(1)皮肤**"隆突性皮纤维肉瘤"**其病变定位类同于皮纤维瘤,生长缓慢,病史沉长,属易复发、少转移的低度恶性肿瘤。

(2)**光镜**下瘤细胞由大小形态较一致纤细的幼稚的成纤维细胞构成车辐状或礼花炮样、漩涡状结构。可有轻度异型,可有核分裂象(<5/10HPF)。

(3)可紧包皮肤附属器,但不破坏它们。可出现黏液样基质,可向下浸润皮下脂肪组织而交错不规则分割。

(4)很少能见到组织细胞或多核巨细胞。

182.皮下结节性筋膜炎

(1)皮肤**"结节性筋膜炎"**名称很多,以前最常用的是**"假肉瘤性筋膜炎"**。

它是一种反应性生长快,具有自限性的浅筋膜结节性成纤维细胞增生,**极易误诊为恶性**。

(2)病变为梭形单个结节状,无包膜,在浅筋膜中浸润性生长。界限不清,一般直径不超过 2 cm,直径大者应特别小心与纤维肉瘤鉴别。可向上侵及皮下称**皮下型**;向下侵及肌肉称**肌内型**;扩展于浅筋膜和皮下脂肪组织者称**筋膜型**。

(3)**光镜下**见病变主要为在富含黏液水肿的基质中,由增生活跃幼稚的成纤维细胞(核胖、淡染、仁小,分裂象活跃),肉芽组织样毛细血管和各型炎细胞浸润以及由较成熟的纤维细胞和所析出的胶原纤维形成的纤维瘤样结构等三种成分所构成。依据上述改变的多少又可分为**黏液型、肉芽肿型、纤维瘤型**等,实际为病变的早、中、晚期。其中可出现波浪状宽胶原带,边缘有梭形细胞被覆,形如疤痕疙瘩中所见时,提示具有一定诊断意义。

(4)可以有多核巨细胞,似破骨细胞样,当其较多时则称"**巨细胞性结节性筋膜炎**"。可以有大量嗜酸性细胞浸润,称为"**嗜酸性筋膜炎**"。如有巨大的胞浆嗜碱的类神经节细胞出现则称"**增生性筋膜炎**"。此病变如发生在深部肌肉内则称"**增生性肌炎**"。如病变似瘤栓样突入血管腔则称"**血管内筋膜炎**"。在侵犯横纹肌组织时,因横纹肌萎缩变性可出现多核的肌巨细胞(假瘤巨细胞),不可误认为是恶性的瘤巨细胞。

183. 纤维组织瘤样增生(纤维瘤病)

(1)WHO1994 界定为分化的成纤维细胞肿瘤,生物特性介于良性成纤维细胞与纤维肉瘤之间,可以局部复发而不发生转移。

(2)**光镜下**见共同特点是:由分化良好的成纤维细胞增生形成瘤样肿块而无包膜,呈浸润性生长;增生的成纤维细胞境界清楚,无异型,呈束状排列;细胞核大染色质呈点彩状,增生活跃,有小核仁,可见核分裂象,但无病理性核分裂;胶原纤维穿插于细胞之间,其量比高分化纤维肉瘤要多。呈浸润性生长故不易切除干净,多见于青年人,对放疗不敏感。

(3)纤维瘤病又以年龄、部位、原因的不同分为多个亚型而命名为不同病名,但主体改变大同小异。如"颈纤维瘤病"(先天性斜颈)、"婴幼儿指(趾)纤维瘤病"、"婴幼儿肌纤维瘤病"、"幼年透明性纤维瘤病"(具家族性,好发头部)、"阴茎纤维瘤病"、"掌跖纤维瘤病"、"腹壁纤维瘤病"(腹壁韧带样瘤)、"腹壁外纤维瘤病"(腹壁外韧带样瘤)、"腹内纤维瘤病"(腹内韧带样瘤,其又可分为"肠系膜纤维瘤病"、"特发性腹膜后纤维瘤病"、"骨盆纤维瘤病"等)、"瘢痕性纤维瘤病"、"放射性纤维瘤病"等。

 184. 皮肤疤痕疙瘩 .

(1)皮肤疤痕疙瘩是皮肤突起的瘤样增生而非真性肿瘤,是指在皮肤瘢痕内有大量结缔组织增生和玻璃样变所形成的瘤样病变。一般认为多见于有特异性体质,即所谓瘢痕性体质的人,常在其外伤后,因纤维组织过度的修复增生而形成。常见部位是胸部、头面部、肩胛、腹壁等部。手术切除后可复发,越切越大。

(2)**光镜**下见为真皮内大量增生、肿胀、玻变而致密粗大红染的胶原纤维束,纵横交错为主体构成,仅在浅层区稍与表皮平行,成纤维细胞稀少,很少异型,常蟹足状伸向周围组织,可有骨化,其改变可分为早、中、晚期。

(3)皮肤附件常萎缩消失。

 185. 皮下脂肪瘤 .

(1)皮下脂肪瘤其瘤细胞由成熟的脂肪细胞样细胞组成,排列紧密,但不如正常脂肪细胞那么大小一致。可发生于全身各处,也不一定是有脂肪组织存在的部位。

(2)瘤细胞由纤维组织分隔成大小不规则的小叶结构,表面有完整而又菲薄的纤维包膜。

(3)如果瘤内所含纤维组织过多称**"纤维脂肪瘤"**;如果瘤内富于黏液基质称**"黏液脂肪瘤"**;如果出现软骨或骨化生则称**"软骨脂肪瘤"**或**"骨脂肪瘤"**;如果在横纹肌内,则无包膜而浸润性生长称**"肌内脂肪瘤"**;如果各种血管成分较多则称**"血管脂肪瘤"**;如果瘤内含有造血组织(包括红、粒、巨核等细胞系统)则称**"髓性脂肪瘤"**等。

 186. 棕色脂肪瘤 .

(1)**"棕色脂肪瘤"**又称**"冬眠瘤"**,是棕色脂肪组织发生的罕见的良性肿瘤,因人体棕色脂肪细胞相当于冬眠动物的冬眠腺而得名,好发于青年人。

(2)有包膜,其质实呈分叶状,切面为典型棕色,多见于肩、背、颈、腋部。偶见于纵隔、胸膜下、肾周、腹膜后、大腿及腘窝等部。

(3)瘤细胞圆形、多角形,排列紧密,纤维分隔,血管丰富,核膜厚,核小居中,圆形一致。

(4)特征性改变是胞浆较空,其中可见伊红颗粒及棕色色素颗粒和许多小空泡样小脂滴,有时还可见类似的胆固醇结晶。

 187. 脂肪垫

(1)**"脂肪垫"**即**"扁担瘤"**,主要是见于长期肩挑职业者,如果为小提琴手则可见于颈部,朝鲜人易发生于头部,均是承受负重、缓冲压力有脂肪组织的部位。

(2)一般为扁平圆形的结节状脂肪性肿块,无包膜,切面灰白淡黄色相间、质地柔韧。

(3)**光镜下**为成熟脂肪组织和纤维组织交错排列,无异型,胶原化程度各不相同。

 188. 脂肪坏死

(1)**"脂肪坏死"**是多种原因引起的脂肪组织坏死。常见原因是血供、寒冷、外伤、胰腺炎症和肿瘤等。常见部位为皮下、乳房、腹膜后等。

(2)临床表现为脂肪组织中边界不清质硬的肿块,可累及表皮出现水肿、橘皮样,切面可见多少不一、大小不同的油性囊腔,充有淡黄色油质或咖啡色油质。

(3)**光镜下**见可为**液化性坏死**(胰酶性或抗胰酶缺乏),亦可为**凝固性坏死**(由血管因素导致缺血缺氧)似干酪样坏死。一些物理因素,如寒冷、机械性损伤,则表现为单个或数目不等的脂肪细胞破裂,油性物逸出形成的油性囊腔。陈旧者腔壁上形成均质红染的所谓嗜酸性膜样物,故此时又被称为**"膜性脂肪坏死"**。还有些脂肪组织早期坏死,细胞无明显破坏,但细胞内或周缘有颗粒状粉染的脂肪酸结晶物质析出,胞核结构不清,见到这些常预示着早期脂肪坏死。

(4)脂肪坏死可激发多种炎症反应,如**中性粒细胞反应**(似化脓性炎)、组织细胞及**黄色瘤细胞反应**,还可以表现出一定的异型性和核分裂出现。上皮样细胞及**多核巨细胞反应**和肉芽肿形成时则易和结核结节相混淆。还可有淋巴细胞、浆细胞、成纤维细胞等的反应浸润等,但到晚期均以瘢痕修复而结局。

 189. 复发性、热病性、结节性非化脓性脂膜炎

(1)通常皮下组织被称为**脂膜**,由纤维组织血管把脂肪组织分隔成小叶,上述各种成分均可发生炎症,形成结节。其中又有特异性和非特异性之分,十分复杂。这里所说的本病,是**原因不明的一种特异性脂膜炎**。基于本病常有上呼吸道感染,抗链球菌溶菌素滴度升高等,有观点曾认为可能是一种变应性血管炎,进而发生的脂肪坏死所致。

(2)本病的临床特异性完全反映在命名中的各个特点上,非常突出。好发在 20~40 岁的男性,主要在躯干、四肢、臀部皮下,成批出现坚实的硬结或片块。皮色可红、有压痛、不化脓、不溃破伴有发热无力,数周后消退自愈,再经数周后又出现,这样如此多次反复,消耗严重。极少数患者还可发生在腹腔肠系膜中形成儿拳大肿块。我院就曾遇 1 例 13 岁女孩,在手术后才明确诊断。

(3)光镜下改变分三期:第一期为急性炎症期,表现为非化脓性中性白细胞浸润,脂肪细胞退变;第二期巨噬细胞期出现疼痛,脂肪细胞坏死,大量组织细胞为主浸润吞噬形成泡沫细胞;第三期成纤维细胞增生取代,而其他改变减轻,以瘢痕结局,皮肤凹陷。三个阶段逐步过度参差,可有多核巨细胞。

190. 猪囊虫病(囊尾蚴)性皮下结节

(1)"猪囊虫病"即"猪囊尾蚴病",是人误食其虫卵或孕节后发育成六钩蚴钻入肠壁经淋巴和血运行止皮下、骨骼肌、心、脑、肝、眼、肺等处而逐渐发育成猪囊虫。

(2)临床上常为多发性、无痛性结节,含有囊泡,为灰白色、圆或卵圆形,直径在 1.5 cm 左右。囊壁光滑、菲薄,切开流出清亮液体,其内含有芝麻粒大小乳白色的囊尾蚴细粒。

(3)光镜下见囊壁为两层,内为玻变的纤维组织,外为肉芽组织,有较多的各种炎细胞浸润,腔内见囊尾蚴虫体,其头节呈现四个吸盘和口器上一圈小钩。囊虫死亡后头节可钙化,因而液浊壁陷。可有异物巨细胞出现,亦可形成假结核样肉芽肿结构。

191. 肺吸虫病性皮下结节

(1)肺吸虫即肺并殖吸虫。其虫种很多,国内主要为卫氏、斯氏和四川肺吸虫。可引起人畜共患的肺吸虫病,主要流行于江南及川、鄂诸省。云、贵、湘、陕亦有流行。多为生食了含有虫卵的中间宿主石蟹(亦可为醉蟹)或蝲蛄而致病。

(2)四川肺吸虫因人不是适宜终宿主,其虫卵中囊蚴在小肠蜕囊为童虫后不能继续发育为成虫,更不能产卵,故凭其活动能力和分泌酶的作用穿过肠壁,游走于腹腔,继而在皮下或全身脏器乱窜行,并产生一系列过敏反应和坏死,从而形成了迁徙性的皮下结节。其特点是多个、无痛、游走、无卵,唯肺部症状轻微不显。1981 年所报告的 12 例肺吸虫病（见参考文献[30]）即属四川肺吸虫种感染,并提示了陕西安康地区已有六县在流行。

（3）**光镜下**见皮下结节的基本改变是在大量嗜酸性粒细胞为主的慢性炎性肉芽组织背景中,出现穿凿状凝固性坏死的隧道和囊肿,其中可查见深伊红色、均质透明呈棱形或梭形的、其横断面为六边形的夏科雷登氏结晶。可以大小悬殊、但形态一致,有很强的折光性。这些都具有诊断意义。

（4）隧道或囊肿完整的囊壁**光镜下**为三层:内层为与坏死物直接延续的向周围放射排列的长梭形上皮样细胞,胞核远离囊心,形似栅栏状的细胞性分界线;中层为着色浅淡轻度水肿的稀疏无定向的上皮样细胞形成的宽阔清亮的环形淡染带;外层是直接延续为背景的富于毛细血管和密集炎细胞浸润的肉芽组织。囊肿内容和囊壁还可缺失形成大小腔穴,如果塌陷后则形成裂隙。

第七部分 | 乳腺、汗腺、涎腺肿物
送材光镜下诊断要点

192. "乳汁潴留性囊肿"和"乳晕下脓肿"、"乳腺黏液囊肿样病变"

（1）"乳汁潴留性囊肿"又名"积乳囊肿"或"乳汁淤积症"，为授乳期妇女因某种原因导致导管阻塞乳汁淤积使导管扩张成囊状的病变。常为单侧，多在乳晕下。

（2）**光镜**下囊壁为薄层纤维组织，内衬扁平上皮，囊内为红染，无定形物（肉眼为炼乳样的，即乳汁浓缩物）和泡沫细胞，囊周慢性炎细胞浸润，可有多核巨细胞异物肉芽肿性改变。

（3）本病不同于"**乳晕下脓肿**"，后者发生在非哺乳期女性，常有黏稠排出物，有恶臭，反复发作，经久不愈，且镜下为输乳导管上皮明显鳞化、角化，脱落物所充塞，伴周围急性和慢性炎细胞浸润；也不同于"**乳腺黏液囊肿样病变**"，因为片内见不到后者内衬的扁平、立方、柱状上皮和腔内无定形淡蓝染色的黏液性分泌物，以及穿破囊壁进入间质的黏液湖。

193. 乳腺导管扩张症

（1）"乳腺导管扩张症"以往名称繁多，最多者称为"**浆细胞性乳腺炎**"，病因不清。各种叫法也反映出本病不同发展阶段的病变特点。一般认为是非感染性炎症，多见于中年女性一侧受累，可有乳头溢液、脓血，乳晕下有硬肿块，腋淋巴结可有肿大，临床极易与乳腺癌混淆而与病理科争执不断。

（2）**光镜**下病变主要是乳晕下输乳管及大导管不同程度扩张，内衬上皮可立方、扁平或消失，腔内充有脱落的上皮、脂质性分泌物、胆固醇结晶或钙化物，导管壁及周围慢性炎细胞浸润，可有坏死，纤维组织增生、玻变，可出现脂肪坏死后多少不等的泡沫细胞。最显眼的是有大量浆细胞浸润，甚至比较弥漫而掩盖了导管扩张的基础病变，故有"**浆细胞性乳腺炎**"之名。

194. 乳腺小叶增生性腺病

(1)**"乳腺小叶增生性腺病"**是"乳腺增生性腺病"中最常见的一种与内分泌紊乱密切相关的乳腺增生性改变。病变多种多样,相当复杂,名称用词也各不统一。

(2)**小叶增生性腺病是乳腺增生性腺病的早期阶段**,主要特点是小叶的数目增多,指标是每个低倍视野的小叶数>5个或每个小叶内终末导管、腺泡或管泡数>30个。腺体上皮层次增多,小叶内疏松结缔组织亦增多,可有淋巴细胞浸润。

195. 乳腺囊性增生症

(1)**乳腺囊性增生症又称"囊性乳腺增生性腺病"**。尚有许多命名,最常见的如囊肿病、囊性小叶增生症、慢性囊性乳腺炎等,主要病变是小叶内末梢导管和小叶内外的终末导管囊性扩张。可大可小,但直径在 $500\sim700~\mu m$ 以上时才谓之为囊性增生症。常常多发,孤立的大囊直径可达数厘米。若只有导管扩张而无上皮增生时称为**"单纯性囊肿"**。

(2)小导管扩张上皮常增生为多层,可向腔内呈乳头状突起,多个时则形成乳头状瘤病。

(3)囊内若为多分支的乳头状瘤时则称**"腺瘤样乳头状瘤"**。

(4)上皮的增生可多种多样,如实性、桥状、筛状、腺瘤样,但无间变异型。

(5)增生的上皮可以大汗腺化生。

196. "乳腺纤维腺病"和"乳腺硬化性腺病"

(1)**"乳腺纤维腺病"是小叶增生性腺病发展而来的**。基本病变仍然是小叶,小叶内末梢小导管(包括小叶内外终末导管)和小叶内结缔组织三者的增生。

(2)乳腺纤维腺病的特点是:小叶内间质增生致密,小管相互离散,小叶与小叶靠近界限不清或融合,致小叶内外不清。可有微囊形成和纤维腺瘤形成趋势。

(3)**"硬化性腺病"是"纤维腺病"的再发展**,因纤维挤压而导致小叶内小管萎缩、扭曲、变形、管腔消失,间距变宽。低倍镜下,小叶内增生变形的导管可特征地呈现漩涡状排列,谓之**小叶中心性病变**,具有诊断意义。病变周围的导管可扩张,腔内钙化。严重时呈弥漫性增生,扭曲变形的小管散在于纤维脂肪组织中,纤维间质成分明显超过腺体成分。而纤维成分中细胞较少有大量胶原形成伴玻变。

 197. 乳腺纤维腺瘤

(1)**"乳腺纤维腺瘤"** 是青春、育龄女性最常见的乳腺上皮组织和结缔组织混合性增生的良性肿瘤。两种成分按其比例又可分为 **"纤维腺瘤"** 和 **"腺纤维瘤"**,而无实际意义。目前尚不能排除内分泌依赖的可能,还需积累事实。

(2)肿瘤为圆或椭圆实性结节状、光滑、有完整薄层纤维包膜,大小不一,切面软、硬不一,可呈半透明或有光泽的灰白色,有黏液感,陈旧者亦可有钙化、骨化的斑点小片。

(3)**光镜下** 见纤维包膜内由增生的腺管和纤维组织混合物构成,各不相同。常见两种排列方式:由纤维围绕腺管的所谓管周型和由增生的纤维组织挤压腺体并随腺体内凹而凸入使腺腔形成不规则分支或鹿角形的裂隙而中心却包有纤维团的特殊景观的所谓管内型,或两种形式混杂。这种分型因与预后关系不大已不太用(可在括号内注明)。

(4)增生的纤维常伴有黏液样变性或疏松水肿状。增生的腺管上皮可以呈乳头状、搭桥状、网腺状、实体性等,还可大汗腺化生、鳞化等,均不带有不典型性,属良性成分,极少恶变。

(5)一般把发病年龄较大(30 岁以上)瘤体较大(直径 7 cm 以上),光镜下与管内型纤维腺瘤类似而纤维增生突出远超于腺体,并挤压腺体呈裂隙或扁囊状,从而分割瘤实质使之呈分叶状者称为 **"分叶状纤维腺瘤"** 或 **"巨纤维腺瘤"**,其实质是纤维腺瘤的一个亚型。

198. 乳腺叶状囊肉瘤

(1)WHO 分类中将乳腺叶状囊肉瘤分为良性、交界性、恶性。目前,我国多数学者公认的符合其生物学特性,有利于评估预后的观点是:将良性和巨纤维腺瘤归为一类,其余则主张分为低度恶性叶状囊肉瘤和恶性叶状囊肉瘤两种。

(2)本瘤少见,发病多在中年以上妇女,生长多缓慢,体积常较大,界限清,无真性包膜,复发率较高,多沿血行转移,因此阅片时不应忘记对血管侵犯的观察。巨检时可见瘤结切面软如肉样、微膨出、灰白黄色,常呈黏液样,可有裂隙,亦可见到出血、坏死。

（3）**光镜下**恶性的间质成分比例大，有时甚至忽略了良性的上皮成分。异型的间质可以是纤维肉瘤、恶性纤维组织细胞瘤，偶尔为脂肪肉瘤、软骨肉瘤、骨肉瘤、横纹肌肉瘤、恶性血管外皮瘤等，故应仔细阅片，不可忽视了难以查见的上皮成分而误诊为某肉瘤。同时在报告中应注明具体肉瘤成分。这些恶性成分可浸润性生长，亦可推挤式生长。

（4）如果**本瘤出现腺体上皮成分的癌变，应该改称为癌肉瘤**，癌的成分常常分化较低，多为鳞癌和浸润性导管癌，也可出现大汗腺癌、黏液腺癌等。

199. 乳腺真性腺瘤

（1）乳腺真性腺瘤是乳腺发生的真正的腺瘤，比较少见，多为年青女性，与妊娠哺乳有关，极少恶变。亦可发生在腋窝和外阴部的副乳腺，可与癌伴发，但不会恶变为癌。

（2）本瘤巨检符合一般良性瘤结的规律，但包膜说法不一：有的说界清，无真包膜；有的说界清，可见包膜。

（3）**光镜下**分为两型。一型是**"腺管型腺瘤"**，由乳腺小叶内末梢导管高度增生的小圆管状腺管，间以少量结缔组织构成，而失去正常小叶结构。腺管上皮内衬单层立方上皮和其下的肌上皮两层细胞，无异型和核分裂。另一型是多见于妊娠及授乳期的**"泌乳型腺瘤"**，其构成可类似腺管型，但生长迅速，质地较软，腺上皮有分泌活动（空泡化胞浆和顶浆分泌），腔内有含脂质的分泌物，上皮可伴异型和核分裂，有些哺乳晚期的病例出现 A－S 反应样改变。这不是恶性的证据。

200. "乳腺导管内乳头状瘤"和"导管内乳头状癌"

（1）**"导管内乳头状瘤"**泛意指乳腺导管增生的上皮被覆在以有纤维血管轴心为支架的树枝状或乳头状结构表面向腔内突起，形成的良性肿瘤。

（2）发生在乳头内大导管或乳晕下大导管的，常为单个、体小，一般直径在 1 cm 左右，生长缓慢，常伴有乳头溢液，或时有时无的血性液体，多呈良性表现，且没有明确证据表明与癌有关，据统计癌变率不足 1‰，称为**"孤立性大导管内乳头状瘤"**。发生在乳头者甚至直接称**"乳头乳头状腺瘤"**，也可发生在乳腺外周的中小导管或末梢导管，此时常多发或累及两侧，常伴有不同程度的上皮增生或不典型增生，**目前认为是癌前病变**。

（3）通常所说导管内乳头状瘤主要指**乳晕下大导管乳头状瘤**，光镜下为大导管内典型的多分支乳头状结构,乳头表面和腔面被有双层上皮,内层为柱状细胞,淡嗜酸,核圆位于基底,外有基底膜,其间可有肌上皮,也可无肌上皮。无明显的不典型性,核分裂罕见,可伴有大汗腺化生。有些学者又进一步将其分为三型:乳头短粗,轴心结缔组织丰富的称**"纤维型导管内乳头状瘤"**;乳头反复纤细分支、纡曲、相互吻合成腺腔样的称**"腺型(或腺瘤型)导管内乳头状瘤"**;而上皮增生明显呈实性细胞团且无间质、无腺样结构者称**"移行型管内乳头状瘤"**。要指出的是,发生在大导管内者,只有后一型具有潜在恶性,一般很少恶变。

(4)发生在乳腺外周中、小末梢导管的**"多发性导管内乳头状瘤"**,其结构与大导管者类似,但上皮多伴有不同程度的不典型性。依据导管上皮异型增生的程度,又可分为轻、中、重度不典型增生(即乳腺导管上皮内瘤 DIN Ⅰ、Ⅱ、Ⅲ)。其恶变率为普通增生的 4~5 倍,**属癌前病变**。需提醒的是:临床应大区段或局部广泛切除,病理科应多取材,以发现常伴有的导管原位癌,甚至浸润癌。

(5)**"乳腺导管内乳头状癌"**多发生在外周中、小导管,由良性导管内乳头状瘤恶变而来,少数可原发为恶性。此时既具有良性导管内乳头状瘤的导管囊状扩张和向腔内真性多分支乳头状增生的结构特点,又具有恶变后上皮细胞的一般形态规律,包括核异型、核多形、核分裂活跃、出血坏死等。依其病变的发展程度可分出**"导管内乳头状原位癌"**和**"浸润性导管内乳头状癌"**。

201. 乳腺"小叶型原位癌"、"小叶癌早期浸润"和"不典型小叶增生"

(1)乳腺小叶型原位癌起源于小叶内的末梢导管或腺泡并局限于小叶范围内。其癌性病灶可 1 个或多个为腺原位癌,不突破基底膜。常为**多中心(指一个以上象限)**或**多灶性(指同一象限内)**。多发生于绝经前妇女,可有双侧受累,而无自觉症状或体征。

(2)病变小叶结构存在而增大(可为正常小叶的 3 倍),小叶内半数以上腺管明显扩张变形,受累小管可呈三叶草状,膨大的腺腔内充满单一且黏附性差的小细胞,胞质少界限模糊,常见胞质中小空泡(AB/PAS 阳性)和印戒状,胞核圆一致,染色质细而均匀,核膜清晰,核仁不明显、核分裂象罕见(A 型细胞)也可见为多形异型明显的大细胞,浆丰、核大浓染不均、核仁明显、有核分裂象但少见(B 型细胞),正常的双层细胞结构不清。

(3)**"小叶型原位癌"**的细胞可有多种排列,如多层,乳头状、筛状,实性排列。可沿小叶内终末导管蔓延至小叶间终末导管和小叶间导管。此时谓之"**派杰样受累**",癌细胞多为小、圆、深染一致的 A 型细胞,有时切片断面上仅查见其小叶间导管壁出现连续三层形态不同细胞的景象(即见瘤细胞位于小叶间导管原有的腺上皮和肌上皮之间,其近腔缘是被压扁的原有上皮。),此时虽在片内未查见小叶型原位癌的图像,但却能提示其附近可能存在小叶原位癌。如果连续切片,可至少有一半的机会得以证实。上述病变因其基底膜完整,故仍应属腺原位癌范畴。

重要注释:乳腺小叶内的末梢导管汇集成一条小导管即小叶内终末导管由小叶内延伸到小叶外,称为小叶外终末导管。小叶内、外终末导管连同小叶一起被称为"**终末导管小叶单位**"(TDLU)或简称为小叶单位。它既是乳腺组织的基本单位又是绝大多数乳腺癌(包括导管型和小叶型癌)的发生部位。相邻小叶的小叶外终末导管汇集在一起形成小叶间导管。小叶间导管再汇合形成更大的腺叶间导管或输乳管。各条输乳管互不吻合再向乳头部集中……

(4)小叶型原位癌与导管原位癌并存称为"**中间型原位癌**"或称"**复合型原位癌**"。

(5)当小叶内增生,具有小叶原位癌的某些形态特点,但又不足以诊断小叶型原位癌的全部标准时,常常是一个小叶受累,其小叶原位癌样改变,不到一个小叶的 50%～75% 则诊断为"**不典型小叶增生**"。

(6)其实在小叶型原位癌和浸润性小叶癌之间还存在一种"**小叶型癌早期浸润**"的病变。指的是癌细胞突破末梢导管的基底膜,少量的侵入小叶内间质,但这仍然是小叶轮廓尚完整保存的癌。**其特点为:**①癌细胞穿过"腺泡样"末梢导管的基底膜进入到疏松的小叶内结缔组织间质中或癌性"腺泡样"小管松解,癌细胞呈钱串状进入小叶内间质;②浸润的癌细胞形态与"腺泡样"小管内癌细胞相同,多数为小而单一(一致)的癌细胞,核小、圆形、异型度轻、核分裂象少见。但也可为大而有异型的癌细胞。**细胞质内空泡有提示诊断的意义,癌细胞间缺乏黏附性是共同的特点;**③浸润的细胞局限在小叶内的稀疏结缔组织中,可伴有不等量的淋巴细胞浸润;④小叶的轮廓保存,小叶外无癌细胞浸润。

202. 乳腺浸润性小叶癌

(1)乳腺"**浸润性小叶癌**"由小叶型原位癌发展而来,常多发或双侧受累,主要见于更年期女性,常具小叶型原位癌的病史,病变中常可查出小叶型原位癌的表现。其预后好于浸润性导管癌。

（2）**光镜下**见癌细胞小圆而一致，界限清楚，黏附性差，胞质少并可含空泡或印戒状，核圆或卵圆形，核仁不明显。异型性差，极易误认为淋巴细胞。

（3）癌细胞间黏合力差，可形成单行线样，列兵式浸润或呈同心圆靶环状围绕非癌性导管浸润，亦可像砂粒样稀、密不等的撒于间质中，还可呈实性片块、小管、腺泡、黏液性、印戒样、小梁样、筛状等多种排列。亦可出现异型明显的大瘤细胞或多形性等，但核分裂和细胞坏死均少见。大多数都有间质不同程度的胶原纤维化和癌旁淋巴细胞反应改变，有些还可在癌组织间见到残留的正常小叶单位。

（4）据 WHO2012 乳腺肿瘤组织学分类最新公布，"浸润性小叶癌"又可分为"**经典型小叶癌**"、"**实性小叶癌**"、"**多形性小叶癌**"、"**管状小叶癌**"、"**混合型小叶癌**"等类型。

 203. 乳腺"低级别导管原位癌"（DCIS）、"不典型导管增生"（ADH）和"普通性导管增生"（UDH）

诊断导管原位癌时的注意点

（1）"**导管原位癌**"是来源于小叶外终末导管、小叶间导管和叶间导管的原位癌，常多中心性（一个以上象限）。又可进一步分为**低级别**、**中级别**和**高级别导管原位癌**三个档次，其癌变的上皮在导管内原位增生尚未突破基底膜，亦无镜下间质侵犯。其中呈导管内真性多分支乳头状者在 WHO 分类中已被分出单独列为一类"**导管内乳头状癌**"，可发生在大、中、小各级导管内。

（2）低级别导管原位癌（DCIS1 级）的**异型性和常规概念不同**，在这里称**不典型性**。包括细胞的不典型性和结构的不典型性。

（3）**细胞的不典型性**主要表现在细胞的单一性和一致性。其特点是细胞一致规则，圆或卵圆形，核过染，核膜平滑清楚，核仁不明显，胞质淡染或嗜酸，胞质常透明或出现空泡。

（4）**结构的不典型性**主要表现在细胞分布的均匀性及某些特殊组织结构的出现。其特点是两种形式：一种是细胞均匀一致和胞核规则排列、无变形、平整不拥挤，圆形或多边形、中位核、界膜平滑清楚；另一种是细胞形成筛孔状腺腔，整齐一致呈几何图形样或微乳头状、实性或梁索（带）状、钱币状、拱形等。

（1）**"低级别导管原位癌"**（即 DCIS1 级）或**导管上皮内瘤 1C 级**（DIN1C）：管内所增生的细胞，其胞核可具有通常所说的轻度多形性和异型，而无坏死，但一般都必须具有细胞学和组织结构双重不典型性，而且还必须在 2 个以上的导管内具有上述的双重不典型性的全部特征才能诊断。否则诊断为**"不典型导管增生"**（ADH）。癌变的细胞还可沿叶间终末导管内壁表面延伸，向邻近导管腔内蔓延或沿小叶外终末导管向小叶内终末导管蔓延，而形成**"导管型原位癌"**和**"导管细胞性小叶型原位癌"**同时存在的**"复合性原位癌"**。因为癌细胞是小叶外导管上皮发生的大而异型的癌细胞，故有观点称为**"导管小叶原位癌"**。只要基底膜完整，则它们仍属于腺原位癌的范畴。

（2）导管内增生的细胞核具有中度多形性和异型性，没有坏死或具有轻度多形性和异型性伴有坏死时可诊断为**"中级别导管原位癌"**（DCIS2 级）或**"导管上皮内瘤 2 级"**（DIN2）。

（3）如果导管增生的细胞核具有通常所讲的明显的异型性和高核分裂活动，不必有其他发现，便可诊断为**"高级别导管原位癌"**（DCIS3 级）或**导管上皮内瘤 3 级**（DIN3）。

（4）导管原位癌的光镜下分型很多，主要有**粉刺型、筛状型、实体型、微乳头型**和**混合型**等导管原位癌。少见的分型有**梭形细胞型、印戒细胞型、乳头状型**（真乳头）、**透明细胞型、大汗腺型、神经内分泌型**（类似小细胞实体癌）、**囊性高分泌型**（囊样结构充满类甲状腺胶质样物）、**平坦型**（附壁型，管壁附着 1～4 层明显的异型细胞）等。

（5）**"不典型导管增生"**（ADH）或**"导管上皮内瘤 1B 级"**（DIN1B）：只具有细胞学的不典型而不具有组织结构的不典型性。在双重不典型性不足 2 个导管者亦应诊断为 ADH。

（6）**"普通性导管增生"**（UDH）的细胞学和组织结构均不具有不典型性。增生的细胞常呈流水状或漩涡状排列。

 204. 乳腺非特殊型浸润性导管癌

乳癌分类的特别提示

按照 WHO2012 乳腺肿瘤组织学最新公布的分类，对乳腺癌分类又有新的提法，其中浸润性乳腺癌的系列已取消了**"浸润性导管癌（非特殊性）"**的诊断名词，代之为**"浸润性癌（非特殊性）"**。其内包括：**"多形性癌"、"伴破骨样间质巨细胞的癌"、"伴有绒癌特征的癌"**和**"伴有黑**

色素特征的癌"四种,并与"浸润性小叶癌"、"小管癌"、"筛状癌"、"黏液性癌"、"伴有髓样特征的癌"、"伴有大汗腺分化的癌"、"伴有印戒细胞分化的癌"、"浸润性微乳头状癌"、"化生性癌(非特殊性)"九型癌相平行。此外,另列了罕见类型的癌,包括"伴有神经内分泌特征的癌"、"分泌性癌"、"浸润性乳头状癌"、"腺泡细胞癌"、"黏液表皮样癌"、"多形性癌"、"嗜酸细胞癌"、"富有脂质的癌"、"富有糖原的癌"、"透明细胞癌"、"皮脂腺癌"、"涎腺/皮肤附件型肿瘤(其中包括'圆柱瘤'、'透明细胞汗腺腺瘤')"等。但是这一新分类在全世界的推广普及还需要相当长一段时间来过渡接受。因此,本"荟萃"中关于乳腺癌分类的提法,可能在今后很长一段时期内仍然适用。特此提示告之。

(1)乳腺浸润性导管癌是各型导管原位癌突破管壁基底膜,向间质浸润的各型癌。依其有无特殊的细胞构形和临床特征,故又分为**"非特殊型浸润性导管癌"**和**"特殊型浸润性导管癌"**两大类。

(2)"非特殊性浸润性导管癌"即普通所称**"浸润性导管癌"**,缺乏特殊性癌的足够特征,常**表现为旧称的单纯癌,髓样癌(缺乏淋巴细胞浸润),硬癌或一般腺癌**,发报告时可在浸润性导管癌后,在括号内表示其主要表现或所含成分。

(3)浸润性导管癌癌细胞较大,胞浆丰富,核大、异型,核仁明显是普遍规律,因其为一组异质性的肿瘤,故总体来说可有下列几个不同:

①不同结构:排列呈索、梁、腺、团、实片状等。常有高级别导管内癌成分。

②不同细胞形态:常较大,不同形状,胞浆丰富嗜酸,黏附性强。

③不同核级:核从规则到多形,核仁常明显、可多个,核分裂多少不等,偶有巨核和多核癌巨细胞等。

④不同间质成分:包括肌成纤维细胞和成纤维细胞、胶原纤维(玻变)、弹力纤维、浸润的淋巴细胞、浆细胞浸润、坏死、钙化等。

⑤不同的浸润方式和程度:浸润脂肪组织、肌组织、脉管、神经等。

(4)各种浸润性导管癌均可在不同区域不同程度地找到导管原位癌的遗迹。

(5)非特殊型浸润性导管癌可以混有特殊型浸润性导管癌的成分,其多少不等,如果超过50%则应诊断为该成分特殊性浸润性导管癌。

205.乳腺特殊型浸润性癌

(1)"乳腺特殊型浸润性癌"是一组少见或罕见的肿瘤,依其预后的好坏又可分为**预后较好的特殊类型癌和预后较差的特殊型癌**。

(2)预后较好的特殊型癌有：

①**"黏液腺癌"**：多见于绝经前后老年妇女，**光镜下**特点是在黏液湖中散在漂浮着小簇状癌细胞，可呈腺状、泡巢状或实体状，黏液主要分布在细胞外。生长缓慢，预后较好。有时，尚可见到胞浆中黏液将核推向一侧的印戒样癌细胞。只有这些印戒样癌细胞超过 25％，甚至 50％时，才能称其为**"印戒细胞癌"**，见本项下相关叙述。

②**"典型髓样癌"**：多见于绝经前后，推进式生长，界清、无真包膜，可有假包膜。**光镜下**特点是：癌细胞大、异型明显、浆丰略嗜碱性、合胞体状，多聚集成大小不等的实性团巢条索相互吻合。核大、淡染、泡状，核仁多明显。与癌主质细胞相比，间质较少，有明显的淋巴细胞及浆细胞浸润，但不形成窦、索、滤泡，预后好。

③**"乳头状癌"**：见本"荟萃"第 200 题下相关叙述。

④**"小管癌"**：少见，由分化好的小管状腺体，至少占肿瘤的 75％～90％构成。**光镜下**见呈满天星样分布，有星芒状浸润的边缘。小管相对均匀一致，呈不规则形，一侧形成锐角，通常小管为一层立方或柱状上皮，胞浆双嗜性。有过染的卵圆形核，核仁不清，分裂象少见。管周有致密的胶原间质，一半以上有镜下微钙化。与浸润性小叶癌并存时可称**"小管小叶癌"**。

⑤**"分泌型癌"**：1966 年首次报道，曾因是儿童而命名为少/幼年性癌。以后发现多为成年的年轻女性，发生在乳头或乳晕下周围、结节状，直径多在 2 cm 左右，无包膜。**光镜下**见瘤细胞质丰淡染或透明、双嗜性，可排列成实性、乳头状、腺样或微腺泡状。细胞内外的微腺泡状结构是其特征性改变，即许多细胞质内有大小不等的囊泡，核被推向一侧，有的呈印戒样，细胞连接排列形成海绵状或许多微腺腔，瘤细胞内外腔隙中充满伊红色分泌物 AB－PAS 染色阳性。细胞温和，缺乏异型性和多形性，罕见核分裂。常见有三种组织类型，即**微囊型**（类似甲状腺滤泡样）、**实性型**（瘤细胞紧密排列呈实体）和**小管型**（大量含分泌物的小管组成）。亦可为**乳头状、不规则小梁状**。常可见到低级别导管内癌的成分。

⑥**"腺样囊性癌"**：WHO 分类中与**"筛状癌"**同义语，少见，肿块多位于乳头、乳晕附近下方，质地可坚实可呈囊状，大囊直径可达 1.5 cm，含暗红黏稠液。**光镜下**所见与涎腺、汗腺发生者相同，预后较好。

⑦**"黏液表皮样癌"**：少见，主要发生于老年妇女乳腺深部，生长缓慢，切除易复发，预后较好，镜下形态同发生在涎腺者。

（3）预后较差的特殊型癌有：

①"富于脂质癌"：又称"分泌脂质性癌"，少见，患者常为中年以上，恶性程度高，术后易复发和转移，预后差。光镜下基本组织图像可见三种不同形态的癌细胞，即组织细胞样癌细胞、皮脂腺样癌细胞和大汗腺样癌细胞，它们脂肪染色均阳性，PAS 染色前两者均阴性而后者阳性。故依此可分为三个相应的组织学类型。

②"印戒细胞癌"：属黏液癌类，但预后比黏液癌者差的多，此癌罕见，主要为老年人。如果两种癌的形态同时出现，则应以优势原则做出主要诊断，再附加说明。光镜下见癌细胞因胞浆中分泌的黏蛋白聚积将核推挤到一侧靠于胞膜，胞浆空亮或淡蓝灰色，使整个细胞呈印戒样而得名。癌细胞黏液过多破裂后，可溢出于间质中，即形成了大小不等的黏液湖。**如果混有小叶癌、导管癌时应诊断为混合型癌。**如前 205 题下相关叙述，诊断印戒细胞癌时，印戒细胞至少要超过总量的 1/4 才能确定。

③"透明细胞癌"：也称"富于糖原癌"，起源目前认为与大、小汗腺的化生有关，多见于中老年人，瘤结一般较小，切面灰白色或半透明，界限不清。光镜下见癌组织的生长方式可为浸润性导管癌、管内型癌、乳头状癌或由间质血管分隔成泡巢状及分叶状。癌细胞 90% 以上呈圆或多边形，胞浆丰富透明含多少不等的糖原，PAS 染色阳性，核小而深染，少数为大汗腺样细胞，可见到二者的过渡。

（4）"伴化生/异向分化的癌"：乳腺许多特殊类型的癌和化生有关，究竟哪些应归入化生性癌，意见不够统一。李维华等 1994 年将其分为五种类型，即大汗腺癌、鳞癌、梭形细胞癌、伴有肉瘤样成分的癌和伴有破骨细胞样巨细胞的癌等，目前有人认为透明细胞癌和伴有神经内分泌分化的癌等亦应归入化生性乳腺癌的范畴。因乳腺不同类型的化生癌具有不同的预后，故需要强调的是，诊断化生性乳腺癌时应明确是哪一类型才有实际意义。

（5）"炎症样癌"：此系一临床诊断名词，**并非独立的病理诊断类型**，只因其特点是**癌组织浸润于皮肤真皮，其淋巴管、血管壁有癌细胞浸润，可见到癌栓，临床上常有红、肿、热、痛等表现**，与急性炎症相似而得名，但镜下除淋巴管、血管扩张充血、癌栓外多数病例见不到明显的炎细胞浸润，仅少数病例间质内可见明显的淋巴细胞浸润。故有观点提出应废除此名称。

（6）"**男性乳腺癌**"：少见，是女性的 1%，一般比女性年龄晚 10 岁。绝大多数为单侧。几乎女性乳腺癌的各种类型均可发生于男性以及副乳腺，但其中最多见的还是分化好的浸润性导管癌。一般见不到小叶型癌,而大汗腺癌比例高于女性。

206. 乳腺乳头派杰氏病(Paget's病)

(1)乳腺"乳头派杰氏病"又称"湿疹样癌"、"乳头上皮内癌"。很少见,以40～60岁女性居多,预后差,尤其是男性者,一般主张以根治性乳房切除为宜。

(2)临床上有三种表现:一是只有乳头糜烂,二是乳头糜烂加乳腺内肿块,三是只有乳内肿块而乳头糜烂不明显。有块者转移率高。

(3)**光镜下**见乳头的表皮内出现单个散在或呈小簇的派杰(Paget's)癌细胞,偶尔也可排列为腺样。**派杰细胞的特点是:**细胞大、胞浆丰、透明或淡染,常与周围非癌细胞有一间隔,胞核大、深染、圆或卵圆,可有核分裂象。多出现在表皮基底生发层内,可逐渐上移到达表层。癌细胞向下可累及附件,一般不侵犯真皮结缔组织。

(4)在派杰氏病乳头下方几乎总能查到导管癌,多位于近乳头部大导管内。多做切片绝大多数能看到与表皮内癌相连续的关系。

207. 小汗腺汗孔瘤

(1)"小汗腺汗孔瘤"又称"汗孔瘤"较常见,常单发在40岁以后的掌跖、颈胸、背部等,为高出皮面或略有蒂的3～10 cm大质地坚实的肿块。

(2)本瘤是**终末汗腺导管分化的良性肿瘤**。初始于表皮内或与表皮相连,继而向下延伸到真皮内,形成宽阔而又吻合的条带,构成实性团索状肿块,与间质分界明显。

(3)实性团索内的瘤细胞小立方形,大小一致,核圆深染,呈基底细胞样,有细胞间桥,但不及棘层细胞那么大和正常间桥那么明显,周边细胞不排列成栅栏状。通常无黑色素细胞,不要和基底细胞癌相混淆。

(4)细胞团有向汗孔分化的迹象,可见鳞状苍白细胞聚集排列成同心圆样,其中心有小孔或狭窄管腔,偶见囊状腔隙,团内细胞无角化,肿瘤表面可角化。

208. 小汗腺汗管瘤

(1)本瘤较常见,多发性。常起于青少年女性,而40～50岁时才取活检。好发于眼睑、面颊上半部,偶见于颈、胸、腋窝、脐周、阴茎、女阴、手指。为小到针尖、绿豆,大到直径1～3 cm,半球形肉色或棕黄色的丘疹。

（2）本瘤亦是向末端汗管分化的良性肿瘤，肿瘤定位于真皮上部，无包膜。由位于致密硬化性间质内的小汗腺上皮细胞团索，呈小圆或卵圆或逗点、尾状、蝌蚪状、鹿角分支状的巢团构成。

（3）团块有的为嗜碱性实性上皮巢索，有的有类似真皮内小汗腺导管的结构，或为位于索团内的囊状腔隙，内衬上皮大都扁平，内层偶呈空泡状细胞，腔管内充有 PAS 染色阳性的耐淀粉酶的嗜伊红性无定形碎屑。

（4）有些囊腔可与表皮相连，有些瘤细胞含糖原，可呈透明状，如果囊腔破裂则可有巨细胞反应。

209.“小汗腺螺旋腺瘤”和“恶性小汗腺螺旋腺瘤”

（1）**“小汗腺螺旋腺瘤”**罕见，又称**“小汗腺腺瘤”**，常发生于青年人（WHO中为成年人），除掌跖、腋窝、会阴与外生殖器外各部均可发生（WHO中为面部、躯干上部）。一般为孤立性、常有包膜或境界清楚、质硬的皮内或皮下结节，直径多小于1 cm。偶有数个或大的结节，有明显触痛或放射痛。

（2）本瘤为向汗腺分泌部和螺旋导管之间移行部的导管方向分化的肿瘤，多为良性。**肿瘤定位于真皮深层**，可累及全层（刘彤华主编《诊断病理学》中讲大多在真皮浅层），呈孤立结节或分叶状，与表皮没有关系。恶性者生长快，有浸润，细胞异型性大，核分裂象多。

（3）瘤结或小叶内**光镜**下可见肿瘤细胞丰富密集，均匀一致，实性杂有不规则的管腔样或囊管样结构，由于细胞密集深染、胞浆少，很似基底细胞和淋巴结样。细观见上皮细胞索相互交织形成束状或腺样，腔内常含有少量嗜伊红颗粒状物质。

（4）高倍镜下见**深染的暗细胞**为小的基底细胞样，位于细胞索周边不呈栅栏状排列为未分化细胞。**浅染的亮细胞**为未成熟的过度形细胞，位于细胞索靠内侧，有的索中有腔或小囊形成腺样，腔内可含红染颗粒状物。

（5）瘤内常有大量淋巴细胞散在和常见嗜酸性 PAS 阳性小球，其周可形成假菊形团样或鳞状漩涡样结构，瘤细胞团或小叶周为薄层致密透明化的狭窄包膜并纤细的伸入瘤内。

（6）根据 WHO 提示，种种迹象表明本瘤可能为大汗腺肿瘤，有些小管腔面有顶浆分泌支持此观点。

（7）罕见有本瘤恶变的病例。此时可见肿瘤内有典型本瘤和异型的癌变区，以及有过渡性改变区。还可以见到穿过包膜向周围间质浸润生长的癌组织。有时可有鳞状细胞化生或向梭形细胞转化等改变。

210.“透明细胞汗腺瘤”和“恶性透明细胞汗腺瘤”

（1）**“透明细胞汗腺瘤”**旧称**“透明细胞肌上皮瘤”**。此外，还有**结节性汗腺瘤、汗管瘤、小汗腺螺旋瘤**及**小汗腺末端汗管瘤**等名称。该瘤较常见，无一定好发部位，为单个直径约 1～2 cm 的坚实结节，生长缓慢、表浅、皮色正常，破溃可排出浆液性物。

（2）本瘤的肌上皮来源说异论频频，似已被否定，而倾向于向小汗腺导管分化。**肿瘤定位于真皮内**，可扩展于皮下，境界清楚、分叶状，有无包膜不定。

（3）**光镜下**肿瘤细胞常呈大片实体巢状结构，其中有大小不等管腔样或囊样，甚至有乳头状形象的结构。瘤细胞主要有两型：一型为**含糖原的空泡化透明细胞**，核圆小深，位于细胞边缘，胞膜清楚；另一型为**多边形或梭形，浆稍嗜碱性，胞核圆或梭形的小细胞**。两型间有过渡形细胞，其胞浆染淡伊红色。各型细胞以不同比例混杂存在，常以透明细胞为主，多居细胞团巢中部或周边，有时几乎全为透明细胞构成。

（4）有时瘤细胞排成放射状，管腔衬有 PAS 阳性耐淀粉酶的护膜，有时见灶片状鳞状细胞排列成漩涡状甚至小角珠形成，还可围成小腔，模拟小汗腺表皮内导管的构象。

（5）本病罕见有由良性恶变为恶性者。常是一开始即为恶性。改变相似，但肿瘤细胞的胞核常有轻到中度异型，可仅限于透明细胞。常侵入周围组织，边界不清，很易发生转移。

211. 乳头状汗管囊腺瘤

（1）**“乳头状汗管囊腺瘤”**又称**“汗管腺瘤”**，主要发生于儿童和青少年头颈部，初起为 1 个或多个疣状丘疹，有时线状排列，随年龄增长会增大，数目增多或有乳头瘤样外观。约 1/3 病例伴有“皮脂腺痣”。

（2）组织学呈内生性生长，病变从表面鳞状上皮向下方真皮内凹陷性生长，形成真皮深部的囊腔，而鳞状上皮逐渐移行过渡到双层立方和柱状上皮衬覆的囊腔，并形成宽大的绒毛状突起充塞囊腔。

（3）囊腔和乳头临腔面衬有柱状上皮，常见顶浆分泌，周边为立方上皮，中轴间质中常有大量浆细胞浸润。

（4）本瘤主要呈大汗腺分化，有些病例可能为小汗腺起源，免疫组化检测得到过证实(IHK-4)。

 212. 乳头状汗腺腺瘤

(1)"乳头状汗腺腺瘤"组织病理学和超微结构的特点,支持属大汗腺分化,故又有"**大汗腺乳头状汗腺瘤**"之称。

(2)本瘤几乎总发生于中年妇女的外阴和肛周,也有男性的报道。多为单个缓慢生长的真皮内囊性结节,最多见于女性大阴唇,直径很少超过 2 cm,圆、卵圆形,有包膜。

(3)**光镜**下见为明显的囊腺状,囊内由许多分支的叶状大乳头构成,乳头中轴为纤维血管轴心。无浆细胞浸润,有时可见散在中性白细胞。乳头及囊内面衬双层上皮,腔面为顶浆分泌的柱状上皮,基底为浅染的立方形肌上皮细胞。囊内可含均质嗜酸性物。这些均与乳头状汗管囊腺瘤有明显的不同。

 213. 小涎腺腺瘤样增生

(1)小涎腺又称"**副涎腺**",共 8 对,即**唇腺、颊腺、磨牙后腺**(白齿后腺)、**口底腺、舌腭腺、腭腺、扁桃体区**(又叫舌后腺)和**舌腺**。以黏液腺为主,其次为混合腺。多位于黏膜下层,无包膜。唇、舌的腺体,可位于深肌层中。

(2)"腺瘤样增生"在小涎腺发生,以软硬腭交界处多见。这实际是局限性小涎腺的增生肥大,形成无症状的肿瘤样结节,直径从几毫米到 1.2 cm,发生于唇部时可表现为巨唇或双唇。

(3)本病**光镜**下主要在黏膜下层见有大量成堆的黏液腺泡聚集成小叶,偶见腺泡肥大,可有灶状黏液外溢,导管变化不大,炎细胞不明显。

214. 涎腺(包括汗腺)多形性腺瘤

(1)涎腺"**多形性腺瘤**"由腺上皮和肌上皮发生,已证实黏液样和软骨样组织主要由肌上皮通过泡吐作用分泌所形成的。肿瘤变的肌上皮具有多向分化的潜能,因此形成了本瘤结构的复杂和多形,也由此而得名。其**基本成分是,上皮散布埋浸于基质中**。

(2)上皮细胞的变化,多种多样,包括立方样、基底样、鳞状、梭形、浆细胞样、透明细胞样、浆液性腺泡细胞样、皮脂细胞样等,但无不典型性。这些细胞可构成各种结构图像,如内围立方或低柱的腺上皮,外围透明而深核的肌上皮之双层或单层管状结构。其腔中可有红染均质的黏液,当扩大成囊时可变为扁平上皮。亦可形成实体的大小团块、条索、束网或其外周围成单层柱状细胞,中心疏松排列为星状细胞的"造釉细胞瘤"图像,以及筛孔样图像。可以有鳞化和角珠形成。

(3)基质可形成黏液、黏液池、黏液样组织、软骨样组织,甚至骨组织或透明变性等。有时基质成分为主体,从而易忽略了上皮成分。

(4)上皮成分的各种图像可与基质的各种成分混杂移行,分界不清。其中上皮成分越多越易复发和恶变。

(5)常有厚薄不一的完整包膜,也可以只有部分或完全无包膜(尤其小唾腺)。瘤细胞侵犯或穿透包膜可形成卫星结节,这不是恶性的依据。其恶性的依据在于上皮、基质的异型和明确的浸润性生长。当临床上生长突快、固定、疼痛、面瘫时应警惕恶变的可能。

215. 涎腺"肌上皮瘤"和"恶性肌上皮瘤"

(1)**涎腺"肌上皮瘤"**又称**"肌上皮腺瘤"**,好发于腮腺和腭腺,边界清,可有完整或不完整的包膜,以中年人多见,为缓慢生长的球形无痛性肿物,过去曾以单形性腺瘤来介绍。从 WHO1991 分类中已列为独立肿瘤。

(2)**光镜**下本瘤细胞常被纤维性间质分割成不规则小叶,小叶内瘤细胞可排列成实体型、网状型、黏液型、混合型。根据瘤细胞的形态不同又可分为**"浆细胞样型肌上皮瘤"**、**"透明细胞型肌上皮瘤"**、**"梭形细胞型肌上皮瘤"**。

(3)随个体的不同和肿瘤部位的不同,上述三种形态瘤细胞常多少不等的混合存在,而以透明细胞最多见。一般很少见到有腺管样结构。

(4)**"恶性肌上皮瘤"**又称**"肌上皮癌"**,是**"良性肌上皮瘤"**的恶性型,相当少见。其组织学改变与良性者相对应。它们可形成实性、片状、梁状、束状、漩涡状或网状结构,而置于丰富的黏液样间质中。瘤细胞具有较高的多形性和异型性及高的核分裂活动,还可有坏死出现。但和良性肌上皮瘤鉴别的要点还是无包膜,有明确向周围组织的浸润性和破坏性。1995 年我们曾报告一例 60 岁男性,以牙龈无痛性肿胀抗炎一月无效求诊的患者,活检证实为腭侧右上 8～5 牙龈部小涎腺梭形细胞型恶性肌上皮瘤,即为高度恶性。根治术后 1 月即发生颈淋巴结转移(活检证实),随即连续不断出现全身各处的广泛转移,10 个月后死亡。

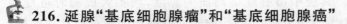

216. 涎腺"基底细胞腺瘤"和"基底细胞腺癌"

（1）涎腺"基底细胞腺瘤"以往列于多形性腺瘤,1967 年,首先描述并单列命名,起源于润管储备细胞或导管的基底细胞,好发于中老年女性,70％在腮腺,余在小涎腺,为有包膜无痛缓慢生长的肿块,直径 2～3 cm。

（2）光镜下本瘤由单一的核小、圆、深、浆少微碱、大小一致,无分裂象的基底细胞样瘤细胞组成。依瘤细胞的排列分为**实体型、小梁型、管状型**和**膜状型**四型。

（3）实体型和小梁型、膜状型,其细胞团巢周边细胞呈整齐的栅栏状围绕,有基底膜与间质相隔。其中可散在小腔隙,形似圆柱瘤样,可鳞化。小梁型的尚可见相互吻合的基底细胞样细胞条索。管状型是在疏松富于血管的间质中,布有双层柱状细胞排列的细管样索带。而膜状型实为实体型的特殊变异,团中央细胞较大为多边形,周边矮柱状,巢周围有较宽的基底膜样物沉积。

（4）在瘤细胞异型明显,核分裂多见,无包膜,有延神经血管浸润生长时即可称为"**基底细胞腺癌**"。

217. 涎腺淋巴样乳头状囊腺瘤

（1）"涎腺淋巴样乳头状囊腺瘤"又称"**腺淋巴瘤**"、"**乳头状淋巴囊腺瘤**"、"**Warthin 瘤**",其源未定,争议很大。免疫学研究支持其为迟发性过敏反应,生长有自限性,可有消长史,而非真性肿瘤一说。

（2）本瘤绝大多数发生在腮腺,小涎腺罕见,多为中老年男性,单侧多于双侧。生长缓慢、病程长,瘤体小,有包膜,直径不超过 3 cm,为良性肿瘤。

（3）瘤内可见实性区和囊性区,光镜下由腺上皮成分和淋巴样间质两种成分构成,其间有基底膜相隔。

（4）光镜下见多以囊性区为主,有简单或复杂分支的真性乳头突入,也可有实体状、管状的排列区。

（5）突入囊腔内的乳头有淋巴样间质和血管纤维中轴。囊和乳头表面衬有两层细胞,腔面为高柱状细胞,核小固缩整齐的呈栅栏状排列于近腔面,可有顶浆分泌。其深部为单层或多层小立方,核淡染、核仁清的基底样细胞,腔隙中可有红染的分泌物。淋巴样间质主要为 B 细胞可形成滤泡。

（6）上皮可伴鳞化、黏液细胞化生、皮脂腺细胞化生。

218. 涎腺"嗜酸细胞腺瘤"和"嗜酸细胞腺癌"

(1)涎腺"嗜酸细胞腺瘤"属单形性腺瘤范畴,好发于中老年女性的腮腺等大涎腺,为生长缓慢、病程长的无痛性有包膜的结节性肿块,直径3～5cm。

(2)**光镜**下见瘤细胞大呈圆形、多边形或立方形,包膜清晰。**胞浆充满嗜酸性红染小颗粒**,核圆深,大小一致,位于中心。有些学者又将其分为明细胞和暗细胞,似无意义。

(3)瘤细胞可排列成团块,紧密镶嵌或小梁状。偶见腺泡状或导管样排列。巢间为少量纤维性间质,偶见淋巴细胞,绝无滤泡形成。

(4)当嗜酸细胞腺瘤具有异型性明显、增生活跃、核分裂象多见、侵犯神经血管、侵袭周围组织或腮腺旁淋巴结时可称为**"嗜酸细胞腺癌"**。

219. 涎腺腺样囊性癌

(1)**"涎腺腺样囊性癌"**于1859年首先提出,曾称**"圆柱瘤"**。在其被明确为低度恶性后,正式命名为**"腺样囊性癌"**而沿用至今。多数观点认为来自涎腺润管的储备细胞,居涎腺恶性瘤中第二位,约占27%。多见于中老年男性,小涎腺比大涎腺多见,占64%,相对预后好。腭腺最为多见,占40%,舌下腺的发生者多见于女性,而且多到了女性一旦发生舌下腺肿瘤,首先应想到腺样囊性癌的程度。常侵犯神经,早期出现疼痛麻木。

(2)**光镜**下的特点是导管腺上皮细胞和变异的肌上皮细胞形成的团块,其间有大小不等的筛孔状囊样腔隙。常围绕神经周和血管生长,却较少浸润到神经内和不伴有间质反应,这点成为本癌的一个突出特点。此外本癌常见腺体、肌内、骨膜等浸润,其区域淋巴结转移少,而远处肺、肝、骨、脑转移多,这成为了本癌的另一个特点。因生长缓慢,故又可带瘤生存多年,甚至达12年之久。

(3)上述两型细胞总的来说均小、圆或立方状,核深、浆少、大小一致,似基底细胞样,无异型,核分裂少,只不过肌上皮细胞稍扁平或梭形。它们常排列为筛状或腺样、管状或实体样,往往为各种排列形状多少不一的混合,典型者其团块断面极似莲藕的横断面,腔隙内为粉染的淡蓝不均的网状物。

(4)肿瘤团之间的间质可广泛玻变或黏液样表现。

220. 涎腺腺泡细胞癌

(1)**"涎腺腺泡细胞癌"**曾有过"腺泡细胞腺瘤"的称谓,从1953年起命名为此癌至今。腮腺占 81%，为无痛、生长缓慢、包膜薄、完整性不定的低度恶性肿瘤，5 年治愈率超过 85%。这与发生在胰腺的腺泡细胞癌属中高度恶性不同。

（2）**光镜下**见瘤细胞主要为两种，一是圆而多角、界清浆丰、微嗜碱的颗粒样浆液性腺泡癌细胞，核小固缩多偏心或居中；二是水样透亮的透明细胞，以及嗜双色界限不清呈合浆样的非特殊性腺细胞。

（3）尚有闰管样小立方细胞和含有多少不等、大小不一空泡的空泡状细胞。两种细胞似有移行。

（4）这些细胞均无明显异型和核分裂象，相互可有移行，对 PAS 染色为阳性。

（5）上述瘤细胞可排列成实体片状，其间可夹杂有微囊间隙。亦可排列成腺泡状，还可形成囊，甚至囊内形成内突的乳头等。从而衍生出实体型、微囊型、滤泡型、乳头囊状型等。

221. 涎腺黏液表皮样癌

（1）**"涎腺黏液表皮样癌"**于 1945 年首次提出，曾称为"黏液表皮样瘤"，1953 年确定为恶性，现已统一称为"黏液表皮样癌"。此为一种形态结构均很特殊的肿瘤，恶性程度可分为高、中、低度，预后各相甚远。此癌是涎腺常见的恶性肿瘤，好发于中老年女性，90% 发生于腮腺、小涎腺以腭腺多见。临床表现差异很大，一般为无痛性肿块，生长缓慢，形态不规则、活动差。

（2）本癌一般体小，直径不超过 5 cm，无或具不全包膜，切面灰白或淡粉色，可有小囊腔，含有黏液。实性者可灰白致密。

（3）**光镜下**主要由很少角化可见间桥的成熟的表皮样细胞、黏液样细胞和基底样中间型细胞等三种细胞，以不同比例构成不规则的团片、管状、腺样、腺囊样等结构。其恶性程度的高低由构成此瘤的黏液性癌细胞的多少来决定，而表皮样细胞常较成熟。

（4）本癌的基本结构是腔、腺囊，可见黏液甚至黏液湖。临腔为黏液细胞，外围是表皮样细胞和中间型细胞。分化程度和多少比例各不相同，黏液样细胞的多少和黏液湖的大小、多少常决定其恶性的程度。高分化者可达 50% 以上，低分化者不足 10%，黏液样癌细胞多单个散在于表皮细胞之间，还可伴有细胞的异型和核的分裂象。介于高、低分化之间的中度恶性者，黏液样癌细胞则超过 10%，而表皮样细胞和中间型细胞也很显著。

（5）本癌为浸润性生长，可因黏液外溢形成炎症反应和肉芽肿反应。

第八部分 | 口、眼、耳、鼻、鼻窦、咽、喉、大支气管肿物送材光镜下诊断要点

222. 口腔黏液囊肿

（1）口腔**"黏液囊肿"**又称**"黏液潴留囊肿"**，通常是由轻微外伤使黏液腺导管破裂，涎黏蛋白外溢或导管不通而潴留扩张形成。故常可自行破溃而消除，以后又复现的反复发作。最常见于下唇，其次颊部和舌黏膜。其位置多表浅，外观淡蓝透明，囊内含黏液，直径小于 1 cm。

（2）光镜下见**"外溢性的黏液囊肿"**腔内可形成黏液池，可混有炎细胞和吞噬细胞，无内衬上皮，由肉芽组织及增生的纤维包绕。而**"潴留性黏液囊肿"**，可见残留的被压扁或呈矮立方的上皮细胞衬里。

223. 口腔舌下囊肿

（1）口腔**"舌下囊肿"**又称**"蛤蟆肿"**，位于口底，多是舌下腺或颌下腺导管阻塞或破裂而致的外溢或潴留性囊肿。属黏液性囊肿的一种特殊类型。

（2）光镜下见囊壁薄厚不一，由纤维结缔组织或肉芽组织构成，有的可见内衬的扁平上皮或假复层柱状上皮。囊肿附近常有涎腺的急慢性炎症所伴行。

224. 口腔疣状黄瘤

（1）"口腔疣状黄瘤"少见，为口腔黏膜的良性病变而非真性肿瘤。多发生于牙龈或牙槽黏膜，其他颊、舌、唇、口底亦可见，病因不清，一般单发，为高起于黏膜，呈颗粒样、疣状或斑块状、乳头状的小增生物，直径 1～2 mm，灰白灰红不定，无症状，常无意中被发现。

（2）光镜下见病变区**上皮疣状或乳头状增生**，表面不同程度过度角化，上皮表面多呈反复深陷折叠，构成裂隙样间隙，其内有角化物，上皮脚可向结缔组

织延长生长,但无上皮异型。上皮脚间结缔组织乳头层内可见大量圆或多边形小核固缩的镶嵌排列的大泡沫样细胞,PAS 阳性,此即所谓的黄瘤细胞。

225. 口唇"肉芽肿性唇炎"、"巨唇"、"沟纹舌"和"迈罗氏综合征"

(1)"肉芽肿性唇炎"原因不明,有观点认为与结节病有关,但未证实。多见于青春期后。初起于唇的一侧,逐渐波及全唇。巨检见潮红、肿胀,压之无痕,扪之可及颗粒结节而演变成"巨唇",时轻时重而不愈。

(2)光镜下主要见,在淋巴管周围由上皮样细胞、淋巴细胞、浆细胞聚积形成结节样结构,可有多核巨细胞,与结节病相似。不同的是,结节病常是全身性肉芽肿在口腔局部的一小部分。其结节规则、多个、一致,巨细胞浆中常见"星状小体"和紫蓝色同心环层的"舒曼氏小体"(Schaumann),纤维包绕明显,而且本病有时不形成结节,只是上述细胞浸润水肿。

(3)"肉芽肿性唇炎"在伴有面神经麻痹和"沟纹舌"(即成人型"地图舌":特征是在舌背上有不规则圆形红斑,边缘稍隆起无痛,由小到大扩张可相互融合似地图样,2～10 天自愈,也可再发)时则称为"迈罗氏综合征"(Melkersson-Rosenthal)。

226. 舌"颗粒细胞性肌母细胞瘤"及"恶性颗粒细胞性肌母细胞瘤"

(1)"舌颗粒细胞性肌母细胞瘤"组织来源说法不一,因过去曾认为是横纹肌变性类病变,故有此种命名。现已证实来源于雪旺氏(Schwann)细胞或其前体细胞,又以"颗粒细胞瘤"来改称,但此名又有易与卵巢颗粒细胞瘤相混淆的弊病。还是传统性的称为"颗粒细胞性肌母细胞瘤"较好。

(2)此瘤全身各部如唇、龈、软腭、口底、悬雍垂,以及皮肤、喉、肺、乳腺、膀胱等处均可发生,但最多见于舌和胸壁、肢体。瘤结一般较小,无真性包膜,常缓慢的浸润性生长,但属于良性肿瘤,切除后不复发。

(3)光镜下见病变位于黏膜下结缔组织,瘤细胞较大,圆或多角形,胞浆丰富,界清、均匀,含有 PAS 阳性的嗜伊红颗粒,核小而深染、居中或偏、无异型。瘤细胞排列成巢状或条索状,有时可见到横纹肌与瘤细胞的过渡形态。肿瘤表面覆盖的上皮常有假上皮瘤样增生,有时这种增生很明显而误诊为癌,故可依此却忽略了本瘤的主体细胞,应该警惕。

(4)本瘤恶性者十分罕见,最可靠的诊断依据应该是被证明有了转移,但并非所有恶性者均发生转移。下列六项标准在评估时有重要参考价值:①有坏死;②瘤细胞梭形;③泡状核且核仁大;④核分裂象增多,每10个HPF下超过2个;⑤核浆比例增大;⑥核有多形。若具备上述三项或三项以上即可诊断为恶性,若仅具备一或二项则可诊断为非典型性。

 227. 口腔黏膜白斑

(1)**白斑**实际就是临床肉眼检查所见的一个客观体征,各个权威著作中对其均有大量复杂不一的描述和论述比较难以掌握,本"荟萃"将其概括为后面几点供大家参考。

(2)白斑是发生在**黏膜面的一种最常见的病理改变**,肉眼看为乳白色斑块,可稍隆起、可颗粒或疣状,不能被擦掉而消失。镜下则多为角化过度和角化不全性角化层增厚,**难以撑起一个独立疾病。**WHO1978对白斑作出的定义得到认可:"白斑是临床和病理上不能确定为任何其他疾病的白色斑块,与组织学上有无上皮异常增生无关"。黏膜白斑好发于口腔黏膜,特别是颊和舌黏膜,其次是女阴,也可见于宫颈、膀胱、肾盂、上呼吸道和龟头等处。

(3)临床送检的白斑标本镜下可有"上皮单纯性增生"、"上皮异常增生"、"原位癌"和"早期浸润癌"四种情况。后两种情况已进入癌的范畴,这里不再讨论。而上皮单纯性增生只是在(2)中所述的角化层增厚,不存在细胞异型和核分裂,上皮下结缔组织,也可见不同程度的慢性炎细胞浸润,但并非癌前病变。**只有上皮异常增生才是真正的癌前病变。**

(4)**需强调的是**,单纯性增生中所说的角化层增厚,在口腔黏膜上皮中原有可角化的部位如硬腭、牙龈等在列,而且在**正常情况下无角化的部位如颊、口底等出现了角化,也应视为过度角化**。可以是"过度正角化",也可以是"过度不全角化",或二者兼有。上皮单纯性增生的白斑多为正角化。

(5)"上皮异常增生"按武忠弼、杨光华主编的《中华外科病理学》第458面所描述:"指一段上皮总的紊乱现象,而非典型性则指单个细胞的改变。"此即平常所说的鳞状上皮非典型增生,也都分为轻、中、重三度,属癌前病变,且异常增生性白斑其表面的过度角化多为不全角化。**根据WHO的建议,异常增生的表现有:**①基底细胞极性消失,排列方向改变;②一层以上的基底样细胞即基底细胞增生为多层;③核浆比例增加;④水滴样钉突,即钉突末端膨大;⑤上皮层次紊乱;⑥核分裂增加(异常核分裂更有意义);⑦表面1/2厚度的上皮出现核分裂;⑧细胞具有多形性;⑨核深染;⑩核仁增大;⑪细胞黏着力下降,主要表现为细胞间隙增大,有彼此分离的倾向;⑫棘层中单个细胞或多个细胞出现角化,称"错角化"或"角化异常",并进一步描述说,有上述 2 项为轻度;3~4 项为中度;5 项以上者为重度异常增生。

(6)总之,对白斑的诊断必须注明是上皮单纯性增生还是异常增生。异常增生时还应该说明是轻度、中度,还是重度。这样有利于临床治疗。

228. 复发性口腔溃疡

(1)**"复发性口腔溃疡"**又称"阿弗他口炎"、"复发性口疮"、"鹅口疮"等,是在口腔黏膜反复出现的一种表浅溃疡。好发于年轻女性,可单发、亦可多发,伴有剧痛,多见于唇、舌、颊、口底及软腭等非角化上皮部位,一般 7~10 天自愈。

(2)本病病因复杂,与病毒感染、寄生虫、过敏反应、内分泌紊乱、消化不良、睡眠不足、精神紧张等因素均有关。但近年来免疫学的研究认为,**多属于自身免疫疾病**。常因反复发作不愈担心恶变而取材送检。

(3)**光镜**下其病理变化是:早期时黏膜上皮细胞内外的水肿可形成上皮内大疱,以后上皮溶解破坏脱落形成溃疡。这种溃疡面因功能环境的特殊可表现为三种情况:一为纤维素性渗出物形成的假膜;二可能无渗出物而被坏死组织所覆盖;三可能为密集的炎性细胞渗出,以中性多形核白细胞和淋巴细胞为主。

(4)深部黏膜固有层中的改变常是胶原纤维水肿、玻变、弯曲、断裂甚至消失,以大量急、慢性炎细胞浸润所取代。可表现出多种多样的毛细血管和小动脉小静脉的炎症损害,可有闭塞坏死,可有内皮细胞肿胀脱落,可有玻璃样血栓(即微血栓),可有管壁炎症浸润突出,总之各不相同,也不一定都存在。

229. 口腔"根尖肉芽肿"和"根尖周囊肿"

(1)顾名思义"根尖肉芽肿"为牙根尖部因牙髓炎症扩散至根尖穿孔而引起周围组织的炎症性反应,可以为急性化脓性炎,也可以是慢性炎。局部有咬痛和叩击痛,直径一般不超过 1 cm。

(2)"根尖肉芽肿"的**光镜**下组织学改变与一般肉芽肿炎类似,病变中心是变性坏死的组织,周围有慢性炎细胞浸润,巨噬细胞、泡沫细胞、异物巨细胞等聚集,可有大量胆固醇结晶和增生的鳞状上皮,再外围有密集的纤维组织包裹。

(3)当组织变性、坏死、液化后有囊腔形成时则改称为**"根尖周囊肿"**。囊内含棕黄色透明液,内壁衬鳞状上皮,囊壁类同于根尖肉芽肿改变。

230. 口腔含牙囊肿

(1)**"含牙囊肿"**是包绕着未萌出的牙冠,且附着于该牙的牙颈部的囊肿,顾名思义,**囊内含潴留的液体和该牙冠**。好发于下颌第三磨牙,其次上颌单尖牙等。

(2)**光镜下**囊壁内衬鳞状上皮,稍薄,仅 2~5 层,可夹有黏液或纤毛柱状化生的上皮。纤维性囊壁中可有牙源性上皮的小岛,液体中可有脱落的上皮和胆固醇结晶,也可以伴有感染。

231. 巨细胞修复性肉芽肿

(1)**"巨细胞修复性肉芽肿"**发生于颌骨,下颌为上颌的两倍。女多于男,常在 30 以下,与骨巨细胞瘤易混淆。一般认为**本病为颌骨内损伤出血后的反应性改变**,不穿破骨皮质,刮除效果好。

(2)**光镜下**见病变中多核巨细胞少,分布不均,胞核数少,多聚集在出血灶附近。间质常为含多量成熟胶原的纤维组织,有分割成结节状的趋势,病灶附近常可见含铁血黄素沉积,**这些都相反于骨巨细胞瘤**。

232. 牙龈瘤

(1)**"牙龈瘤"**又名**"龈瘤"**,有广义和狭义之分。广义指牙龈发生的一切肿物;狭义则指牙龈的非瘤性炎性增生。**此处为狭义的牙龈瘤,故为非真性肿瘤**,多为局部牙龈因机械性损伤伴感染所形成的广基炎性增生性柔软的肿物。原因去除常可恢复。

(2)表面被有增生的鳞状上皮,上皮脚可下伸。肿物的基本病变是炎性充血水肿。增生的纤维组织可以新老不一,一般均无异型。

(3)依据肿物内构成成分的不同,可分为**肉芽肿型**、**纤维瘤型**、**血管瘤型**和主要以纤维瘤型为主的基础上出现大量多核巨细胞的**巨细胞型**。

(4)此外,在新生儿尚可见到罕见的**"先天性龈瘤"**,其组织学来源有多种学说均不确定,多数观点支持神经源的学说。见于新生儿牙槽嵴,镜下改变相似于舌颗粒细胞瘤,见本荟萃第 226 题下相关叙述,故曾认为与其同源。

233. "造釉细胞瘤"、"转移性造釉细胞瘤"和"造釉细胞癌"

(1)**"造釉细胞瘤"**又称**"成釉细胞瘤"**,是颌骨最常见的牙源性肿瘤之一,来源于牙源性上皮。好发于青壮年,80%在下颌,其中70%在磨牙和下颌升支区。可在颌骨内膨胀性生长,亦可在周围软组织,其生长缓慢,包膜可有可无、可不全,有局部侵袭性。通常认为是良性肿瘤不转移,但**切除不彻底,复发率很高**。

(2)WHO2006年认为**光镜下肿瘤的基本类型为滤泡型和丛状型。滤泡型**是由纤维间质中分布的牙源性上皮岛构成(即团、巢),特征是周边的基底细胞为高柱状、核深染,远离基底膜而呈所谓极性排列,胞浆常呈空泡状。岛中央细胞疏松排列,类似星网状,并常发生囊变,含黄褐色液或胶胨物。**根据上皮岛中细胞形态**的不同,则又可分为**"梭形细胞成釉细胞瘤"、"基底细胞成釉细胞瘤"、"颗粒性成釉细胞瘤"和"棘皮瘤样成釉细胞瘤"**(即鳞状细胞样,可出现角化珠)等。而另一型**丛状型**时,成釉细胞则由排列成条索,并交织成网状的基底细胞构成,其星网状不明显,间质很纤细,亦常呈囊性变。这两型肿瘤均很少有细胞的多形性和核分裂象。

(3)**"转移性成釉细胞瘤"**具有良性的组织学表现,是发生了转移的成釉细胞瘤。在光镜下,它与没有转移的成釉细胞瘤没有差别。因此,该瘤的诊断只有发生了转移以后才能作出。也不能称为"非典型性成釉细胞瘤",因为**具有非典型性的成釉细胞瘤即是"成釉细胞癌"**,故其确诊的依据是其临床生物学行为(转移灶主要是肺)而不是组织学表现,应切为记之。

(4)**"成釉细胞癌"**很少见,其2/3发生于下颌。颌骨前部最多。光镜下具有造釉细胞瘤的特点,而细胞具有恶性特征的表现,包括:多形性的高柱状细胞、核分裂象、局部坏死、神经周浸润、胞核深染等。

234. 眼睑黄斑瘤

(1)**"眼睑黄斑瘤"**又称**"黄色瘤"**,是对称性发生在双眼内眦处上睑皮肤的一种黄色轻微隆起的扁平斑块,直径大小从数毫米到2 cm不等。无危险性,仅仅是有碍外观。

(2)光镜下见在真皮内有大量吞噬脂质的泡沫细胞呈大小团片围绕在小血管或皮肤附件周围。脂肪染色阳性,可有少数炎细胞浸润。

235. 眼睑"睑板腺瘤"和"睑板腺癌"

(1)睑板腺实际就是位于眼睑睑板的皮脂腺(麦氏腺),其发生的腺瘤常称"睑板腺瘤",恶性者称"睑板腺癌",而睑板之外眼睑其他部位的如靠近睑缘毛囊周围、眉弓部或泪阜部的皮脂腺仍称皮脂腺，他们发生的腺瘤和癌分别仍称"皮脂腺腺瘤"和"皮脂腺腺癌"。

(2)"睑板腺腺瘤"的瘤细胞，相似于皮脂腺细胞，由结缔组织间隔分割为大小不等的肿瘤小叶，形成无痛性瘤结，可以钙化，但常有恶性倾向。以往不少睑板腺腺瘤的患者可能属于误诊，**真正属于良性的很少**。**故良恶鉴别一定要慎重**。

(3)"睑板腺腺癌"一般单个发病，多为中老年人。早期为小的无痛硬结，缓慢长大，无溃疡，类似"**霰粒肿**"(又称睑板腺囊肿，为睑板腺排泄管道阻塞，分泌物淤积所致的慢性脂性肉芽肿病变，有完整的包膜)，病程平均一年，可转移到同侧耳前、颌下淋巴结，亦可到肺、肝、纵隔或侵入眶内。

(4)**光镜下**可分为小叶状、粉刺状、乳头状瘤状或多种混合排列方式。瘤细胞的分化可分为高、中、低三种分化。**高分化时癌细胞见明显的皮脂腺分化，与"睑板腺腺瘤"难以区别，常要结合临床生物学行为加以区别判断**。中分化时仅部分显示皮脂腺细胞样，多数瘤细胞核有异型，深染，核仁较明显，胞浆偏碱染，出现核分裂象。低分化时异型更明显，核仁更突出，核分裂象更多。

236. 眼结膜皮样肿瘤

(1)"皮样肿瘤"是一种实心平而坚韧的肿瘤。可发生在眼睑，但多见于结膜的角膜缘外下方或外眦角。常和别种先天性异常同时存在，例如先天性眼睑裂、睑缘缺损、耳前乳头状皮赘瘤等，故**通常认为属先天性病变**，出生时已存在，随身体发育而渐大，可单个可多个，其颜色非白即略红，可无毛、可有细毛，一般无大危害，只是有碍外观。

(2)**光镜下**结构很简单，**完全是皮肤及皮下脂肪的结构**，恰与皮样囊肿相反，表面为鳞状上皮，角化层在最外表或较薄不明显，上皮下是类真皮样致密胶原组织，可含有毛囊、汗腺、皮脂腺等，其中心是脂肪组织，偶尔可见到似"**迷芽瘤**"样的其他成分，如软骨、泪腺小叶等，均分化成熟。

237. 耳息肉(外耳、中耳)

(1)耳的息肉可原发在外耳道，但大多为中耳化脓性炎症，长期刺激增生形成息肉或胆脂瘤引起的中耳息肉经穿孔突破鼓膜而突出于外耳道形成，儿童/青少年多见。

(2)**光镜下**见"**外耳道息肉**"表面被鳞状上皮，上皮下间质是高度水肿的纤维组织,少数可见淋巴细胞浸润。中耳道息肉表面为立方和柱状上皮或假复层纤毛柱状上皮。间质中有丰富的淋巴细胞、浆细胞和组织细胞浸润,甚至有淋巴滤泡形成,腺体出现或增生,有时还可继发感染形成溃疡。

(3)应该警惕的是,诊断息肉时一定要**注意有无真菌感染,及其他疾病和真性肿瘤存在**。如息肉内见到有角化物和巨细胞时70%～80%有"胆脂瘤(详见本'荟萃'第239题)存在"。有些息肉本身就是息肉状的肿瘤,如混合瘤、横纹肌肉瘤等。有些息肉甚至可能有癌细胞存在。

 238."耵聍腺腺瘤"和"耵聍腺腺癌"

(1)**耵聍腺实际就是外耳道皮肤大汗腺的特殊变异**,故发生在外耳道的大汗腺腺瘤称为**"耵聍腺腺瘤"**。而中耳、内耳则没有此瘤。此为良性肿瘤,但常无包膜,却界限清楚。镜下瘤细胞呈腺管状结构,有双层上皮。内为柱状,其胞浆丰富,呈嗜酸颗粒性,有顶浆分泌,核小圆,染色致密,外层为肌上皮。**没有正常耵聍腺的小叶结构,但有少量纤维性间质**。诊断时要非常慎重,严格把握腺瘤的诊断标准。

(2)"耵聍腺腺癌"属低度恶性肿瘤,亦发生在外耳道,形态上类似于良性的结构,从分化好的到分化差之间幅度差很大,**特别是位于表皮下的腺癌常分化很好**,很难与良性腺瘤鉴别。其恶性主要表现在肿瘤深部的实性片块、梁索和数个或单个细胞的浸润排列,当然,其细胞的异型、核分裂象也很重要。因此拥有足够的深部组织来源的标本对正确诊断是至关重要的。所以,**对临床上纯粹为了活检诊断而送检的小标本要慎重处理诊断报告,不要轻易诊断为耵聍腺腺瘤而否定了恶性的可能**。

 239. 耳胆脂瘤(外耳、中耳)

(1)**"耳胆脂瘤"又称"角质瘤"**,自1683年首例报道至今,是一个既简单又复杂的疾病。这是一种**非真性的良性瘤样病变**,但又有进行性生长,侵蚀破坏局部结构的能力,甚至侵蚀破坏骨质,波及颅内而带来严重的后果。

(2)此瘤主要发生在中耳,可穿破鼓膜波及外耳道,也可在外耳道原发。本病有先天性和后天获得性两种。后天继发的较多,常有急慢性中耳炎或乳突炎存在的历史。先天性者少,多无中耳炎史。

(3)临床肉眼送材常为炎性肉芽组织,掺杂糠皮样角化物和胆固醇结晶,很少有完整肿块。其光镜下典型结构是,**炎性肉芽组织围绕的表皮样囊肿样结**

构。鳞状上皮基底平直无上皮脚,而腔面表层有大量葱皮样角化物。本病先天性者上皮层次薄,约 3~6 层,后天性者可厚达十数层。当囊壁破后可引起巨细胞反应和继发感染。

240. 鼻唇囊肿

(1)"**鼻唇囊肿**"发生在鼻前庭和口唇之间软组织内,被认为是在胚胎发育期,内、外鼻突和上颌突融合过程中被嵌入的上皮灶发育而成。

(2)病变为一囊性肿物,囊壁内衬立方或纤毛柱状上皮,有时可见上皮下还有黏液腺,有的具丰富的顶浆分泌腺。

241. 鼻前庭囊肿

(1)"**鼻前庭囊肿**"位于下鼻道下侧壁到鼻前庭处的黏膜下,多见于青年,表现为鼻翼肿胀变形。

(2)光镜下病变见囊肿壁为纤维组织,可伴有慢性炎细胞浸润,内衬鳞状上皮或柱状上皮,囊内有淡黄色液体。

242. 鼻腔及鼻副窦息肉

(1)鼻腔及鼻副窦息肉属非真性肿瘤,多为创伤、感染、过敏、黏液潴留等因素,综合作用,局部增生所形成的,有蒂或无蒂的,白色光滑半透明的瘤样病变。

(2)表面被有呼吸道上皮,可糜烂可鳞化,基本病变是间质程度不同的炎性充血水肿,各型炎细胞浸润、纤维组织和腺体增生。

(3)依据各自病变的不同有各种分类,如水肿型(常称过敏性息肉,有较多嗜酸性粒细胞浸润)、**纤维增生型**、**腺体增生型**、**血管瘤样型**、**炎性息肉**、**鼻后孔息肉**(多为上颌窦长蒂息肉伸入鼻咽部)等。可伴有囊性变。

(4)另有一型"**间质异型核细胞型息肉**",为水肿型,在其病变间质中出现大小不等的异型、核深染的细胞散在,甚至有怪异的巨核细胞出现。电镜发现,其性质上属肌成纤维细胞,没有预后意义,但常被误诊为肉瘤。

243. 鼻腔及鼻副窦内翻性乳头状瘤

(1)鼻腔及其鼻副窦可有三型乳头状瘤,即"**外生型乳头状瘤**"(同皮肤。但被有假复层纤毛柱状上皮或鳞状上皮和移行上皮团)、"**内生型乳头状瘤**"和"**混合型乳头状瘤**",统称为"**呼吸上皮乳头状瘤**"。

（2）"内生型乳头状瘤"即"内翻性乳头状瘤"。其主要病变是呼吸道上皮基底层增生向上皮下，下陷到固有膜结缔组织间质中，先形成单纯隐窝，再增生皱折形成内翻性乳头团，故而得名。

（3）内翻性的乳头可为实性团块或有血管纤维轴心，一般较短，不分支。

（4）乳头的上皮细胞团块可以是鳞状上皮，但**多为移行上皮**，其表面或上皮团块中央可形成腔隙，内衬假复层柱状纤毛上皮。急慢性炎细胞浸润可有可无。

（5）**内翻性乳头状瘤**恶性的指标是上皮细胞的异型（可分轻、中、重）和突破基底膜呈浸润性生长。

244. 鼻腔和鼻副窦威哥耐尔（Wegner）肉芽肿

（1）**"威哥耐尔肉芽肿"**于 1931 年首先报道，1945 年正式定名，至今病因不清，说法不一。目前，威哥耐尔肉芽肿**基本上被认为是自体免疫性疾病**，多见于青中年，男多于女，发病部位主要在耳、鼻、喉区，上呼吸道占 60%～95%。主要侵犯鼻腔、鼻副窦、鼻咽、喉部和中耳，其次有眼、皮肤、关节，少见部位有肺、肾、消化道、心脏。鼻部的可累及颈淋巴结，肺部的可累及纵隔淋巴结。

（2）不管发病在何处，**光镜下其基本病变是坏死性肉芽肿伴发坏死性血管炎**。①坏死性肉芽肿改变：可以是纤维素样坏死或微脓肿形成，含有多种炎细胞浸润，如中性白细胞、嗜酸性粒细胞、淋巴细胞、浆细胞、组织细胞及多核巨细胞等。②坏死性血管炎改变：可以是小动脉或小静脉或毛细血管，均有纤维素样坏死和管壁的全层炎细胞浸润。

（3）许多学者认为活检应要求尽可能多取材，取材也尽可能大些，甚至需要连续切片以观察血管的变化。如果条件允许时应主动做弹力纤维染色，以明确判定有无血管弹力纤维破坏，这对确诊具有十分重要的意义。

245. 鼻恶性肉芽肿

（1）**"鼻恶性肉芽肿"**是指鼻面部一组进行性破坏性疾病。1806 年就有报道，百余年来研究颇多，但在相当长一段时间内概念十分混乱，据不完全统计，命名至少有 27 个。**常用的有"坏死性肉芽肿"、"面部特发性肉芽肿"、"鼻中线性网状细胞增生症"**（简称鼻中线恶网）、**"致死性中线性肉芽肿"**等。现已证实这组病变中除部分自身免疫性疾病，应称**"威哥耐尔芽肿"**外，其他大部分均为**恶性淋巴瘤**。主要是**"外周性 T 淋巴瘤"或"NK 细胞淋巴瘤"**等，也有**"弥漫性大 B 细胞淋巴瘤"**和**"富于 T 细胞的 B 细胞淋巴瘤"**的个例报道。

（2）恶性肉芽肿主要发生于鼻腔、鼻副窦黏膜，可逐渐扩展至鼻咽、咽、腭、面、眼等部。患者发热、鼻塞、流浆液性血性液。鼻黏膜坏死、溃疡，可破坏鼻软骨、骨组织、鼻中隔等，甚至脑部受累，恶病质死亡。多见于中青年男性。

（3）**本病的恶性淋巴瘤具有一定的临床病理特点**：①瘤组织往往不形成瘤结，而是弥漫浸润于固有组织中；②常伴有大片坏死；③瘤细胞多形性明显；④多数为 T 细胞性；⑤瘤细胞亲血管性；⑥半数患者其病变局限于鼻腔、鼻咽，其余患者则很快扩散至全身而致死。

（4）**光镜下**见，在弥漫性肉芽肿性炎的基础上伴大片坏死和淋巴瘤的异型瘤细胞的特点。（详见本荟萃第 335 题下相关叙述）

246. 喉息肉（喉小结、歌唱家结节）

（1）"喉息肉"主要发生于声带的前 1/3 和前联合处，多为双侧。靠后者常为单侧，有观点将其分出单独称为"声带息肉"，其病理改变相似。

（2）主要病变是水肿，血管高度扩张，纤维组织增生和出现多少不等的玻璃样物质沉着，故依此可将息肉分为上述多型，如**水肿型、血管型、纤维型、玻变型**等。

（3）表面均被覆萎缩变薄的鳞状上皮，可角化和角化不全。

247. 扁桃体慢性炎症

（1）扁桃体依部位可分为**腭扁桃体、咽扁桃体、舌扁桃体、管扁桃体**（咽鼓管口后）和**咽侧淋巴带**（咽外侧壁咽腭弓之后）。

（2）均可发生相似的一般慢性炎症改变，与年龄和病程反复多少有关。

（3）一般可分为**"增生肥大型慢性扁桃体炎"**（多为儿童青年）、**"纤维型"**（多为成人、老人和反复发作者）和**"混合型"**。还可形成**"扁桃体息肉"**。

（4）"增生肥大型慢性扁桃体炎"的主要病变是：淋巴组织增生，滤泡增多、增大，生发中心扩大，巨噬细胞活跃，急慢性炎细胞浸润，甚至上皮内浸润。纤维型者则变硬变小，淋巴组织萎缩，纤维结缔组织增多，瘢痕形成，隐窝变深粘连，甚至形成囊肿等。

248. 上呼吸道浆细胞瘤

（1）上呼吸道是**髓外浆细胞瘤**的最多见的部位，但其发病率却很低。多发生在鼻腔和鼻副窦，也可发生在喉、咽、气管、支气管等部位，**属低度恶性肿瘤**，多见于老年人,病程可经过多年,其中相当一部分发展成为**"全身性多发性骨髓瘤"**,术后易复发。有些观点直接将其称为"浆细胞肉瘤"。

（2）本病**光镜下**主要由分化程度不同的尚未成熟的浆细胞组成。分化好的可极似成熟浆细胞。分化差的浆细胞特征性改变不明显,核浆比增大,可为红细胞的 1～4 倍,出现大红核仁、双核、核异型和核分裂象等异型性表现,却极少能见卢梭氏小体,胞浆偏嗜碱。这些浆细胞不成熟的特点对预测转化为多发性骨髓瘤来说有一定参考意义。

249. 鼻咽癌

（1）鼻咽癌是鼻咽部最常见的肿瘤,主要发病于东南亚诸国,我国以华南各地多见,尤其是广东、广西最高。在广东省占活检诊断恶性肿瘤首位。好发于鼻咽顶部、外侧壁和咽隐窝。发病隐蔽初无症状,常以颈上部淋巴结转移就诊而确诊。后期常出现阻塞和脑神经Ⅲ、Ⅴ、Ⅵ、Ⅸ、Ⅹ受损的表现。绝大多数与EB病毒感染有关。

（2）多年来,关于鼻咽癌的概念和分类有众多研究,但说法不一,反复多变,难得统一。从广义来讲,应包括鼻咽部所有上皮来源的恶性肿瘤。而从狭义来讲,仅限于发生在鼻咽部特殊形态的癌瘤,即过去常说的**"淋巴上皮癌"**。WHO2006 将鼻咽癌界定为"发生在鼻咽部黏膜的癌,在光镜和超微结构中被证实具有鳞状上皮分化。它包括鳞状细胞癌、非角化性癌（分化型或未分化型）和基底样鳞状细胞癌"。仅在 WHO1991 分类基础上增加了一种"基底样鳞状细胞癌"。其他一直沿用至今。这个**概念明确的排除了鼻咽部发生的腺癌和涎腺型癌**。

（3）鼻咽部"鳞状细胞癌"相当于 WHO1978 分类中的 WHO1 型,又可分为高、中、低分化三种,其改变及基底样鳞状细胞癌均相同于其他各处同类肿瘤的一般规律,这里不再赘述。

（4）鼻咽部"非角化分化型癌"相当于 WHO1978 分类中的 WHO2 型。癌细胞缺乏鳞状分化,但有一定的成熟性,细胞境界清楚,呈复层条索状相互交错,无黏液、无腺样分化。对放疗敏感性不等。

（5）鼻咽部**"非角化型未分化癌"**,是我们在这里讨论的重点,相当于WHO1978 分类中的 WHO3 型,亦即以往常说的**"淋巴上皮癌"**。（也有观点认为它是一种分化极差的鳞癌）,**光镜下**见其癌细胞大、圆、卵圆或梭形,浆丰、界不清,淡嗜酸性染色,核圆、卵圆或梭形,核内染色质少,着色浅呈空泡样,核膜厚薄不均,有明显嗜酸性大红核仁。有时尚可见特别巨大、高度空泡变的巨泡状核细胞。这些癌细胞呈大小不一的合体性巢状结构,其间有多少不等量的淋巴细胞散在浸润,核分裂象少见,无坏死,巢周界限常不清。可有少数较大胞浆嗜酸或嗜碱或嗜双色的细胞,有向鳞状细胞分化的倾向。**当泡状核细胞占优势时可称为"泡状核细胞癌"**。应注意与免疫母细胞性淋巴瘤区别。"淋巴上皮癌"预后比鳞癌好,放疗 5 年存活率近半。

250. 支气管炎性息肉

(1)"支气管炎性息肉"罕见,多为支气管镜检送材,是发生在大支气管突入腔内的一种息肉样病变。

(2)其病变与发生在上呼吸道者相似。表面被有纤毛柱状上皮,可以鳞化,息肉内有肉芽组织形成,间质水肿和明显的急、慢性炎细胞浸润,可伴纤维组织增生。

第九部分 | 骨、软骨、关节及其周围肿物送检光镜下诊断要点

251. 骨母细胞、骨细胞和破骨细胞的形态要点

(1)"骨母细胞"是幼稚的骨细胞,又称"成骨细胞",是由位于滑膜内梭形的干细胞叫"骨祖细胞"在必要时分化而来。体积较大,约 $15\sim20~\mu m$。HE 切片上静止时常以单行排列在骨小梁的边缘,或骨膜下为扁梭形,但在骨组织生长时期、再生修复或病理性反应性增生时则增生活跃变为立方、矮柱状、菱形或多角形,浆丰、略嗜碱,染成深伊红色,含有大量碱性磷酸酶。核圆、肥胖、深染、居于细胞质远离骨表面的一端。尤其是会整齐地出现在新生骨小梁的周边。

(2)"骨细胞"为包埋于骨基质内的细胞,是骨组织的基本细胞。呈多突起状,单个散在于骨板内或骨板间,胞体所在的空隙叫"骨陷窝",核扁圆,浆弱碱,其胞体的多个突起伸入的空间叫骨小管。骨细胞是骨母细胞因产生和分泌骨基质于自身周围逐渐形成骨样组织,继之钙盐沉积演变成硬的成熟骨组织后,失去了造骨能力转变而成的。骨细胞具有一定的溶骨和成骨作用,参与钙、磷平衡调节。

(3)"破骨细胞"是一个体积巨大的多核巨细胞,大小约 $20\sim100~\mu m$,6~50 个核,核形规则一致,为圆或卵圆形而集中于细胞中央,是由单核巨噬细胞融合衍化而来。HE 染色浆嗜双色,边缘有多数皱褶的缘,从而贴紧骨小梁的浅凹,并借其分泌的溶解酶发挥重吸收作用而破骨。正常情况下很少出现。它和骨母细胞可随机体的需要而相互转化。

252. 骨基质、骨样组织和骨组织的形态要点

(1)"骨基质"简称骨质,由成骨细胞所分泌,包括有机成分和无机成分,含水极少。有机成分包括骨胶原纤维和无定形物质,主要为 I 型胶原蛋白(类同一般胶原纤维)。无机成分为骨盐,主要是钙磷元素,以羟基磷灰石结晶的细针状形式存在,沿胶原原纤维长轴排列分布并紧密结合,HE 染色为嗜酸伊红染

均质凝胶状,初始产生为无结构小点片,增多后形成珊瑚状或花边状,进而融合成条片,成骨细胞包埋于其中,称为"类骨质"或"骨样组织"。随着钙盐有序地沉积,逐渐骨化变硬而转变为"骨组织"。

（2）"骨样组织"是尚未被钙盐沉积或沉积不全的新生骨基质,HE 染色光镜下为浓稠红色的有机成分。骨基质中包埋着骨母细胞,通过不断的改建也可形成骨样骨小梁。

（3）"骨组织"为钙盐沉积过后的骨样组织。新形成的骨组织其内胶原纤维杂乱排列称为"交织骨",成熟之后的骨胶原纤维排列呈树干的年轮状谓之"板层骨"。

 253. 死骨的形态要点

（1）**坏死的骨即"死骨"**,大范围者称为死骨片,肉眼见为淡黄色（活骨为灰白色）,常有臭味,外围呈锯齿状或虫蚀状。为破骨吸收所致。

（2）光镜下死骨见骨细胞消失,仅见空隙状骨陷窝,骨基质着色较深,骨纹理（即板层结构）消失,偶在坏死骨小梁边缘见到破骨细胞却无骨母细胞。

（3）过度脱钙制片的活骨和死骨均看不到骨细胞,但染色性不同,可见活骨多均匀一致,而死骨着色很不一致。骨纹理亦不同,活骨有保存完好的骨纹理,而死骨却无骨纹理。

254. 软骨母细胞、软骨基质和软骨细胞的形态要点

（1）"软骨母细胞"又称"成软骨细胞",亦是由"骨祖细胞"分化而来,细胞呈一致性卵圆形,浆丰、微酸、界清,核肾形、卵圆或不规则形,核仁不明显。软骨母细胞分泌软骨基质。

（2）"软骨基质"由软骨母细胞产生分泌。软骨基质由Ⅱ型胶原（细纤维）、韧性凝胶状软骨黏蛋白和硫酸软骨素 A、C 等组成。它们折光率一致,呈均匀半透明样,细胞周的腔隙称"软骨陷窝"。

（3）"软骨细胞"是软骨中唯一的细胞类型,**被包埋在软骨基质中**,由软骨母细胞分泌软骨基质于自身周围演变而来。细胞周有腔隙出现称为"软骨陷窝"。软骨细胞的大小、形状和分布有一定规律,软骨周边较幼稚,细胞较小,呈扁圆形,单个分布,陷窝不明显。越靠近软骨中央越成熟,细胞越大,逐渐变成圆形或椭圆形,多为 2～8 个聚在一起,由软骨细胞分裂而来,而且保留有分泌软骨基质的能力,故称"**同源细胞群**",这点与骨细胞不同。成熟软骨细胞的核小而圆,可见 1~2 个核仁,胞质弱碱性,陷窝周围硫酸软骨素较多而呈强碱性,形似包囊故称"软骨囊"。

255. 软骨组织的分类和形态要点

软骨组织由"软骨细胞"和"软骨基质"构成。软骨组织连同周围的软骨膜构成软骨,软骨组织根据软骨基质中所含纤维成分的不同可分为三种:

(1)"**透明软骨**":因新鲜时半透明而得名,分布较广,构成肋软骨、关节软骨、呼吸道内软骨等。抗压性强,有弹性和韧性,由交织排列的Ⅱ型胶原蛋白聚集而成。因为纤维细,折光率和基质相同,所以 HE 切片不能分辨。基质中含大量水分是其半透明的重要原因。

(2)"**纤维软骨**":分布于椎间盘、关节盘及耻骨联合等处,结构特点是有大量平行或交叉排列的胶原纤维束,韧性强大,乳白色不透明,软骨细胞少,成行分布于束间,基质少,弱嗜碱性。

(3)"**弹性软骨**":分布于耳郭、咽喉及会厌等处,因具较强弹性而得名,新鲜时为不透明的黄色,结构特点是含大量交织分布的弹性纤维,在软骨中部更密集。

256. 骨纤维结构不良

(1)"**骨的纤维结构不良**"即"**骨的纤维异常增殖症**",其本质是原因未明的非瘤性病变。好发于股骨、胫骨、肋骨、颌骨。男女相当,年龄多在 30 岁以下,常并发病理性骨折。有时伴色素皮肤沉着和性早熟表现,三者合称"阿尔勃莱特(Albright)氏综合征"。

(2)**基本病变是大量增生的梭形纤维样细胞和不成熟的骨小梁不同比例混杂构成**。X 线上位于骨干或干骺端的中央,骨骺板不受侵犯,为一透明或半透明的玻璃样阴影,骨皮质膨胀变薄或消失。切面灰白质硬韧,有沙砾感,髓腔消失,可有出血和小囊变。

(3)光镜下梭形纤维细胞似成纤维细胞成束状、漩涡状或不定型排列,常见含铁血黄素沉着。梭形细胞间杂乱散在一些幼稚的骨小梁,比较纤细,其宽度约为正常骨小梁的 1/3~1/2,形成"C"形、"S"形、"O"形、"Y"形,鱼钩状、逗点状等形状。

(4)这些**幼稚骨小梁周边,大多不见成行整齐的骨母细胞围绕,或基本无骨**母细胞,属纤维性成骨,一般不形成成熟的板状骨,与周围梭形细胞有直接移行过渡,小梁内骨细胞肥大而圆,不钙化或仅有不同程度的钙化。

257. 骨化性纤维瘤

(1)此为纤维组织与骨组织所构成的成骨性肿瘤,即 WHO 分类中所说的"骨性纤维结构不良",但以"骨化性维维瘤"称谓为好。这与本题下瘤样病变的"骨的纤维结构不良"不是同一种疾病,切勿混淆。好发于 30 岁以下青少年的胫骨和颌骨,女多于男,刀切时常有沙砾感。

(2)光镜下主要病变是在纤维性间质中均匀分布有成熟的骨小梁(WHO中称"骨针")。X 线所示与"骨的纤维结构不良"十分相似,但骨小梁不如骨的纤维结构不良那样纤细有特征。

(3)纤维成分类似纤维瘤、细胞较纤细,纵横交错,疏密不等。

(4)骨小梁周旁,整齐地排列着骨母细胞和不等量的破骨细胞,多数小梁中央部是纤维性骨,其外围则向板状骨过度,可找见完全成熟的板状骨。

(5)"骨化性纤维瘤"为良性肿瘤,但常具有侵袭性,可进行性破坏骨质,刮除易复发,尤其是长骨。

258. 非骨化性纤维瘤

(1)"非骨化性纤维瘤"即"干骺端纤维性缺损",好发于 20 岁以前的青少年,男多于女,多在四肢长干骨的上或下 1/3,距骺板 3～4 cm 处,尤以股骨、胫骨、腓骨多见。

(2)X 线上表现为界限清楚的偏心性骨皮质缺损的阴影,周围有硬化带,可有骨嵴分隔,边缘锐利硬化,当病灶增大突入髓腔时即称为"非骨化性纤维瘤"。

(3)光镜下基本病变为富于梭形结缔组织细胞的纤维束编织而成或漩涡状结构,相似于纤维瘤,可出现车辐状或礼花炮样结构。

(4)易见核的正态分裂象但无细胞异型,若无并发症则无新生骨出现是一大特点,但瘤周可有反应性骨质增生的骨小梁。

(5)可见梭形成纤维细胞转化成泡沫细胞,亦可吞噬含铁血黄素或胆固醇结晶,可见小型多核巨细胞(3～10 个核)。

259. 良性骨瘤

(1)良性"骨瘤"为由致密骨组成的外突性肿块。多发生在颅面部。以往被认为是膜性成骨过程中异常所形成的骨的良性缓慢性隆起的良性肿瘤。多儿童时发生,成人时就诊。质地坚硬、随骨骼发育成熟而停止生长。上面的论述在 **WHO 新分类中已被删除,认为不是真性肿瘤**。

(2)X 线为致密骨的突起,颅骨者可突向颅外亦可突向颅内,尤似贴覆于表面的硬骨块。

(3)**光镜下**主要病变是骨膜下不规则的,多少不等、粗细不同、长短不一、杂乱排列的成熟的板状骨小梁。

(4)小梁间可有疏松的纤维血管组织,**无红骨髓、黄骨髓,并绝无哈佛氏系统**。

260. 良性软骨瘤

(1)**"良性软骨瘤"**为软骨发生的良性肿瘤。好发于 10～40 岁男女手足的短骨,亦可发生于长骨。

(2)此瘤可单发,可多发,**多发的称为"软骨瘤病"**。可自软骨膜发生,向骨外生长,称**"外生性软骨瘤"**或"骨膜性软骨瘤",表面有骨膜覆盖。但多发生于骨干的骨髓腔而膨胀生长,皮质变薄,称为"内生性软骨瘤"或"中心性软骨瘤"。

(3)"内生性软骨瘤",年龄偏轻,生长缓慢,但搔刮术后易复发,而且其生长较前更为迅速并提高了恶变机遇。若为**"软骨瘤病"**者(**全身多骨发生**)则极易**恶变**,约占 5%～10%。

(4)X 线检查其内生者常在骨髓管内出现圆或卵圆透亮区,边缘整齐皮质变薄,但很少完全破裂,如同蛋壳状。外生者则为皮质向外扩张变薄,边缘整齐的蛋壳样。

(5)**光镜下**见**肿瘤主要为透明软骨样组织**。软骨细胞圆或卵圆,浆丰、核圆位中央,核周有空泡,细胞间是淡蓝色均匀的软骨基质,可伴钙化和软骨内成骨,可转化为梭形黏液基质。

(6)软骨瘤的透明软骨与增生的软骨其区别在于:有纤维组织围绕的分叶结构;细胞分布杂乱、密疏不一;细胞陷窝可有可无;有的陷窝有数个细胞;外生性者细胞无间变,而内生性者可有轻度间变等。

(7)值得注意的是,一些内生性软骨瘤,可以形态良性而生物学行为恶性。下列情况**可提供考虑为恶性**:发生于盆骨、肋骨、胸骨、椎骨者;长骨骨膜下直径大于 8 cm 者;发生于长骨 X 线见穿破皮质者;肿瘤生长中突然加快者;成年后发病者;宿主骨哈佛管内出现瘤细胞者等。

261. 软骨母细胞瘤

(1)本瘤少见,占原发性骨肿瘤不到1%,因形态与"骨巨细胞瘤"有相似之处,故过去曾将其归属于巨细胞瘤的一个亚型。1942年经组织培养认为来自胚胎性软骨而分出,单独命名为**"软骨母细胞瘤"**。

(2)此瘤80%发生在10～20岁,男是女性2倍,绝大多数肿瘤位于长管骨的骺端,依次好发于股骨下端、上端、肱骨上端、胫骨上端。X线显示骺端偏心性、溶骨性破坏的透亮区、界限清楚、周围硬化形成蚌壳状或扇形骨壳,有时呈分房状,无明显骨膜反应。肉眼观圆、椭圆形分叶状。切面有沙砾感。

(3)**光镜**下见肿瘤主要由软骨母细胞和多核巨细胞构成。软骨母细胞密集,形态均匀一致,异型不明显,可有不完全分叶。瘤细胞中等大,圆、卵圆或多角形,界清;核大、深染、居中、圆或卵圆、肾形,常有纵沟,含1个或数个不明显核仁。**细胞间可见少量不典型的软骨样基质,常有钙化,呈蓝色线状围绕着细胞即形成所谓"格子钙化"**成为本瘤的一大特点。细胞间和小叶周围常见体小、核数少、分布不均或灶性聚集的多核巨细胞,它们的核有些和软骨母细胞的核相似。

262. 良性骨样骨瘤

(1)**"骨样骨瘤"为膜性成骨中生成的生长缓慢的良性肿瘤。**多发生在10～30岁的男性。其生长有自限性,即在体内存在数年,且其体积也很少超过1 cm。如病变相同而**直径大于2 cm时,则改用"骨母细胞瘤"**的诊断。

(2)本病最常见于长骨干,如股骨近端、胫骨近端、肱骨的干骺端皮质内。**疼痛是一大突出特点,特别是在夜间加重,阿斯匹林可迅速缓解这种剧烈疼痛。**

(3)X线为在长骨皮质上圆形透明缺损巢,周围绕以反应性硬化骨,巢中心可有钙化,而形成典型的"鸡眼征",刀切时有沙砾感。

(4)**光镜**下见刮治送材的切片中,**主要为反应骨和小梁状骨样组织。**完整大块骨切片则见反应性新骨中包绕一个界限清楚的瘤巢组织,二者之间为薄层纤维血管组织。瘤巢为纤细粗细不均、排列不规则或呈放射状的骨样组织小梁相互连结吻合成网,小梁表面有较肥胖的骨母细胞围绕,细胞无异型,可有不同程度钙化。

(5)瘤巢中这些小梁虽然可有不同程度的钙化和编织骨形成,但达不到正常骨小梁结构成熟的水平。周围可有骨母细胞但不多,这和骨母细胞瘤中骨母细胞丰富不同。小梁中也不见陷窝和骨细胞。这些都显示其成骨过程不成熟、不完全。沙砾感即为新生的骨小梁。

（6）肿瘤周围可有粗大不规则的反应性增生的新骨，表现为致密宽厚的板状骨小梁。

🔬 263."良性骨母细胞瘤"和"侵袭性骨母细胞瘤"

（1）**"骨母细胞瘤"**是由骨母细胞增生所形成的一个骨性肿瘤，直径均在 2 cm 以上，可以达 12 cm。因组织学上类似于"骨样骨瘤"故又称"巨大骨样骨瘤"。其相互之间的关系，至今说不清楚。

（2）好发于 10～30 岁，30 岁以下者占 75％。我国患者 50％ 发生在长管骨，其中 74％ 在股骨和胫骨并主要在其下端，这和骨样骨瘤主要在其近端不同。发生在脊柱者又多在椎体的附件上。一般表现为局部持续性钝痛，不如骨样骨瘤那样夜间加剧和使用阿司匹林能迅速缓解（久服后可渐失效）。

（3）X 线为偏心性、膨胀性、溶骨性破坏，边界清楚，周围有薄层反应骨包绕。无骨膜反应及软组织肿块。

（4）**光镜**下见"骨母细胞瘤"组织形态与"骨样骨瘤"组织形态基本相似，但主要由丰富的骨母细胞、骨样组织和编织骨构成，间质疏松由纤维组织和丰富的薄壁血管组成，远较"骨样骨瘤"为多，并可见破骨细胞。"骨母细胞瘤"周边和硬化骨分界清楚，不浸润周围骨质。骨样组织和骨小梁分布不规则，可有不同程度钙化，其周边排列有大量体积肥大活跃的骨母细胞，核圆、卵圆或梭形，形态一致无间变，偶见核分裂象。

（5）部分"骨母细胞瘤"患者，在局部彻底刮除术后 10 个月到 2 年，有局部浸润复发，但一般不远处转移。这种患者瘤结 X 线多见于较大者，直径平均 8.4 cm，多数学者主张采用**"侵袭性骨母细胞瘤"**为好，而不赞同"恶性骨母细胞瘤"的提法。其镜下可见部分区域与一般骨母细胞瘤相同，部分区域较富于细胞，而且细胞大，是一般骨母细胞的 2 倍，胞浆丰富，嗜酸或透明，核大、深染、居中或偏位，似浆细胞，易见核分裂，但不出现病理性核分裂和瘤巨细胞。瘤细胞常产生细小、不规则针状骨样细胞。一般不出现软骨成分。

🔬 264. 良性骨软骨瘤

（1）**"骨软骨瘤"**即常说的**"外生性骨软骨疣"**。瘤体呈蘑菇状，以一柄与骨皮质相连，可单发或多发，单发者较小，多发者较大且与遗传有关，易恶变，但在儿童期要诊断恶变为"软骨肉瘤"者,应该特别小心。

(2)大多儿童期发病,随年龄日渐增大而无不适。好发于四肢长骨干骺端,尤其股骨下端、胫骨上端肌肉附着处。

(3)X 线表现为干骺端附着的有蒂无蒂的突起的界限清楚的肿块。瘤顶透亮,瘤体为海绵状骨结构。肉眼见垂直断面有**典型的三层结构,表面灰白纤维包膜,中层透明软骨帽盖,基底则为海绵骨构成的大部瘤体。**

(4)**光镜下亦为上述三层结构,**有时骨和软骨可混杂。当"骨软骨瘤"的软骨帽厚度超过了 3 cm 时,应警惕恶变的发生。

265. 骨巨细胞瘤

(1)**"骨巨细胞瘤"为骨的侵袭性肿瘤。**98%发生在骺板闭合后发育成熟的骨,**故好发于 20~40 岁,**女多于男,其他年龄罕见。对任何一例 17 岁以下男性或 15 岁以下女性患者,诊断为骨巨细胞瘤均应给予高度怀疑其真实性,因为此年龄段确实太少发生此瘤。

(2)病变的部位除中耳的几个小骨之外,全身骨骼均可受累。但主要在长骨的骨骺端,尤以股骨下端,胫骨上端,桡、尺骨下端为多,占 60%。发生在脊柱者女性居多,几乎总是在椎体,55%发生在膝关节。

(3)X 线上**病变在长骨的骨骺端靠近骺板,**为偏心性膨胀性溶骨性病变,呈肥皂泡样的囊肿性阴影。可皮质变薄如壳,并**几乎毫无例外的可破坏骨骺**(如果一个骨巨细胞瘤不累及骨骺,这个诊断是值得怀疑的,而应考虑骨肉瘤等其他病变),瘤组织亦可穿过皮质侵入软组织。

(4)**光镜下病变特点:由肥大的梭或卵圆形单核的基质细胞和大量多个单核基质细胞融合而成的破骨细胞型多核巨细胞构成,**其间富于血管。两者核的形态和结构是一致的。几乎每例均可见到核分裂,一般 1~10 个/10HPF。

(5)**基质细胞为其主要肿瘤细胞,**常见核分裂象,其多少和形态决定着恶性程度的高低。基质细胞为梭形,稀疏、无异型、核分裂象少,恶性程度低。而巨细胞变少、变小,基质细胞变圆、变密、异型、核分裂象增多,则恶性程度高。应指出的是,**本瘤中血管浸润与预后无平行关系,**这和一般病理概念不同。另外本瘤出血相当多见,但坏死少见。凡坏死突出的骨巨细胞瘤要特别注意观察间质细胞的异型性,当心有骨肉瘤的可能。

(6)骨巨细胞瘤除非并发骨折者,一般情况下不出现软骨灶。但 40%~50%的患者可出现多少不等的骨样组织或骨小梁,多在肿瘤周边。如果这些骨样组织或骨小梁以裸露的方式出现(即无骨母细胞围绕)或出现软骨成分均提示有骨肉瘤的可能。在诊断时切记三思。

(7)近年来通过 DNA 研究的结果支持骨巨细胞瘤属于低度恶性肿瘤的观点。以往此瘤所分的三级已无意义。**目前认为:Ⅰ级实为潜在恶性;Ⅱ级实为低度恶性;Ⅲ级为"恶性骨巨细胞瘤"**。还应注意的是,此瘤的**细胞形态与生物学行为亦有分离现象**,故诊断时应考虑生物学行为。

266."骨肉瘤"和"去分化皮质旁骨肉瘤"

(1)**"骨肉瘤"是指肿瘤细胞直接形成骨样基质的恶性肿瘤**。多发生在长骨的干骺端膝、肩部。偶可发生在骨外软组织和脑组织。好发于 10～25 岁青少年,男稍多于女,单发为主。

(2)从髓腔发生者称**"中央性或髓性骨肉瘤"**;从髓外如骨膜、骨皮质发生者称**"浅表性或外周性骨肉瘤"**。绝大多数发生于正常骨,故称**"原发性骨肉瘤"**。少数发生在骨组织某种病变基础上,称为**"继发性骨肉瘤"**。此外骨肉瘤还依据其发生部位或形态等的特点,又有许多传统的亚型命名,如**"恶性纤维组织细胞样骨肉瘤"、"血管扩张型骨肉瘤"、"骨内高分化骨肉瘤"、"小细胞性骨肉瘤"、"皮质旁骨肉瘤"、"骨膜骨肉瘤"、"皮质内骨肉瘤"、"高恶浅表性骨肉瘤"、"颌骨骨肉瘤"、"颅骨骨肉瘤"、"脊柱骨肉瘤"、"手足小骨骨肉瘤"**等,但它们的基本改变是一致的、相同的,只是各有特点、大同小异。因此理解记住共同规律特点是极其重要的。

(3)X 线上表现为骨质破坏的密度减低,呈筛状或虫蚀样改变和新骨形成的密度增高,呈絮状、云雾状阴影或硬性骨同时并存的现象。因肿瘤的刺激或穿破皮质常可刺激骨膜引起反应性新骨形成,在阴影内有皮质表面向外伸展的垂直于骨干或斜行的骨质条索,尤似日光放射状。**增生的骨质掀起骨膜呈三角形**,故称考得曼氏三角(Godman's)。

(4)**光镜下组织学的病变相当复杂,但概括起来很简单:即以多形性成骨性肉瘤性结缔组织细胞为背景,其中散在或多或少,分布不均的由这些肿瘤细胞所直接形成的肿瘤性的成骨现象**。更简单地说,即多形性肉瘤伴发肿瘤性成骨。

(5)**"多形性成骨性肉瘤"背景富于血管,瘤细胞形态多种多样,单核、多核、瘤巨等细胞均可出现,核大、深染、畸形、大小不一,较多的核分裂象等,但胞浆均弱嗜碱性**,常伴有出血、坏死。

(6)**诊断骨肉瘤的关键**,也是最必需的条件在于对肿瘤性成骨的辨认。瘤

128

性成骨最初是在细胞间出现瘤细胞直接分泌、析出的骨样基质,形成呈均质无结构粉红染色的小点片,以后逐渐增多相互连接,则在瘤细胞间形成珊瑚状或花边状,进而融合成片块状或条索状物;部分瘤细胞则包埋其中,而且绝大部分保留其异型性(与小梁外一致),继而形成肿瘤性骨小梁;其周围缺乏正常的**骨母细胞**,可以发生不均匀的钙化。此即"**骨母细胞型骨肉瘤**"。骨母细胞型骨肉瘤是骨肉瘤最常见类型,占 36%~50%,其瘤细胞为圆、卵圆或多边形,胞浆略嗜碱,核圆或卵圆形,染色质粗,核膜厚,可见 2~3 个明显核仁,分裂象多见。可有肿瘤骨形成。

(7)可有肿瘤性软骨形成,即肿瘤内出现大量软骨肉瘤成分,但同时存在明确的骨肉瘤成分,此即"**软骨母细胞型骨肉瘤**",占骨肉瘤的 16%~27%。

(8)有时肿瘤中大部分瘤细胞为梭形,呈弥漫性或青鱼骨状排列称为"**成纤维细胞型骨肉瘤**",约占骨肉瘤的 18%~23%。当瘤内出现较多的多核瘤巨细胞时则称"**巨细胞型骨肉瘤**"。

(9)"**去分化皮质旁骨肉瘤**",即经典的"**皮质旁骨肉瘤**"内出现低分化高度**恶性的肉瘤成分**,如纤维肉瘤、恶性纤维组织细胞瘤和骨肉瘤。放射学改变为在致密肿块影内出现低密度区,特别是肿瘤深部出现溶骨性改变者,应考虑伴去分化之可能。这时其生物学行为与传统骨肉瘤一样预后不良。而"**皮质旁骨肉瘤**"(又称"**骨旁骨肉瘤**")典型者表现为分化良好的纤维肉瘤背景上出现大量细长的骨小梁,少数为岛状。骨样组织或骨小梁,周界不清和周围梭形细胞有过渡现象,小梁内细胞小、缺乏异型性,即瘤骨的所谓"正常化",故其预后较好。**去分化常发生在"皮质旁骨肉瘤"手术后复发者**,复发次数越多,伴去分化的危险性越大。

267. 骨化性肌炎

(1)"**骨化性肌炎**"为一反应性病变,多数有外伤史,是**发生于紧靠骨之肌肉或软组织内的孤立性、非进行性,有自限倾向的良性骨化性病变**。常见于青少年四肢深部软组织。因病变生长迅速,有活跃的成骨,特别是与相邻骨干相连时可引起骨膜反应,**极易与骨肉瘤相混淆而误诊**。

(2)X 线早期无特殊征象。通常在外伤 2 周后开始见到钙化点,随后逐渐出现骨化阴影。

(3)**光镜下典型期为分带状结构**。肿块中心见活跃增生的成纤维细胞,细胞密集核肥大,**细胞间散在小灶性骨样组织**,形似骨肉瘤样的成骨现象。**但愈**

向边缘细胞分化愈好,骨样组织愈成熟,最终在肿块边缘带,即肿块表面形成**骨壳**。肿块中心和表面之间为中间带,形成了骨化性肌炎这种特殊的向板状成熟骨逐渐分化过渡的能力。此类病变如果发生在皮下脂肪中,其机理相似,唯分带分层样结构不明显,又伴有脂膜炎故称为"骨化性脂膜炎"。此种情况多见于女性,以上肢多见,不要与主要发生于肌肉内的"骨化性肌炎"相混淆。

(4)少数病例亦有**恶变为成骨肉瘤的**,但应严格掌握其恶性指标,如分带消失、异型明显、核分裂象达 5 个/10HPF,出现病理性核分裂及骨样基质结构紊乱且不成熟,具有瘤性成骨的特征等。

268."软骨肉瘤"和"去分化软骨肉瘤"

(1)**"软骨肉瘤"**有原发性、继发性和皮质旁(即骨膜软骨肉瘤)软骨肉瘤之分。其中**"继发性软骨肉瘤"**多继发于**"多发性骨软骨瘤"**及**"多发性内生性软骨瘤"**。而"皮质旁软骨肉瘤"与"普通软骨肉瘤"相似,只是肿瘤结节常常侵入周围软组织而已。这里主要讨论的是"原发性软骨肉瘤"(又称普通软骨肉瘤),亦即 WHO2006 中所讲的专指以往正常骨的中央发生的软骨肉瘤,而以前的定义是泛指所有"原发性软骨肉瘤"。

(2)**"原发性软骨肉瘤"**占恶性骨肿瘤 20%,紧列**"骨髓瘤"**和**"骨肉瘤"**之后,**是第三种最常见的骨原发性恶性病变**,占所有软骨肉瘤的 90%以上,且50%以上是成年人和老年人。最常见的部位是骨盆的髂骨,其后依次是股骨近端、肱骨近端、股骨远端和肋骨,其他部位均罕见。

(3)原发性软骨肉瘤 X 线特点是长骨干骺端偏心性不规则透明的溶骨性缺损,夹杂一些棉絮状不规则的钙化点块,界限可清可不清,骨皮质增厚引起骨膜反应,并可穿破皮质骨在软组织中形成肿块,病变中可散在环状钙化。

(4)**光镜下**见瘤组织呈分叶状,由肿瘤性软骨细胞及软骨基质构成。小叶边缘区软骨细胞密集,而中央区稀疏,相应的软骨基质增多且易钙化。肿瘤性软骨细胞可为梭形、三角形或星形,核大、深染、呈轻到中度异型,常见双核细胞浸润渗透骨髓质和皮质,表现为肿瘤填充骨髓腔,使原先就有的骨小梁陷入肿瘤组织的包围中或穿透骨皮质侵入软组织。黏液样变或骨样基质液化是软骨肉瘤常见的特征,也可见到坏死和核分裂。

(5)诊断手足小骨的软骨肉瘤时上述改变中最显著的组织学特征是肿瘤穿透皮质侵入软组织以及在松质骨中的渗透。

(6)**依据肿瘤细胞核的大小,核染色程度和细胞密度等标准将软骨肉瘤可**

分为 1~3 级，这在判定组织学行为和预后方面是十分有用的，代表低、中、高恶性度。Ⅰ级（低恶）：肿瘤中可见巨核瘤细胞，偶见双核瘤细胞，无多核瘤细胞，常见钙化和骨化；Ⅱ级（中恶）：可见多数巨核瘤细胞，常见双核瘤细胞，偶见多核瘤细胞，钙化和骨化较Ⅰ级少；Ⅲ级（高恶）：瘤细胞异型明显，有多数巨核瘤细胞和双核瘤细胞，易见多核瘤细胞，不见钙化和骨化。它们的五年存活率分别是 78%、53%、22%。

（7）"去分化软骨肉瘤"是非常特殊的一个类型，瘤中可见"低级别（即高分化）软骨肉瘤"或"内生性软骨瘤"和高级别（即低分化）非软骨性肉瘤两种成分，相互比邻，骤然过渡，泾渭分明。后者高度恶性可以是纤维肉瘤，恶性纤维组织细胞瘤或骨肉瘤、横纹肌肉瘤等，多集中于肿瘤的边缘部分。

269. 骨尤文氏（Ewing's）肉瘤（ET）

（1）"骨尤文氏肉瘤"有传统和不典型之分，其起源众说纷纭，依然不清，目前多数学者倾向于神经外胚层起源，是至今认为最恶的骨肿瘤。好发于青少年儿童，20 岁以下占 80%，但很少小于 5 岁，男稍多于女，多在长骨的骨干或与干骺交界部。亦可发生在骨外软组织称"骨外尤文氏肉瘤"（EET）改变与 ET 相同。临床上常有疼痛、弛张热、白细胞增多、血沉下降。

（2）传统尤文氏肉瘤 X 线所见是在骨干或干骺交界处偏心的渗透性或虫蚀状溶骨性破坏。常伴有骨膜葱皮样多层骨膜反应，偶见骨肉瘤样的日光放射状。

（3）肉眼见在髓腔内和骨膜下，境界不清，灰白色，软而似脓样的肿瘤组织，常有出血、坏死、囊变，常侵犯软组织。

（4）光镜下肿瘤由大小相当一致，弥漫分布的小圆形细胞密集排列成索状、假乳头状或片状，其间有纤维分隔。瘤细胞可围绕小血管周形成假花环状或呈放射状的"血管外皮瘤"样排列。如果少数瘤细胞坏死，其周围有瘤细胞围绕，又可形成菊形团状或不规则腔隙状。瘤细胞胞浆狭小、境界不清，甚至呈合体细胞样。核浆比例大，呈圆或类圆形，核膜清楚，约为小淋巴细胞核的 2~3 倍，染色质细，间质少，血管丰富，常见出血坏死。

（5）大约有 5% 的"尤文氏肉瘤"，细胞核多形，核仁明显，大小为传统尤文氏瘤细胞的 2 倍，即小淋巴细胞核的 4~6 倍，分裂象亦多，每高倍视野多于 2 个，此时称为"不典型尤文氏肉瘤"或"大细胞尤文氏肉瘤"，其预后无异于传统尤文氏肉瘤。

270. "浆细胞性骨髓瘤"和"软组织浆细胞性肉芽肿"

(1)"浆细胞性骨髓瘤"是源于骨髓单克隆幼稚浆细胞的高度恶性肿瘤,又称"骨髓瘤"。国外发病占骨恶性肿瘤的第一位,但国内发病率较低。半数死于诊断后 2 年,多发生在 50～70 岁的中老年男性。常为多点发生于脊椎、肋骨、颅骨、髂骨和胸骨或股骨、肱骨、干骺端等含有红骨髓的部位。临床上血中球蛋白和钙异常增高,尿中本周恩氏蛋白 50％阳性。

(2)X 线表现为不规则的小圆形溶骨性病变,穿凿状破坏、边界锐利,周围无新骨形成。可单骨发生称为**"孤立性(局限性)骨髓瘤"**或多骨发生称为**"多发性骨髓瘤"**。

(3)**光镜**下瘤细胞为弥漫、形态一致的比浆细胞稍大、幼稚、不同分化阶段的浆细胞,称为浆母细胞。胞浆嗜碱,核染色质凝块状,核仁不明显,核分裂少见。分化差时核异型明显,核仁显著,分裂象易见,常见双核、畸形和多核的瘤巨细胞。可有淋巴细胞混杂,但不见中性分叶白细胞,缺乏间质或间质伴有淀粉样变性(约占 10％)。肿瘤结构单纯,无其他成分,也无纤维化。

(4)本瘤可浸润骨外组织或原发于骨外。当肿瘤细胞仅浸润骨外组织而无骨受累时则称为**"骨外浆细胞瘤"**,或称为**"髓外浆细胞瘤"**或**"浆细胞性淋巴瘤"**,如呼吸道、咽部、胃肠道或累及肝、肾、脾、淋巴结等。亦好发于中老年人。依其瘤细胞分化的程度有高、中、低分化之分,临床经过自然各不相同,奇怪的是多数**"孤立性骨浆细胞瘤"**以后都发展成为**"多发性骨髓瘤"**。但"骨外孤立性浆细胞性淋巴瘤"仅有 10％～20％可演变为"多发性骨髓瘤"。可参阅本"荟萃"第 331 题下相关叙述。

(5)本瘤与**"软组织浆细胞性肉芽肿"**的区别在于:肉芽肿为炎性肉芽肿背景,密集的浆细胞无异型,均为成熟型浆细胞并混杂其他炎细胞浸润或伴有明显的纤维化。

271. 软骨黏液性纤维瘤

(1)**"软骨黏液性纤维瘤"**是由骨内幼稚结缔组织发生的形成软骨的良性肿瘤。比较罕见,恶变者则更罕见。多见于青少年,几乎可发生在任何部位骨组织,但以长骨为多见,最常见的是膝关节的胫骨上端和股骨下端干骺部,其次腓骨、髂骨、跖骨、肋骨、椎骨等亦常受累。

(2)本瘤典型的 X 线表现是在受损骨形成一个境界清楚的偏心性的溶骨

肿物,其内可有钙化斑点,大小为 1～10 cm,分房状,周围硬化形成骨壳或蚌壳状,无骨膜反应。肉眼改变类似 X 线所见,分叶、实体、灰白、硬韧,切面有钙化、黏液、骨壳等。

(3)光镜下"软骨黏液性纤维瘤"为分叶结构,小叶中心富于黏液样基质,呈大片蓝色黏液,其中散布星形细胞,相互借突起互连成网状。小叶周边细胞丰富密集为细胞增生带,其中含成纤维细胞、软骨母细胞、巨噬细胞及多核巨细胞,且瘤细胞有逐渐向软骨分化的区域和灶状钙化。有时和"软骨母细胞瘤"很难区别或同时存在,此时,可以用优势原则做出诊断,如"软骨母细胞瘤部分区伴有软骨黏液样纤维瘤改变"或"软骨黏液样纤维瘤部分区伴有软骨母细胞瘤改变"。

(4)要提醒的是,肿瘤细胞偶有异型性,细胞体积大、核大、深染或为多核细胞,浆含空泡,但没有核分裂象。此种表现并不代表恶性。这些特征与陈旧性神经鞘瘤所见的退变相似。真正的恶性应考虑上述改变的范围大小,细胞数多少,核异型的程度和核分裂象的多少,特别是病理性核分裂的有无等。

272. 孤立性骨囊肿

(1)"孤立性骨囊肿"又名"单纯性骨囊肿"、"单房性骨囊肿"、"幼年性骨囊肿"等,病因不明,多发生于 5～15 岁青少年,20 岁以内在 85％以上。男女比为 3∶1,长骨的近端最为好发。常见表现为疼痛肿胀,多因骨折就诊。病变距骺线近,术后易复发。

(2)X 线见为在长骨干骺端,紧邻骨骺板的骨干侧,有一边界清楚、骨皮质膨胀变薄似蛋壳的单房性溶骨性病变,无骨膜反应,常并发病理性骨折。

(3)肉眼见病变为囊性,内含淡黄色液体,骨壳很薄常常向囊腔伸出一些骨嵴,形成不完整间隔。

(4)光镜下见囊肿腔面为薄层纤维性结缔组织,血管丰富,内衬单层扁平细胞,其下有新生的骨小梁环绕囊壁排列,常见含铁血黄素沉积和胆固醇结晶。如有骨折时则可见修复性改变,如其活跃增生的骨母细胞及破骨细胞,极易误诊为"骨巨细胞瘤"或"动脉瘤样骨囊肿"。有时囊肿壁纤维组织增生明显再加上新骨形成,又易误诊为"纤维结构不良"。

273. 动脉瘤样骨囊肿

(1)"动脉瘤样骨囊肿"曾有多种称谓,原因不明,曾认为是"巨细胞瘤"的亚型而称为"骨膜下巨细胞瘤"。1942年正式命名为"动脉瘤样骨囊肿",好发在10～30岁,长骨的干骺部,以肱骨最多。发生在脊柱者多在椎体附件。男女1.5∶1。

(2)X线见受损骨膨胀性溶骨性破坏,多为长骨干骺端偏心性吹气球样溶骨性破坏,可有液面。肉眼观为多房、外凸骨皮质壳很薄,壳内有骨性间隔,内表面有薄厚不等的纤维覆盖,腔内含有不凝的血液及肉芽组织。

(3)**光镜下见囊壁由疏松结缔组织组成,稍厚于"孤立性骨囊肿",其中含有多数含血的裂隙和窦状血管大小不等**,内皮可有可无。此外,囊壁中尚有散在的多少不等的多核巨细胞,淋巴细胞、组织细胞、炎细胞和含铁血黄素,共同组成彩带样结构。在腔面深部可见反应性新生的骨小梁绕囊排列。

274. 痛风性皮下结节

(1)**"痛风病"是因一组遗传性蛋白质分解产物嘌呤代谢的障碍**,致使嘌呤代谢中产生的尿酸盐过多,当血中尿酸盐超过 8 mg％时即开始沉积于组织中和关节软骨面上,造成疼痛破坏的系列性病变的疾病。晚期半数以上患者尿酸盐可沉积于关节附近皮下组织内,即可形成**"痛风性皮下结节"**,又称**"痛风石"**。95％为男性,多为 40 岁以上中老年,最长累及的是跖趾关节,其次踝、手腕、肘膝等关节。

(2)遇到此类标本时应注意**立即改用纯酒精固定**,因为尿酸盐结晶溶于水而且福尔马林可破坏尿酸盐结晶,致使切片仅留下无定形颗粒样物质而观片困难,"痛风石"直径一般在 1～5 mm。痛风石大时可破溃排出白垩样物质。

(3)**光镜下保存好的尿酸盐结晶呈淡褐色、黄褐色、粉染或淡蓝色,界限清晰呈束的平行放射状排列的针状结晶**。保存不好被破坏了的则呈无定形颗粒样物,其周围形成异物肉芽肿样结构,也可称之为**"痛风结节"**。

275. 腱鞘囊肿

(1)腱鞘囊肿为关节囊或腱鞘结缔组织因局部劳损过度致其营养不良,发生退行性黏液变性、液化、聚集而形成的圆或长条形的囊肿。好发于中青年人,女性多见,常见于腕关节背侧、腹侧,其次是指关节屈面、足背、踝、膝等关节两侧。也有观点称其为**"关节滑膜疝"**。

(2)"腱鞘囊肿"常不知不觉缓慢发生,也有突然发生的。临床主要是疼痛、活动受限。常为单房或多房 1～3 cm 大,内壁光滑,含有无色胶冻样黏液。如果内容丢失,取材时内壁互贴再慢慢张开,可发现黏液性内容的迹象,少数患者可自然消退或揉搓按摩破裂后骤然痛止,日后再发。

(3)**光镜**下见囊壁为稀疏的结缔组织,淡染的星状或梭形纤维细胞稀疏散在,内壁无内衬的上皮。腔内黏液中可含星状细胞,几乎很少见到炎症反应。

276.“腱鞘巨细胞瘤”和“恶性腱鞘巨细胞瘤”

(1)“腱鞘巨细胞瘤”是发生在腱鞘关节滑囊内外的肿块,最常见于中青年女性手指、足趾、腕踝等小关节周围,多单发、偶多发。为境界清楚,无确切包膜的无痛性实体性结节,直径不超过 3 cm。

(2)**光镜**下主体是单核的组织细胞样滑膜细胞弥散增生,称为**单核瘤细胞**。该瘤细胞呈圆或卵圆或多角形,胞浆中量、淡染,核卵圆偏位。**常含有吞噬的含铁血黄素、脂质或形成泡沫细胞**。也可呈梭形掺杂其间,多少不一。可以成熟为纤维细胞产生胶原纤维。同时还可以伴随不同数量由上述**单核的滑膜瘤细胞相互融合而来的多核巨细胞**(数个至几十个乃至上百个核)与炎细胞和泡沫细胞、嗜色素细胞等混杂构成。

(3)瘤细胞可成巢、小梁、腺泡状排列,可**形成裂隙状或形成乳头突入的结构**。故曾称为“良性滑膜瘤”。

(4)一般无核分裂象。增生活跃时,单核滑膜细胞可以核大、深染,看到核分裂,但一般不超过 2～3 个/10HPF,并且没有病理性核分裂象。

(5)当多核巨细胞稀少,核大、异型、仁突,出现瘤巨细胞,核分裂象增多达 5～20 个/10HPF,有出血、坏死时应考虑为**“恶性腱鞘巨细胞瘤”**。也可称为**“腱鞘巨细胞型所谓恶性纤维组织细胞瘤”**。

277.“滑膜囊肿”和“腘窝囊肿”

(1)**“滑膜囊肿”**即**“滑囊囊肿”**,是由于肌肉、肌腱和骨性突起之间的滑囊反复损伤而引起的炎性病变,**本质还是滑囊的慢性炎症**。常发生在髋骨前滑囊或髋骨下滑囊、髌骨前滑囊或体操运动员的肩部。**发生在腘窝时**是腓肠肌和半膜肌滑囊称为**“腘窝囊肿”**,有观点认为是“膝关节囊后疝”,与膝关节腔相通。

(2)本病男性多见,年龄不限,局部胀痛。检查时有一如鸽蛋大的囊肿,单房或多房,内含或清或浊的液体,也可以是黏液或血性液,内壁可光滑,也可有绒毛样突起物。

(3)**光镜**下见囊壁为纤维结缔组织,多较致密伴有玻变,可有骨或软骨化生,可见淋巴细胞和浆细胞浸润,有时也可见多核巨细胞、泡沫细胞和含铁血黄素。囊内壁可衬有滑膜细胞,可附有纤维素样物。

278. 半月板囊肿

（1）半月板为位于膝关节腔两侧各一的月牙形纤维软骨。**"半月板囊肿"常发生于外侧半月板外围**,与损伤有关。表现为膝外侧出现一疼痛性肿物,可有波动,伸膝时明显隆出,屈膝时肿物反而消失。半数以上伴有半月板撕裂。

（2）囊肿圆或椭圆形,大小不一,常单房或多房,囊壁光滑内含黏液,**光镜下囊壁为纤维结缔组织,多无炎细胞浸润**,有时可内衬扁平细胞,囊内含黏液。**诊断时部位非常重要**。

279. 色素性绒毛结节性滑膜炎

（1）**"色素性绒毛结节性滑膜炎"为关节滑膜的罕见的瘤样增生性病变**,好发于中青年的膝关节,其次是髋关节,亦可在踝、腕、肩等关节发生。在行关节腔穿刺时,吸出棕红色或血浆样液体,具有一定地诊断意义。

（2）肉眼见滑膜弥漫性增厚,表面有乳头状或绒毛状突起,切面呈棕黄色或灰红色,质地较硬。

（3）**光镜下同一病例不同区域改变各异**,反映出病变发展的不同阶段。总的来说是,**滑膜细胞增生**,被覆在间质增生所形成的不规则的绒毛状突起上。间质有丰富的毛细血管和成纤维细胞及淋巴细胞、浆细胞浸润,并见**增生的组织细胞吞噬含铁血黄素和类脂质及多核巨细胞形成**。部分区有裂隙及腺样结构的囊腔,内衬滑膜上皮细胞。

（4）**"色素性绒毛结节性滑膜炎"**的镜下改变**有时和"腱鞘巨细胞瘤"非常相似**,难以区别,以致临床诊断时就把本病归为"腱鞘巨细胞瘤",认为是同一病理过程的不同阶段。但以上两者还是分开为妥,因为色素性绒毛结节性滑膜炎实质是一种关节囊滑膜组织的瘤样增生属于良性过程,虽然切除不净可以复发,增生的滑膜也可穿破关节纤维侵入周围软组织或轻度侵蚀骨质,但从不发生远隔转移,不能认为是恶变。而且至今,还未见有本瘤的恶变型。而腱鞘巨细胞瘤则为一实体性肿瘤,且有恶变型可见,属于真性肿瘤。此外**两者在区别时还应考虑**:其一好发部位截然相反,本瘤为大关节周而"腱鞘巨细胞瘤"多为小关节周;其二本病主要向关节滑膜腔内生长形成多数绒毛状,而腱鞘巨细胞瘤主要是瘤性肿块;其三本病一般多核巨细胞较少,而腱鞘巨细胞瘤则多核巨细胞是其重要的组成细胞相对较多。

(5)有时活检观片中看到滑膜明显充血,绒毛增生肥大,炎细胞浸润,**而没有明显的含铁血黄素沉着**,组织细胞增生并形成肉芽肿性病变,亦有多核巨细胞可见,则不能诊断为色素性绒毛结节性滑膜炎,而只能诊断为**"慢性滑膜炎"**,可增加**"伴有绒毛结节样增生改变"**等字句。

280. 滑膜骨软骨瘤病

(1)**"滑膜骨软骨瘤病"**是一种原因不明的关节滑膜内软骨化生所形成的瘤样病变,较罕见。它是由滑膜下结缔组织化生所引起,常继发钙化和骨化,并有**多数软骨或骨软骨性结节形成**。这种光滑的游离小体,由粟粒大到直径 1 cm,灰白半透明,由于行走时,小体会在关节腔内滑来送去,**常被称为"关节鼠"**。有时行走中被卡在关节腔狭窄处发生绞锁而剧痛、动弹不得,经缓慢活动关节,当其错开后又可恢复行走,最多见于膝关节,老少皆有发生,也可见于髋、肩、踝、肘等大关节。

(2)肉眼除关节鼠外(数十个到百余个),滑膜不平呈多结节或息肉状,具光泽,半透明灰白色。光镜下见滑膜纤维结缔组织与软骨灶有明显的移行过渡,这种软骨化生是诊断的主要依据,其中不见炎细胞浸润,**关节鼠是软骨退化游离的结果**。因为关节的其他疾病如慢性滑囊炎也可形成此种游离小体,所以,如果仅见滑囊中这些游离小体是不能做出本病诊断的。

(3)光镜下所见滑膜形成的关节鼠主要为**透明软骨**,其内有的可见 1 或 2 个同心圆样的钙化和骨化核心团。软骨细胞一般无异型,偶见有核大、深染,形态不规则或出现双核软骨细胞现象,不应列入恶性而误诊为软骨肉瘤。

281. 风湿病性和类风湿病性皮下结节

(1)**"风湿病"**和**"类风湿病"**各自性质不同。一般认为**"风湿病"**是与 A 组乙型溶血性链球菌感染有关的变态反应性全身结缔组织病,而**"类风湿病"**则是由免疫反应引起滑膜炎,致使关节损害的全身性免疫性疾病。但均可引起**关节炎和出现皮下结节改变**。它们的病理改变非常相似但不完全相同。

(2)**"风湿病"**的皮下结节可出现在 30%急性风湿热的患者,多见于肘、膝、**踝关节附近伸侧面的皮下组织内**,直径 0.5～2 cm,圆、卵圆形,硬而活动压之不痛,可多到 **3～4 个**,经 **4～6 天左右逐渐消失**,容易被忽略,但可随风湿热而**反复出现**。典型结节光镜下类似风湿性心肌炎时在心肌间结缔组织中所见的

"阿少夫小体"。其结构中央是肿胀的胶原纤维崩解物或纤维素样坏死物,外围以增生的组织细胞和成纤维细胞。**组织细胞体大、浆丰、嗜碱,核圆、卵圆形,核膜清晰,染色质浓集于中央并向周围延伸形成许多细丝,故横断面空泡状似鹰眼或称枭眼状**,而纵切面似毛毛虫样,传统的称为阿少夫细胞。病变周可有少量淋巴细胞浸润。时间愈久阿少夫细胞转变为成纤维细胞,进而转变为纤维细胞产生胶原纤维的概率愈多,从而失去枭眼样的特征。

(3)"类风湿病"的皮下结节可出现在 20%～25% 的患者,多见于关节隆起部及经常受压或摩擦部位的皮下或骨膜上,如肘关节鹰嘴突、头枕部以及手足伸肌、屈肌肌腱和跟腱上,大小不一,自数毫米到数厘米,呈实性分叶状。无包膜,无症状,数量不多甚或只有一个。**结节存在的时间较长,可达数月到数年。**切面中央亦为黄色坏死区。**光镜下见结节中心,往往是在血管炎基础上发生的纤维素样坏死**,亦含有崩解的胶原纤维和免疫复合物,周边为栅栏状排列的组织细胞,外层亦为淋巴细胞和浆细胞浸润的肉芽组织,往往见不到阿少夫样典型细胞。

(4)全面对比这两种皮下结节的不同,对该两病具有重要的诊断意义,**活检诊断时要参考临床资料的重要线索提示**,必要时直接接触患者。

282. 椎间盘组织的形态要点

(1)"椎间盘"位于相邻椎体的邻接面之间,它由**纤维环和髓核及软骨板三者构成**。纤维环构成椎间盘的周围部,由多层呈同心圆排列的强韧的结缔组织与纤维软骨所构成。髓核位于环的中央是半液体状富有弹性的胶状物质。软骨板位于上下表面,是透明软骨性的薄层软骨板并以骨性终板和椎体相连。成人软骨板均厚 1 mm,无血管无神经组织,但有许多微孔,是髓核代谢产物进出的通路,损伤后不疼痛亦不能自行修复。

(2)"椎间盘突出症"和"椎间盘脱出症"多发生在椎间盘的后方,特别是外后方,因为此处纤维环最薄窄,且与后纵韧带疏松相连,承受暴力后易突破。**临床手术后所送标本绝大部分为髓核**,有的也送有韧硬富弹性的纤维软骨和软骨板块。"髓核"是含有蛋白多糖黏液样的基质、胶原纤维网、软骨细胞与大量水分构成的胶样物质,**光镜下见"髓核"为染成淡双色性或红中带蓝的黏液软骨样基质**,其中可见聚成几个小堆或单个的软骨样细胞稀散的排列,数量少,形态良。"纤维软骨块"可见层状致密平行纤维中有稀疏少数成串的扁圆的软骨样细胞,"软骨板块"为透明软骨片。

第十部分 | 甲状腺、胸腺肿物送材光镜下诊断要点

283. 亚急性甲状腺炎

（1）"亚急性甲状腺炎"又称"亚急性肉芽肿性甲状腺炎"、"巨细胞性甲状腺炎"、"假结核性甲状腺炎"等。病因不明，多倾向于病毒感染而不是自身免疫性疾病。本病多见于年轻女性，常为单侧，先有局部剧痛伴发热，后起结节肿块，呈不对称性肿大。病程数周、数月后，自我限制可自然消退而愈。

（2）**光镜下**见甲状腺正常结构被破坏，滤泡腔出现多少不一的淋巴细胞、单核细胞。

（3）滤泡腔内可残留胶质，其周围有密集的异物巨细胞和由单核细胞包绕所形成的**有特征性的结核结节样结构，但绝无干酪样坏死**。

（4）伴有滤泡上皮成团增生和因中性白细胞聚积形成的"微脓肿"。

（5）晚期自愈时巨细胞消失，纤维组织增生，滤泡上皮可再生覆盖但较扁平，腔内无胶质，严重者瘢痕结局。

284. "桥本氏甲状腺炎"及"木样甲状腺炎"

（1）**"桥本氏甲状腺炎"又称"淋巴瘤性甲状腺肿"或"桥本氏病"**，此为**自身免疫性疾病**，90％以上见于中年女性。其缓慢而对称性甲状腺无痛性肿大常比较突出，可达正常时 2 倍大小，从而出现压迫症状。

（2）肿块表面光滑或凹凸不平，切面致密，不规则分叶，**质地硬韧如橡胶是其特征**，见不到坏死和囊性变。

（3）**光镜下**滤泡少、小、萎缩，胶质深染，**淋巴组织增生浸润，可形成淋巴滤泡**。

（4）多少不等、程度不同的**纤维组织增生**，形成本瘤明显的小叶状结构，其中伴有弥漫性淋巴细胞、浆细胞浸润。

（5）**滤泡上皮转化成嗜酸性细胞**，胞浆丰富充满细小均匀的嗜酸性颗粒称

许特莱细胞。此改变亦被认为是桥本氏甲状腺炎的特征性病变。

(6)本病随进展破坏而渐被纤维组织所取代,进而成为一个亚型叫**"纤维型桥本氏病"**。特点是肿大的甲状腺中有大量宽带状玻变的纤维组织,淋巴组织浸润减轻,滤泡萎缩、消失,上皮转为嗜酸性细胞。这和木样甲状腺炎的广泛纤维化不同。

(7)在**"木样甲状腺炎"**时增生的纤维组织增生特别活跃,不仅破坏甲状腺实质而且**浸润包膜,侵袭临近组织,造成广泛紧密的粘连**,从而导致患者像戴了一个铁领圈似地压迫气管,呼吸困难。而"纤维性桥本氏病"宽的胶原纤维带不浸出包膜,此外木样甲状腺炎中不见淋巴滤泡,无肉芽肿、无嗜酸性滤泡上皮的转变亦是重要的区别点。

 285. 弥漫性非毒性甲状腺肿(附:结节性甲状腺肿)

(1)**"弥漫性非毒性甲状腺肿"**是缺碘引起(在 TSH 的刺激下)的甲状腺弥漫性滤泡增生和胶质的潴积,属于地方病。其实质是非毒性甲状腺肿,经早期短暂的应答性增生后,胶质潴积的静止期改变。

(2)**光镜**下见甲状腺滤泡大小不等,腔内充满胶质,滤泡上皮萎缩,呈立方或扁平状,而滤泡间质很少。此时尚无明显的纤维组织增生。

(3)因病因纠正不力,随时间的积累而**增生、复旧、萎缩、纤维取代修复,反复交替进行**,到了晚期,增生的纤维组织,包绕滤泡形成多个大小不等的结节,继发退变、坏死、出血、囊变,真假乳头状结构,疤痕穿插、钙盐沉积等多种样式,此即所谓的"结节性甲状腺肿"。

 286. 弥漫性毒性甲状腺肿(附:毒性结节性甲状腺肿)

(1)**"弥漫性毒性甲状腺肿"**又称**"突眼性甲状腺肿"**,俗称**"甲亢"**,是一种由甲状腺功能亢进而致的综合征。多见于中青年女性,伴突眼、多汗、消瘦、心率快、心悸、脾气大等。

(2)标本常为弥漫性对称性肿大、包膜完整、血管充血、质软、无结节,切面红棕肌肉样。

(3)**光镜**见滤泡上皮增生呈高柱状上皮,核位于基底。可有少数分裂象。向腔内可形成无分支的乳头突入,向外可出芽状生长或像肥皂泡样,芽出芽,渐递而小,变为实性细胞小团。

(4)**滤泡腔胶质稀薄浅淡**,与滤泡上皮之间形成许多吸收空泡。

(5)**滤泡间大量淋巴细胞浸润和具生发中心的淋巴滤泡形成**。

(6)**"毒性结节性甲状腺肿"通常为结节性甲状腺肿所伴发的甲功亢进**，可单发或多发结节，改变与上类同。

 287. 甲状腺滤泡性腺瘤

(1)**"甲状腺滤泡性腺瘤"**为甲状腺最常见的真性良性肿瘤。一般单发，为圆或卵圆形结节，**有完整包膜**(此是与"结甲肿"结节的重要区别)。大小不定，性状不定，直径多在 2～5 cm。

(2)肿瘤实质由甲状腺滤泡构成(滤泡多种多样，按滤泡的发育、大小和胶质多少，过去曾分为胚胎型、胎儿型、单纯型、胶样型等类型，因无特殊临床意义已被废弃)。常可伴有出血而囊性变，甚至仅剩下薄的囊壳。可以钙盐沉积如蛋壳。

 288. 甲状腺嗜酸性细胞腺瘤和嗜酸性细胞腺癌

(1)**"甲状腺嗜酸性细胞腺瘤"**又称**"许特莱细胞腺瘤"**，其实质为甲状腺滤泡性腺瘤中的一个有特点的亚型。常单发，界清，有包膜，呈特征性的红褐色外观，中央常见瘢痕形成。

(2)通常甲状腺嗜酸性细胞腺瘤指**在肿瘤组织内，半数以上或全部由大多边形的嗜酸性细胞构成**。其大小相当于正常甲状腺上皮细胞的 1～4 倍。

(3)这些大的嗜酸性瘤细胞，其浆丰、界清，含有多数明显的嗜酸性颗粒。其核大可有异型和明显的核仁，亦可出现孤立的奇异型核。

(4)瘤细胞可排列成结构很好的滤泡、实体、梁索，甚至乳头状。滤泡腔内浓缩、浓染的类胶质，常可形成类砂砾体样同心圆的层状结构，甚至可钙化。应注意不可与真正的砂砾体相混淆。

(5)甲状腺嗜酸性细胞腺瘤应**属交界性或潜在恶性肿瘤**。但其中瘤细胞排列的结构、核异型、瘤巨细胞等都不是恶性的诊断依据。但如果查有：包膜浸润、血管浸润，结合老年、女性，瘤体大于 2 cm，伴有实性和梁索等结构时，则应考虑为"嗜酸细胞腺癌"。

 289. 甲状腺伴怪异核的滤泡性腺瘤

(1)本瘤是滤泡性腺瘤内出现成群或散在分布的瘤巨细胞，核大、畸形、怪异、染色质丰富但罕见核分裂象，亦无包膜或血管受侵犯等恶性证据时的改称。

（2）对那些可疑包膜和血管侵犯的病例,在充分取材后仍不明确是否达到侵犯标准时再考虑使用**"恶性潜能未定的高分化肿瘤"**这一名称。

（3）本瘤名称存在的意义在于,怪异核的出现并不意味着恶性。此外,可适时选用**"恶性潜能未定的高分化肿瘤"**一词。

290. 甲状腺不典型腺瘤

（1）本瘤巨检有完整包膜,切面灰红、质韧而实,直径平均 6 cm。

（2）**光镜下**特点为富于细胞,可立方、多边、短梭等形状,排列紧密,不形成滤泡或仅形成流产型滤泡,看不到胶质,亦无乳头。胞核有异型性,有核分裂象。

（3）**重要的是经充分取材**(至少最大切面下的全周包膜,其余应多做几个平行切面,注意包膜下有无灰白色或疤痕样质硬区,如有则应全部取检。)**仍查不见血管和包膜侵犯的瘤结,才考虑使用本诊断。**

（4）本瘤仍为良性过程。但一般在使用此诊断名词时应慎而又慎,**并应强调加强随访监控。**

291. 甲状腺乳头状癌

（1）本癌最常见,占甲状腺癌 60％～70％,女性约为男性 3 倍。约 50％～80％在 40 岁以下,甚至儿童。有相当一部分人与放射线有最密切关系,特别是儿童。约 20％以颈淋巴结转移首诊,但本癌为**低度恶性肿瘤,生长缓慢、预后良好,**术后 10 年存活率超过 90％,年轻人可达 98％。

（2）本癌常为孤立性无包膜肿块,可小到几毫米的隐性癌,也可大到 10 cm,界限不清,甚至甲状腺外。切面可囊可实,有的可见灰白色乳头。

（3）**光镜下**大多由含纤维血管轴心的细长而复杂分支的真性乳头构成其部分或全部,其乳头分支在二级以上,表面被有单层柱状上皮。

（4）本癌核的特征和真性乳头在诊断时同等重要。约半数以上,**乳头上皮具有水洗状淡染的毛玻璃样核**(冰冻切片常不显示,其机理不清)、**有纵向的核沟、核拥挤重叠和核内假包涵体**(胞浆突入核内而成的界限清楚的嗜酸性包涵物)。

（5）由癌细胞变性坏死后,经钙盐沉着而形成的**同心圆层状砂砾体常出现在半数病例的乳头间质中,**尤其是乳头突起的尖端部,这有助于诊断,但不是必要条件。

（6）在没有乳头时,只要符合上述（4）的条件亦归入乳头状癌。如"**滤泡型**

乳头状癌"、"弥漫硬化型乳头状癌"、"嗜酸性细胞型乳头状癌"、"高柱状细胞型乳头状癌"等。

 292. 甲状腺滤泡性腺癌

(1)本癌广义应指**具有滤泡分化特征的甲状腺癌**。这里所提不包括"滤泡型乳头状癌"、"嗜酸性细胞腺癌"、"低分化甲状腺岛状癌",以及少见的混合性髓样-滤泡性癌等。本癌亦为最常见的癌,占甲状腺癌第二位(约占 20%~25%)。女性是男性的 2~3 倍,通常比甲状腺乳头状癌要大 10 岁左右。

(2)**光镜下**由**不同程度分化的滤泡构成**,从分化极好的如同正常甲状腺的滤泡到小梁、条索、实性的似良性腺瘤样结构,甚至明显恶性的癌。

(3)滤泡上皮可有不同程度**核异型**、**分裂象却不多**,间质中有丰富的薄壁血窦。

(4)有决定性意义的是**依靠明确的血管浸润和明确的包膜浸润**。

(5)有说服力的**血管浸润**,应该是在镜下癌细胞侵犯位于**包膜处或紧贴包膜外的静脉血管壁而不是肿瘤内的血管**,同时要有癌细胞堵塞管腔。瘤栓应附于管壁上或突入腔内而不是游离在血管腔内。血管内的肿瘤细胞团常被覆内皮细胞或诱发血栓形成。

(6)确定**包膜浸润时**必须见到**肿瘤性滤泡**冲断穿透和裂开包膜全层**或至少达包膜的外 1/2 才算数**。仅在内 1/2 包膜内包埋有瘤细胞岛或滤泡均不能算数。

293. 甲状腺未分化癌

(1)本癌又称"**间变性癌**"、"**肉瘤样癌**"、"**去分化癌**"、"**癌肉瘤**"、"**化生癌**"等,属高度恶性。常见于老年人,女多于男,是迄今已知人体内最凶险的恶性肿瘤之一。初诊时肿块多已扩展到甲状腺外,多以声音嘶哑、吞咽困难、呼吸困难等而来就医。

(2)**光镜下**见癌细胞分化极差,核分裂象多见,主要由梭形细胞或奇形怪状的单核和多核巨细胞构成,故可分为梭形细胞型、巨细胞型、混合型等,但无论哪种类型总能找到滤泡癌或乳头状癌的成分。

(3)过去所认为的"小细胞型未分化癌",现已被证实,其多数是非霍奇金淋巴瘤,而少数是细胞型髓样癌或低分化甲状腺癌,故已被废用。

(1)"胸腺瘤"有广义和狭义之分。这里是狭义,只指单纯由胸腺上皮细胞发生的肿瘤,其中的淋巴细胞只是伴随出现的附加成分,可多可少,并非胸腺瘤的肿瘤成分,它们均属 T 细胞来源,部分是成熟 T 细胞,大多数为活化后尚未成熟的 T 细胞,故免疫组化时不具有外周 T 细胞的表型,且 T 细胞受体(TCR)β 基因重排亦为阴性,但可由淋巴细胞发生出淋巴瘤。

(2)胸腺瘤的分类很混乱,自 1960 年以来,各个学者在专著或文章中曾提出过多种,但各取所好,各不相同,均未被 WHO 的分类所采纳,因为这些分类多数与临床分期无关,缺乏预后意义。目前,以往常用的梭形细胞为主型、淋巴细胞为主型、上皮细胞为主型及混合型的描述性分类和良性胸腺瘤、浸润性胸腺瘤及胸腺癌的三分法仍有延用。

(3)鉴于 WHO1999 工作组所建议的模糊术语分类,近年来已得到了广泛认可,**WHO2006 向大家推荐了以它为基础改进的胸腺瘤亚型分类,即 A 型、AB 型、B1 型、B2 型、B3 型胸腺瘤,并将 C 型胸腺瘤命名删除改为胸腺癌**。除胸腺癌型缺乏器官样特征和明显多样性分化外,约占 70%～80% 的其他亚型胸腺瘤均具有器官样(胸腺样)结构特征,而且**几乎所有的胸腺瘤都发生在成人**,儿童十分少见。其中约 30% 伴有重症肌无力表现,因缺乏恶性潜能,故死亡率低,预后较好。

(4)胸腺瘤的常见部位是前上纵隔,偶尔也见于后纵隔、颈部、甲状腺内、肺门、肺内、胸膜等异位的胸腺组织。其恶性程度依次为:**"A 型和 AB 型胸腺瘤"常为良性肿瘤,"B1 型胸腺瘤"为低度恶性肿瘤**(十年生存率＞90%),**"B2 型胸腺瘤"有较高的恶性程度,"B3 型胸腺瘤"为晚期肿瘤,就像胸腺癌和其他器官的恶性肿瘤一样,预后很差**。而胸腺癌的各种组织亚型中的"鳞状细胞癌"、"基底细胞样癌"和"黏液表皮样癌"与其他亚型相比预后要好。胸腺的神经内分泌癌的恶性程度介于胸腺瘤和胸腺癌二者之间。罕见的小细胞和大细胞癌则为高度恶性。

(5)**"A 型胸腺瘤"通常被认为是良性肿瘤**,肿瘤中很少或几乎没有淋巴细胞,既没有明显小叶,也没有分隔的纤维带,大多有完整包膜,小叶结构不清,**光镜下见由温和的梭形或卵圆形上皮细胞组成**。因和胸腺髓质相似,故亦称为**"髓质性胸腺瘤"**(即传统所称**"梭形细胞胸腺瘤"**),此瘤核形温和,核仁不明显,无异型,核分裂少见,常排列成实性片状或呈车辐状、腺样、肾小球样,大小不一的囊肿样、脑膜瘤样的漩涡样、空心菊形团样等,偶见胸腺小体形成趋势。

(6)"**B1 型胸腺瘤**"属低度恶性,其侵袭性比 A 型和 AB 型略强,但比 B2、B3 型胸腺瘤和胸腺癌恶度低。界限清楚,包膜完整,**光镜下与正常胸腺难以区别**,可见在大量未成熟的淋巴细胞背景上有核淡圆,可见小核仁,似泡状核的肿瘤性上皮细胞呈胸腺小体样排列,显示出高度器官样的分叶结构。极像淋巴细胞占优势的内皮质区,故又名为"**皮质优势型胸腺瘤**"、"**富于淋巴细胞胸腺瘤**"、"**器官样型胸腺瘤**"等。瘤组织由厚薄不一无细胞的纤维带分隔,形成大小不一的小叶。它与正常没有退化的胸腺的区别在于:有过大的皮质区和较小的髓质区、很少的胸腺小体、厚的纤维包膜和由纤维分隔的不规则小叶。

(7)"**B2 型胸腺瘤**"属中度恶性肿瘤,比 B1 型恶度高,但比 B3 型恶度弱。亦是一种器官样型胸腺上皮的肿瘤,可包膜完整或界限不清,富于淋巴细胞。**区别在于**:B2 型比 B1 型淋巴细胞要少,而上皮细胞的数量不但比 B1 型多而且成簇排列,分化差,表现在瘤细胞胞浆丰富,大多角形或圆形,排列成松散网状结构,围绕血管周围间隙或沿着间隔呈栅栏状排列,核亦大,染色质稀松,泡状,明显的中位大核仁,极似正常胸腺皮质占优势的上皮细胞。淋巴细胞亦不成熟,表现为胞浆明显,核大,染色质块状,可见核分裂象等。约有 1/4 左右 B2 型病例可伴有 B3 型胸腺瘤的区域。

(8)"**B3 型胸腺瘤**"属中度恶性,具有侵袭性,1/5 患者发现时已不能手术,亦是一种器官样胸腺上皮性肿瘤,通常无包膜。与 B1 型和 B2 型**相比有明显区别**,这主要是肿瘤细胞由呈片状生长的轻度异型、中等大小、圆或多角形的上皮细胞所组成,其中混杂有少量淋巴细胞,形成模糊的实性片状或表皮样结构。瘤细胞核圆或伸长,常有核折叠或核沟。与 B2 型相比 B3 型瘤细胞稍小,核仁不突出,但亦可像 B2 型一样出现血管周间隙或沿血管周间隔呈显著的栅栏状排列。与 A 型相比虽然亦是上皮组成但多数上皮细胞圆或多角形,核小圆、核仁不明显。

(9)"**AB 型混合性胸腺瘤**"一般认为是相对良性的肿瘤,其复发和转移罕见,也是一种器官样胸腺上皮性肿瘤,由淋巴细胞较少的 A 型胸腺瘤成分和富于淋巴细胞的 B 型胸腺瘤成分混合组成。在 A 型成分中 A 型胸腺瘤所有的组织学特征都可见到。然而 B 型区成分独特,有别于 B1、B2 或 B3 型胸腺瘤。B型区瘤细胞主要由小多角形上皮细胞组成,核小圆或卵圆或梭形,淡染、核仁不明显。A 型 B 型两种成分可混合存在,可形成不连续的分割结节。在混合区 A 型胸腺瘤细胞可以形成极其长的成纤维细胞样的梭形细胞束。B 型区淋巴细胞数量不等,罕见髓质分化,尤其缺乏胸腺小体。

295.胸腺癌

（1）"胸腺癌"占胸腺瘤的 20％～30％,肿瘤上皮成分有明显的多样性分化和异型性,缺乏器官样特征和不成熟的淋巴细胞,常见浆细胞浸润。可分为Ⅰ、Ⅱ两个亚型。

（2）"Ⅰ型恶性胸腺瘤"常见,呈侵袭性生长,可累及胸膜,种植心包,远处转移,主要是纵隔和颈淋巴结、肺、肝、骨。故曾被称为"侵袭性胸腺瘤"。肿瘤性上皮细胞以圆、卵圆形胖细胞为主,核大、核仁明显,可见核分裂象,但明确诊断时仍以浸润为依据,包括包膜破裂、纵隔脂肪中有瘤细胞岛,神经受累等。

（3）"Ⅱ型恶性胸腺瘤"（"胸腺癌"）少见,有以下九种类型,即"鳞状细胞癌"、"淋巴上皮瘤样癌"、"癌肉瘤"、"透明细胞癌"、"基底细胞样癌"、"黏液表皮样癌"、"乳头状癌"、"肝样胸腺癌"、"小细胞癌"和"鳞状小细胞癌"。临床和病理组织学均为典型的恶性特征。预后均很差。

第十一部分 | 脉管系统肿物送材 光镜下诊断要点

296．"火焰痣"和"葡萄酒色素痣"

(1)"火焰痣"即"胎记"，见于额头、眼睑、项背部。病变呈粉红或深紫色斑块状。大多数在 1 岁之内便可完全消退，尤其是额头、眼睑。但仍有 20% 的病例持续到成年。

(2)"葡萄酒色素痣"是一种特殊类型的火焰痣，可随婴儿长大而成比例增大且不消退。见于面部和四肢，早期为红或紫色斑块，逐渐隆起增厚与"真性毛细血管瘤"相似。

(3)两种病变光镜下组织学改变相同，均见真皮血管扩张，周围神经纤维缺乏，提示可能与缺乏神经控制相关。

297．"血栓机化再通"和"乳头状血管内皮增生"

(1)"血栓机化再通"是发生在稍大血管，主要是静脉血管中血栓形成后，在机体中的一种转归方式。其本质就是血栓较大，附着紧密，不能软化吸收或脱落钙化，而由血栓附着周围血管内皮细胞增生，向血栓内长入转变为成纤维细胞，再逐渐由细胞条索分离出腔隙，形成新生毛细血管，渐渐分割吸收取代血栓。毛细血管相互合并沟通，而致血流经血栓弯曲绕行的渠道，重新流过的动态变化过程。识别它时要考虑是不是发生血栓的好发部位和局部条件，结合形态上血栓机化再通时总有多少不等的血栓残存的痕迹可见进行判定。

(2)"乳头状血管内皮增生"又称"脉管内乳头状内皮增生"，是一种易误诊为"血管肉瘤"的假肉瘤性病变。多数人认为其本质应为特殊类型的机化血栓，但仍不清楚何以成为此种形态。"脉管内乳头状内皮增生"为一小的实性肿物，直径 2 cm 左右，红到蓝色，切面多囊，含有凝血，可围以纤维性假包膜。光镜下见脉管内增生的内皮细胞，呈乳头状突入腔内以蒂附着于脉管壁或见许多乳头漂浮在扩张的脉管腔中，乳头表面被有单层内皮细胞且较肥胖、肿胀，胞核突入腔内无异型、无核分裂,中轴早期为纤维素,晚期为胶原化。并相互融合形成不规则相互吻合的血管网埋在疏松结缔组织间质中,有些病变可从脉管破裂处进入周围软组织,故可看到残缺不全的脉管遗迹,这并非恶性指标,因为无异型、无核分裂、无坏死灶和大片实性细胞巢,并非"血管肉瘤"。相反,却提示了与血栓机化的关系。

298. 肾小球样血管瘤

(1)"**肾小球样血管瘤**"于1990年首次报道,病变见于躯干和肢体近端,在真皮内发展。**光镜下见在真皮及与皮下交界处扩张的血管腔内充满增生的毛细血管,呈分叶状形如肾小球样**,此血管内衬扁平的内皮细胞,管腔充有红细胞。

(2)**其特征性变化是血管袢间有上皮样内皮细胞**,其胞浆内含有透亮空泡及PAS染色阳性的嗜伊红色小球(可能为免疫球蛋白颗粒)。

299. 毛细血管瘤

(1)"**毛细血管瘤**"多发生在皮肤真皮或皮下,尤其头面、口腔,其他部位均可发生,境界较清而无包膜,多紫红色,有微隆起。可出生时即见或生后数周出现,逐渐增大,亦可血栓形成纤维化而渐消失。

(2)**光镜下肿瘤由无数密集成簇或小叶状排列的分化成熟的毛细血管组成**。管壁菲薄,仅一层扁平内皮细胞和基底膜,其外无平滑肌,管腔小可有个别红细胞,血管间可有少量间质。

300. 海绵状血管瘤

(1)"**海绵状血管瘤**"可大可小,常累及深部组织,境界不清。多见于儿童上半身深部,体积较大,切面如海绵含大量血液。

(2)**光镜下见瘤组织由大量薄壁囊状扩大的、不规则的、大小悬殊的管腔相互吻合构成**。

(3)囊管内壁被覆单层扁平上皮,管外一般无平滑肌纤维。管壁薄,但可因纤维化而增厚。

(4)囊管腔内充满血液,可有血栓形成和不同阶段的机化、再通、钙化、骨化。极少会自然消退,可与"毛细血管瘤"相混合存在。

301."肉芽组织型血管瘤"和"妊娠肉芽肿"

（1）**"肉芽组织型血管瘤"又称"化脓性肉芽肿"，是发生在皮肤和黏膜面的一种息肉状毛细血管瘤**，40%见于皮肤，60%见于黏膜，部位具体依次为牙龈、手指、唇、面、舌。1/3 有轻度外伤史，表面常溃疡形成和感染。

（2）肿瘤大小不一，一般不超过 3 cm，外生性息肉状生长，有蒂与基底相连，紫红色，质地脆嫩易出血，常有溃疡面。

（3）**光镜下为分叶状富于急慢性炎细胞浸润的毛细血管瘤**。每一小叶内均可见一较大的血管，可见平滑肌壁，其周聚集小的毛细血管，间质为纤维黏液基质，水肿明显，继发感染时有的可见细菌菌落形成，内皮细胞和成纤维细胞核分裂活跃。不可误认为"高分化血管肉瘤"。有无血管内皮的异型和浸润性生长可资鉴别。

（4）**"妊娠肉芽肿"是"肉芽组织型血管瘤"的一个特殊类型**。发生在妊娠妇女的牙龈表面，约占 1%。一般在妊娠后的前 3 个月突然起病，分娩后迅速缩小消退。其肉眼和**镜下组织学**改变与普通"肉芽组织型血管瘤"相同。

302.静脉性(型)血管瘤

（1）**"静脉性(型)血管瘤"见于成人，主要发生于深部软组织**，如腹膜、肠系膜和四肢肌肉内，形成较大的肿块，由许多扭曲、扩大、不规则的静脉血腔构成，内含淤积的血液，界限不清。由于血流缓慢曲折，常形成静脉血栓，多少不一、新老不一，甚至有钙石形成。

（2）**光镜下**见这些扩张淤血的静脉壁一般较厚，但厚薄不一，平滑肌不像正常静脉规律排列，而是杂乱并与周围软组织混杂，血栓常有不同程度机化、再通、钙化。

303.动静脉性(型)血管瘤

（1）**"动静脉性(型)血管瘤"顾名思义，是由动脉和静脉血管共同组成的肿瘤**。有深浅两型。

（2）**"深在型动静脉血管瘤"其本质是一种动静脉畸形**。常发生在青年人深部软组织，常伴有不同程度的动静脉短路吻合支。当病变接近体表时，可见到血管搏动或血管缠绕，而呈蚯蚓状，故又称为**"蔓状血管瘤"**。光镜下各部位的改变不尽相同，有些区似毛细血管瘤，有些区似海绵状血管瘤。常见动、静脉伴行,但只有连续切片才能看到形成动静脉短路的大吻合支。诊断时仅凭一两个组织图像很难正确,须密切结合 X 线所见或切实看到典型改变。

（3）"浅表型动静脉血管瘤"主要发生在中老年人的皮肤或黏膜,尤其口唇黏膜下或口周皮肤真皮。多呈单个小结节样,大部病例不伴有大的动静脉之间短路的吻合支,约 1/4 病例即使见到这种血管瘘也是较小的血管。光镜下见在真皮或黏膜下有许多壁厚扩张的静脉,而动脉常在其深位,如果切面不合适,则有时无法显示出来。

304. 上皮样血管瘤

（1）"上皮样血管瘤"于 1969 年首次提出,是一种良性肿瘤,不转移。又称为"伴有嗜酸细胞的血管淋巴组织增生"或"血管淋巴样增生伴嗜酸性粒细胞增多症"。现已基本明确,这和"木村病"是两回事、两个病。而并非一些观点认为的本病是木村病的晚期表现。

（2）本病主要见于 20～40 岁,女多于男,大多位于头颈,尤其是耳周表浅部。表现为暗红色斑块,有痒感,常结痂,脱皮、出血。约半数在同一区域有多发病灶。

（3）光镜下主要为许多小的毛细血管围绕中等大的祖原血管（一般为肌性动脉）排列而成。许多血管内皮细胞呈上皮样（组织细胞样）,胞浆丰富,嗜双色或嗜酸,核淡染、疏松,常有中位核仁,呈墓碑状突向腔内。有时增生的毛细血管排列成小叶状结构,相似于"肉芽组织型毛细血管瘤"。间质中见大量炎细胞,主要是明显增多的嗜酸性粒细胞、淋巴细胞和浆细胞,甚至形成淋巴滤泡。

（4）本病和"木村病"的主要区别是:木村病的血管内皮扁平,无上皮样墓碑状改变。

305. 肌肉内血管瘤

（1）本瘤在整个血管瘤中少见,但在深部软组织,尤其是骨骼肌血管瘤中,是最常见的类型,主要见于年轻人,80%～90% 在 30 岁以前。起病缓慢,多长期发展形成。以下肢大腿肌肉最为常见。由于深在,很难显示血管瘤特点,故诊断困难。

（2）肉眼见肌内肿块数厘米、大小不等,色棕黄或红色不易辨认,光镜下见主要为大量毛细血管组成,在肌肉之间伸延生长,多数富于管腔,偶见实性区域。有时可见较多的核分裂,血管腔乳头簇形成和神经纤维鞘内毛细血管增生。但这些并不意味着恶性变。肿瘤亦可为海绵状血管瘤样,并常有脂肪组织掺杂其中,当脂肪组织较多时亦常误为脂肪瘤。

 306. 中间型上皮样血管内皮瘤

（1）**"中间型上皮样血管内皮瘤"**的生物学属性是处在良性血管瘤和恶性血管肉瘤之间的**交界性或低度恶性肿瘤**,主要见于成人,可发生在浅表或深在的软组织,亦可发生在实质性脏器如肺、肝、骨、脑、神经、淋巴结等。**可起源于脉管内皮亦可直接由软组织发生**,极易误诊为恶性。

（2）**光镜下**见起源于血管壁者,可见在病变中央血管轮廓尚见,除腔内充塞肿瘤组织、坏死组织和胶原的不同断面外,病变从管腔内向周围软组织发展。而非血管起源者为在软组织中由短条索、实性瘤细胞巢组成。

（3）肿瘤组织中血管的特征不明显,**仅为原始的幼稚的处于细胞水平的微血管**。即由瘤细胞形成的小的细胞内管腔或空泡。瘤细胞圆形或略梭形呈上皮样,胞浆嗜酸,其内的**空泡代表原始的血管腔形成**。核圆偏位而呈印戒样,**偶见空泡腔中出现红细胞**,极少有大的血管腔形成。肿瘤间质中常为黏液样或胶原透明变性,很少有细胞异型和核分裂。

 307. 中间型梭形细胞血管内皮瘤

（1）**"中间型梭形细胞血管内皮瘤"至今尚无转移的病例,但复发率较高**,对其良、恶各专家仍在争论不休。鉴于多宗报道的良性结果和镜下组织学改变的温和,我们赞同其属良性的观点。

（2）本瘤主要见于年轻人,亦可见于各个年龄,好发部位依次为下肢、上肢、躯干,大多为单发于表浅软组织的体小界清的红色出血性肿块,无包膜。

（3）镜下见病变由两种成分组成。一为极似海绵状血管瘤改变的各种图像,二是梭形细胞充实的实性区,其内血管较少。这些梭形细胞大小一致,分化良好,无核的异型和分裂象,呈短束状排列。其中亦可见具有前面所述的"上皮样血管内皮瘤"样特征的少量圆形上皮样细胞小巢而出现原始管腔。

308. 恶性乳头状淋巴管内血管内皮瘤

（1）**"恶性乳头状淋巴管内血管内皮瘤"**于1969年由波兰病理学家 Dabska 首先提出,故又称**"Dabska 瘤"**,为少见而特殊的脉管低度恶性肿瘤。**好发于婴幼儿真皮或皮下组织。具有局部的侵袭性而罕见转移。**25%病例为成人,界限不清。

（2）光镜下类似于"海绵状淋巴管瘤"，故有此命名，但如果使用严格的诊断标准，则因此瘤由扩张的薄壁血管腔隙构成，故又有**"恶性血管内乳头状血管内皮瘤"**的称谓。其**特征性改变是血管内皮呈乳头状增生伸入腔内似胎儿的肾小球**，轴心玻璃样变，其表面衬覆的内皮细胞呈鞋钉状，胞核极性的突向腔面格外的显眼，核分裂象罕见。

（3）本瘤的恶性潜能问题根据最新研究还尚待进一步研究。

309. "血管球瘤"和"恶性血管球瘤"

（1）良性和恶性"血管球瘤"的病变**多发生于四肢末端真皮深部和皮下组织，尤其甲床下动脉末梢吻合部**，其次掌、腕、前臂、足，甚至见于正常血管球较少或缺无的部位，如髌骨、胸壁、骨、胃、鼻、纵隔等部位。**多数伴有阵发性从病灶放射性发出的疼痛。**多发者主要见于儿童，部分病例有家族倾向。

（2）瘤体为小米粒大到豆大，蓝红色的结节状。界限清，可有包膜。

（3）光镜下**"经典型"**肿瘤内可见大小不等的丰富血管，多数为壁厚腔小的厚壁血管，其周围有单层或多层排列整齐的立方形或多角形，大小一致的血管球瘤细胞。其核稍大居中，圆或立方形，胞浆嗜双色或淡伊红或透亮，境界多清楚，有的呈梭形似平滑肌细胞，本瘤经典型占 3/4。光镜下另有**"球血管瘤型"**（似海绵状血管瘤，瘤细胞成簇聚集于血管壁），**"球血管肌型"**（大血管周明显可见血管球瘤细胞与瘤周平滑肌细胞有过渡和混杂），**"黏液样型"**（间质黏液样变，甚至软骨黏液样变，似混合型汗腺瘤），**"嗜酸细胞型"**（瘤细胞质内见有弥漫分布的嗜酸性颗粒，PAS 染色阳性）等亚型。

（4）当瘤细胞核有异型呈泡状或核分裂多见（10 个/10HPF 以上）或呈浸润性生长时，可诊断为**"恶性血管球瘤"或"血管球肉瘤"**，但其预后并不很差，多数都仅为局部复发，转移者很少。

310. 恶性血管肉瘤

（1）**"恶性血管肉瘤"是指起源于血管内皮细胞的恶性肿瘤**，故又称为**"恶性血管内皮瘤"**。可发生在全身各部位，包括皮肤及其浅表软组织、深部软组织和脏器及骨等，属高度恶性的肿瘤。发生于乳腺者为乳腺肿瘤中恶性度最高者，90%因广泛转移而死于 2 年内，其浸润范围远超过肉眼所见。

（2）镜下见瘤组织由大量不规则的肿瘤性血管组织组成，管腔大小不一，相

152

互连接吻合构成分支网状血管脉络。瘤细胞呈一层或数层衬于管壁,有不同程度的异型性。不同病例或同一病例不同区域分化差异可很大,瘤细胞较肥胖,核大、深染、异型程度不一,有的多层堆积形成乳头突入管腔,有的管腔仅是早期雏形,不完整的血管腔或裂隙。根据其主要分化倾向可分为**"高分化血管肉瘤"**和**"低分化血管肉瘤"**,但不管分化高低,其瘤组织都呈浸润性生长,分割周围的脂肪、胶原纤维或筋膜组织。这一点在区分良性血管瘤和高分化血管肉瘤其异型轻、核分裂少见时,尤其显得重要。在银纤维染色时,恶性的瘤细胞位于银纤维所勾画出血管轮廓的嗜银纤维鞘内,无疑也是下决心诊断的一个重要的辅证。反倒因缺乏具有特异性和敏感性的抗体而显得免疫组化在对血管肉瘤的诊断价值上不像人们预想的那么乐观。

311. 卡波西(Kaposi)肉瘤

(1)**"卡波西肉瘤"**又称**"特发性多发性出血性肉瘤"**,目前普遍认为这是一真性恶性肿瘤,主要见于非洲和西方国家,而**我国仅在新疆地区相对较多**,其他地区少见。其增生细胞的来源尚无定论,可能与病毒感染、遗传、环境污染、免疫等因素有关。其恶性程度是否与有免疫缺陷有关还需时日研究确定。10年死亡率一般在 20% 以内。

(2)本肉瘤的表现通常有三种类型:**第一类型为经典型**,主要为 60 岁以上老人,常伴有继发的淋巴造血系统的第二种恶性肿瘤;第二类型好发于 30~40 岁年轻人,**常有累及内脏和淋巴结的倾向,较易全身化**,两型的进展均较慢,对治疗均反应良好,但全身化者预后差;第三类型即发生于艾滋病患者的**"流行性卡波西肉瘤"**,病变范围广泛,常累及内脏、淋巴结,进展较快,预后较差。

(3)本肉瘤经典病变首先累及皮肤,常多发的位于下肢或上肢,初为蓝红色小结,缓慢增大,增至多个和双侧,可以融合成斑块或息肉状隆起似"肉芽组织型毛细血管瘤"。最早的病变可退缩、消退,留下棕色瘢痕。另一些病灶又起来,这样数十年而沉长,形成新老并存,从四肢扩展到躯干、内脏、淋巴结等。

(4)**光镜下**见卡波西肉瘤的病变为一病程沉长、病变反复渐进的小血管和纤维组织从低度到高度恶性的动态发展过程。不同阶段的主要改变可有差异。其早期病变类似于一般毛细血管瘤或非特异性肉芽组织。增生的血管除衬以肥胖的内皮细胞外,还可见疏松散在的幼稚的梭形或圆形细胞围绕血管生长,逐渐形成洋葱皮样血管纤维化的结构,并见血管内外均有较多的红细胞浸润。间质水肿,炎细胞浸润,含铁血黄素沉积。

(5)进一步发展后炎细胞减少,梭形细胞增多,成束并形成梭形细胞区,与血管瘤样区混杂,逐渐出现纤维肉瘤样结构,但异型性小,核分裂少,其间出现裂隙和向小血管移行。同时细胞内外可出现大小不等,透明的 PAS 染色阳性的小球(直径 1～7 mm)。这种特殊的梭形细胞区的出现和其横切面时所呈现的筛样结构具有诊断价值。

(6)再进一步发展小血管腔闭塞出现典型病变去分化改变,瘤细胞出现多形性,核分裂象增多,梭形细胞核大、深染,最终形成高度恶性的肉瘤样结构。

312.“血管外皮瘤”和“血管外皮肉瘤”

(1)“血管外皮瘤”顾名思义是来源于血管外皮细胞的非球细胞性的肿瘤(银纤维染色示瘤细胞在基底膜外),虽有良性和恶性之分,但组织学形态的区分相当困难。有观点主张均为恶性,只是恶性程度高低之分,故历来争议不休。目前,一般都认为有交界性肿瘤的存在,但良性和交界性二者亦难分辨,所以干脆提出本瘤一经诊断至少应按交界性对待。

(2)本瘤主要指成人所发生的肿瘤,平均 45 岁,儿童则罕见。婴儿的血管外皮瘤与成人不同,见后述。本瘤可发生在任何部位,但多位于下肢深部肌肉,其次盆腔、腹膜后、纵隔、头颈、内脏等。一般均起病隐匿,生长缓慢,常在瘤体长大出现压迫、阻塞症状时才就诊,并伴有低血糖,原因不明。但切除肿瘤后血糖即可恢复正常。

(3)本瘤境界清楚,可有薄层富于血管的包膜或假包膜,但说法不一,直径可达到 23 cm,平均 4～8 cm。切面灰白、棕红,有扩张的血管,常见出血、囊变。光镜下见瘤组织中含有许多薄壁的毛细血管腔,内衬正常扁平内皮细胞,血管腔隙大小不一,有的呈窦隙状塌陷样、分支、相互连接成网,称为鹿角状血管。血管周有完整的网状纤维鞘(银纤维染色可显示),鞘外在血管间充填有紧密排列的肿瘤细胞呈放射状围绕。瘤细胞圆形或椭圆形、梭形,境界不清,有时见灶片状梭形细胞,但不像滑膜肉瘤或纤维肉瘤那样成束排列,异型性不大,分裂象很少。银纤维染色见银纤维鞘内为单层排列的内皮细胞,其间无银纤维,鞘外放射状银纤维包绕多层不等排列的瘤细胞。

(4)下列指标有助于恶性的判断:直径大于 4 cm,核分裂 4 个以上/10HPF,高度富于细胞,明显的细胞多形、异型,局部的出血坏死等,但这些指标也不完全可信。有的病例无指标却转移了;有些则为交界恶性;有些在第一次手术后为良性,而复发后又具有恶性特点。

154

(5)**"婴儿血管外皮瘤"**主要见于**1岁以内的婴儿**,多位于皮下和口腔,多单发,光镜下见多是小叶性,瘤细胞较幼稚,梭形多,常在血管内生长,核分裂多见,出现有灶性坏死,主瘤之外常有卫星结节,但并不具有预后差的含义,**多数均为良性行为,局部切除即可治疗**。故应在报告中特别附言告之。

313. 血管瘤病

(1)**"血管瘤病"**是一种**"弥漫性血管瘤"**,很少见,**为先天性**。可以累及身体大片连续的区域,也可以垂直蔓延累及多个组织平面。如皮肤、皮下、肌肉和骨或穿过肌肉分隔累及相似组织,如多个肌肉。因此**本病的诊断除病理所见外,还需密切结合临床情况**。如病史、体征、影像、手术所见及巨检等。

(2)本病半数以上发生于下肢,其次胸壁、腹壁和下肢,2/3 起病于 20 岁之内,女略多于男。受累处为弥漫性持续性肿胀,境界不清的肿物,直径从几厘米到 20 cm 不等。无论肉眼和镜下均见有增生的成熟性脂肪组织。切勿因此误认为是脂肪瘤病或血管脂肪瘤。

(3)本病**光镜下见**肿物常为软组织内**静脉性、海绵性和毛细血管性血管瘤,随意混合的结构**。静脉型的血管壁不规则变薄,并自管壁向外发出花束状排列的簇状小血管。也可以是浸润性毛细血管型血管瘤样结构,均伴有大量成熟脂肪组织。

(4)本病虽为良性病变,但 90% 病例可因切除不完全而复发。目前尚无转移或恶变的报告。

314. 淋巴管瘤

(1)**"淋巴管瘤"**从理论上来讲是由淋巴管发生的良性肿瘤。但实际很难区分是淋巴管发育的畸形未能和淋巴系统沟通而成,还是因某种阻塞导致的淋巴管扩张,或是真性肿瘤性增生。事实上搞那么清楚亦无实际意义。

(2)本病半数以上是出生时即见的,90% 都在 2 岁以下发生,以头、颈、腋部多见,占 3/4。实质脏器亦可发生,无包膜,界限不清,切面随类型的不同各有不同,但均可有淡黄的蛋白性淋巴液流出。按管腔不一,传统分为下面三型。

(3)**"毛细淋巴管瘤"**又称**"单纯性淋巴管瘤"**,**光镜下**见由密集的薄层管壁的小淋巴管组成,内衬正常或较肥胖的内皮细胞,腔内为淋巴液,可有淋巴细胞,伴有出血时亦可见红细胞,此时很难与"毛细血管瘤"进行区分,只能依据片内的主要倾向来定。间质则为增生的纤维组织。此外所谓分型都是人为划分的,是相对的,常常各型混合存在,故难免会有"海绵状淋巴管"成分的存在。

(4)**"海绵状淋巴管瘤"**其瘤体可很大,无明确界限,常在组织疏松部位,切面呈海绵状,有淡黄淋巴液流出。**光镜下**类同海绵状血管瘤,腔内为粉染的蛋白液体,一般无细胞。间质纤维组织增生,淋巴细胞浸润可形成淋巴滤泡。

(5)**"囊状淋巴管瘤"**又名**"囊状水瘤"**,与海绵状淋巴管瘤无本质区别,只是肉眼和镜下所见大小不等扩张的囊腔更加高度扩张。囊壁多薄软甚至透明,囊内含大量淋巴液,其肌层多不完整而稀薄。囊间纤维组织梁索亦常见淋巴组织浸润和滤泡形成。

(6)**"淋巴管瘤病"**是指**"淋巴管瘤"**的病变呈弥漫性和多灶性时的称谓。多见于儿童和青年,20 岁后罕见。肿物呈浸润性生长,极易误为恶性。**光镜下**类似于血管瘤病,很难区别,只能依据本瘤病变的淋巴管腔隙更不规则,年龄稍大,腔内更多为粉染的淋巴液而极少见红细胞来判断。

315. 淋巴管肉瘤

(1)此为淋巴管瘤所见的**恶性型**。极为少见,一般均与长期淋巴水肿有关,90% 发生在乳腺癌根治术后的上肢(多需近 10 年的时间),阴茎癌根治术后的腹壁、丝虫病的下肢、外伤后所致淋巴水肿以及先天性特发性淋巴水肿的患者,经过漫长病程的淋巴水肿后亦可发生。均见于老年人。

(2)**"淋巴管肉瘤"的发生是逐步的**,先是在皮肤或深部出现小结、紫红斑块、丘疹或息肉样,以后逐渐扩大融合、出血、溃疡形成,晚期累及肌肉和肺脏。

(3)本病的**镜下改变和血管肉瘤几乎相同**,由相互吻合的不规则腔道构成,以内衬的恶性内皮样瘤细胞浸润软组织,腔内空虚,有的含有清亮淋巴液,有的充有红细胞,着实很难区分其为血管还是淋巴管。目前多认为两种分化均存在。瘤细胞无疑具有明显的多形性、异型性、多数核分裂象。鉴于此,有些也称为**"伴有淋巴水肿的脉管肉瘤"**。

第十二部分 | 淋巴结及结外淋巴组织肿物送材光镜下诊断要点

316. 非特异性急性化脓性淋巴结炎

（1）"非特异性急性化脓性淋巴结炎"是淋巴结最常见的急性炎症，多为化脓性感染所致其回流区站淋巴结受累，最常见于口腔内的感染如牙龈、扁桃体或四肢感染，一般均伴有发热、白细胞增多、淋巴结肿大疼痛。

（2）淋巴结肉眼所见是肿大，包膜紧张。**光镜**下见滤泡增生，生发中心扩大，含大量核分裂，淋巴窦扩张，窦内皮细胞增生，毛细血管充血、水肿，并见大量中性分叶白细胞浸润，甚至形成大小脓肿、坏死。不具特殊规律，因为还有许多特异性的淋巴结化脓性炎。

317. 非特异性慢性淋巴结炎

（1）"非特异性慢性淋巴结炎"可以是某些急性淋巴结炎症的迁延，但大多都没有明显的急性历史，部分患者可能有相应引流区的慢性炎症。实际上，在病理报告中多数情况应用的是淋巴结反应性增生。可以短期数月也可以冗长多年。

（2）慢性淋巴结炎其**光镜**下改变表现亦是多样。因为是非特异性抗原或毒素被引流到淋巴结的刺激，故早期主要表现是淋巴组织增生，组织细胞增生和吞噬，可表现为满天星和窦内皮增生，转化的浆细胞浸润，而后期则因反复发作的慢性炎症增生修复而趋向纤维化改变。淋巴实质萎缩、瘢痕形成、脂肪化生等。

（3）**"淋巴结反应性增生"**可以是直接抗原的刺激，亦可只是代谢产物、毒素等引流的刺激。因此可以仅表现为淋巴组织增生、生发中心扩大"满天星"观，可以只是窦内皮细胞的增生，可以是组织细胞的吞噬表现突出，也可以主要是大量浆细胞浸润。但大多都是掺杂出现。

318. 猫抓病性淋巴结炎

(1)猫抓病性淋巴结炎是由一种短小棒状杆菌（多形性细胞外的革兰氏阴性球杆菌）感染，第六版李玉林主编的《全国医药高校本科病理学教材》中提及为由巴尔通体科 Bartonellahenselae 立克次体感染引起的一种特殊的自限性的淋巴结肉芽肿性炎症。好发于年轻人，多在发病前 2～3 月有猫、狗、兔、猪、牛、猴、鱼、鼠的抓伤或咬伤史，有时仅有荆棘、木刺、鱼骨、杂草的划伤史。有时仅有猫"舔"的历史，而并无损伤。甚至有的患者回忆中全无特殊史。

(2)一般猫抓后 1～4 周，受损的皮肤出现红斑、丘疹，继而化脓，最终结痂告愈。而皮损后经 1～3 周或更长时间，引流淋巴结开始肿大、疼痛。好发在肘、腋、颈部淋巴结，造成淋巴结肿大。还可伴有发热头痛不适及单核细胞增多。大多在数周或 2～4 个月内自行消散，也有迁延数年的，甚至发生化脓，形成窦道。

(3)光镜下其基本病变是淋巴结的坏死及以中性粒细胞为主的星形微脓肿，其周围是转化的上皮样细胞、淋巴细胞、浆细胞和个别郎罕氏样多核巨细胞。形成类结核样的肉芽肿，病变外是非特异性炎症，晚期可纤维化。

(4)如发生在腹股沟则与性病性肉芽肿难以区别，故诊断时必须具有上述损伤史并排除结核病和性病后才可考虑。

319. 淋巴结结核病

(1)"淋巴结结核病"亦称"结核性淋巴结炎"，为淋巴结的特异性炎症，系全身性结核病的一个局部表现。好发于颈部浅淋巴结、肺门、纵隔和肠系膜的淋巴结。

(2)病变主要为在淋巴结内引起变质坏死，形成特殊的干酪样坏死和增生性改变。其增生时所形成的大量单核细胞转变的上皮样细胞和由上皮样细胞转化而成的朗汉斯多核巨细胞称"结核性肉芽组织"或"结核性肉芽肿"。其多少随机体反应性而异。可参阅本"荟萃"第 417 题下相关叙述。

(3)以干酪样坏死为主时谓之"坏死型结核病"，以结核性肉芽组织增生为主时则称之为"增生型结核病"，无论是哪一型这两种病变一般均兼而具之。

320. 淋巴结（包括皮肤）结节病

(1)按第七届国际结节病和其他肉芽肿会议的看法，"结节病"被认为是一种原因不明的多系统性肉芽肿性疾病,常见于青年,好发于淋巴结,其次是肺、皮、眼及其他部位。

(2)**光镜下基本病变是无干酪样坏死的肉芽肿**,特点是肉芽肿小,大小一致,边界清很少融合,中央区可有纤维素,外围可有纤维化玻变,但无干酪样坏死,其多核巨细胞多为异物样,而不像结核病时的朗汉斯巨细胞那么典型。

(3)巨细胞胞浆中可见到星状或蜘蛛状的小体,由中心小粒(2～4 μm)和周围放射状棘状突起构成,实为一种包涵体,有折光性。此外**还可见到一种特殊的同心圆层次排列的绍曼氏小体,是含有钙、铁的蛋白质**。这两种小体的出现有助于诊断的确定。

321. 性病性淋巴肉芽肿

(1)性病性淋巴肉芽肿为两性接触性传播性疾病,由衣原体血清型 L1、L2、L3 病原体所致。感染后 1～3 周男性外生殖器出现无痛性水泡,直径 2～3 mm,数天即愈而不被重视,随后腹股沟淋巴结肿大。有特殊性行为者也可发生在口唇、咽颊、手指、直肠等接触处。女性则原发病变多在阴道和宫颈而不在外阴,故更易被忽略。故当疑为本病时应该严肃追问有关病史。

(2)**镜下见淋巴结早期即出现小的坏死灶和嗜中性白细胞的浸润**,坏死可融合成星状脓肿。后期并可出现上皮样细胞、朗汉斯巨细胞及成纤维细胞等,**很难和猫抓病性淋巴结改变区别。腹股沟的特殊部位和常被隐瞒的性接触史在此显得格外重要**。

322. 组织细胞坏死性淋巴结炎

(1)**"组织细胞坏死性淋巴结炎"常被简称为"坏死性淋巴结炎"**,因日本人菊池最早于 1972 年报道,故又称"菊池病",至今病因未明,目前许多观点认为可能由与第 6 型单纯性疱疹病毒感染有关的超敏反应所致。好发于中青年女性,可伴有顽固性、特殊性发热,长期淋巴结肿大疼痛,白细胞不升或还下降,对抗生素治疗无效。**绝大多数患者可在 4～6 周内自限性痊愈**。

(2)**光镜下主要病变是在淋巴结内出现大小不一、形态不规则的凝固性坏死区**。皮质髓质均可受累,一般先皮质或副皮质,而后髓质区受累。

(3)其**病理形态可分三部分**:坏死中心是大量核碎片,可见吞噬了碎片的组织细胞;其外交界带为大量组织细胞,免疫母细胞、浆样单核细胞及淋巴细胞的混杂区;外带是增生的淋巴组织。三个带相互移行随坏死灶的扩大可相互连结,其中很少出现中性白细胞和嗜酸性粒细胞浸润。

🔬 323. 血管滤泡性淋巴结增生

（1）**"血管滤泡性淋巴结增生"** 一般认为是原因尚不明确的与免疫调节障碍有关的病变。通常发生在浅表或深在的淋巴结,也可发生于结外,如肌肉、肺、脾、骨髓、颅内、眶内及软组织。

（2）该病按累及范围可分为局限性(即孤立性,年龄较轻,平均 20 岁左右)和全身性(即多中心性,或系统性的,多为 57 岁左右)的两类。限局性的为良性,挖除后即愈。系统性的为恶性结局。**根据病理组织学特点,可分为"透明血管型"和"浆细胞型"两型**,也存在两型之间的**"中间型"**。浆细胞型的又多为多中心性的,常有淋巴结外受累。

（3）本病局限性中的 90% 是透明血管型,而浆细胞型者常呈现出全身性表现,如发热、贫血、血沉加快和高丙球蛋白血症和进行性的病程等,可发展为恶性淋巴瘤或卡波西肉瘤,而属于癌前病变。

（4）**"透明血管型"** 者**光镜下**的典型病变是:增生的淋巴滤泡散布于整个淋巴结,且小而缺少典型的生发中心。广泛透明性变的毛细血管增生并向滤泡中央插入,生发中心内小动脉内皮细胞肿胀,有均质红染物,生发中心细胞扁平呈同心圆状排列(似胸腺小体)、偶可钙化。外套小淋巴细胞增生层次增多呈同心圆状排列,犹如靶环或洋葱皮样,有时一个大滤泡内可有几个生发中心,致使正常淋巴结的皮髓质结构消失。

（5）**"浆细胞型"** 的典型病变是:淋巴滤泡散在,生发中心明显,如同非特异性反应性增生的生发中心,其中偶见透明变性的血管,外套同心圆形的靶层状淋巴细胞较薄,不见毛细血管向生发中心插入。最突出的是滤泡间有大量成熟的浆细胞和卢梭氏小体。

（6）**"中间型"** 的在淋巴结内或系统性者,不同部位淋巴结内的不同部位,可分别出现透明血管型和浆细胞型的组织象。**这常被认为是后期浆细胞型向透明血管型演变的过渡。**但也有些学者对这种过渡留有疑问,认为与两者改变无关,不存在过渡。

（7）本病可以继发恶变为 B 细胞恶性淋巴瘤,但如要对此诊断,切记必须要找见上述本病组织学改变的残留。

(1)恶性淋巴瘤可分为**"霍奇金淋巴瘤"**(HL)和**"非霍奇金淋巴瘤"**(NHL)两大类,各自又可分为许多亚型,其病理形态、临床表现、治疗和预后各不相同,因此,正确识别分类和分型就显得格外重要。

(2)"霍奇金淋巴瘤"(HL)过去曾长期称之为"霍奇金病"(HD),随着人们对其认识的逐步深化,到 WHO1997 年才正式定名为霍奇金淋巴瘤(HL),但因 HD 已沿用 130 余年,故 **WHO 会议决定 HD 和 HL 均可使用。**

(3)本瘤绝大多数开始发病于颈部(左多于右)或纵隔淋巴结,腋下较少,腹腔淋巴结更少,其他部位则罕见。男多于女,约 2.65：1,可发病于 1～86 岁任何年龄,我国发病率较欧美发病率为低,平均年龄 31 岁。初起均是无痛性、进行性的淋巴结肿大,常伴有发热、盗汗、乏力、体重下降等全身症状。

(4)本肿瘤的组织学结构比较复杂多样,但其结构总的来说由两大部分组成。其一是以诊断性 R-S 细胞为代表的系列性肿瘤细胞主体,另一部分是由反应性细胞与间质性细胞共同组成的肿瘤细胞的背景。

(5)**诊断性 R-S 细胞系列性肿瘤细胞**:该系列细胞在 1985 年以前文献中被分为诊断性和非诊断性两大类。最新的概念则把原诊断性 R-S 细胞(即镜影细胞)称之为**"诊断型 R-S 细胞"**,而将原非诊断性 R-S 细胞称为**"变异型 R-S细胞"**,它们在不同类型的霍奇金淋巴瘤(HL)中,则是以某种 R-S 细胞为主,又各自组合其他几种类型不同的 R-S 细胞的形式来出现的。它们是：

①**"诊断型 R-S 细胞"**:又称**"特征性或典型 R-S 细胞"**,为胞体特大的巨细胞,最大直径可达 20～60 μm,或更大,呈圆、卵圆或不规则形,周界不清。其胞浆丰富,嗜伊红或双色性,双核或双叶核,圆或卵圆形,对称如同照镜一般,故有**"镜影细胞"**之称。其核膜厚而清晰,各有一个巨大的圆或卵圆形红染的核仁,直径接近于红细胞,是核径的 1/2 左右,远比免疫母细胞的核仁(核径的1/3)要大许多。因受染液及技术因素影响,核仁也可着双色或嗜碱。在核仁周围常出现典型的仁周空晕,有时也可见到有多个核仁或因切面所致而核仁缺失。核的染色质粗糙,在接近核膜处呈颗粒或细丝状与核膜垂直如同眼的虹膜一样,亦可为空泡状核。有时在胞核周胞浆也可出现空白区。

②**"单核型 R-S 细胞"**:又称**"霍奇金细胞"**(H 细胞),它在形态特征上除为单核外与诊断型 R-S 细胞完全相同。有时核仁偏小,易与反应性免疫母细胞相混,故诊断价值较低。但国内曾有学者用连续切片法证明,"单核型 R-S

细胞"为"双核诊断型 R-S 细胞"的包埋方向垂直所致。故对其意义的估价，尤其是在先前已确诊为 HL 的患者，如果在术后复发的淋巴结或结外组织的病变中检出 H 细胞则具有完全的诊断意义。

③"多形性型 R-S 细胞"：又称"畸形 R-S 细胞"，它是诊断型 R-S 的变形。其基本特征与诊断型 R-S 细胞相同，但多核或多叶核，核型不规则畸形，各核因所处平面不同，切面中常显缺乏核仁或核仁大小不同，**它的出现是预后不佳的征象**。

④"陷窝型 R-S 细胞"：有观点将其译为"腔隙型"或"空匣型"，其长径在 35 μm 以上，因胞浆多数呈透明或空隙状而得名。多认为是福尔马林液固定后的标本，在切片脱水时，外周胞浆向核周凝缩所致。但有专家发现本型 R-S 细胞胞浆中含有脂质，制片时被有机溶剂脱去亦是透明状的原因。可以单核或多叶核，核仁较小，且酸、碱不定。**新近，有观点认为它与 L/H 型 R-S 细胞为同类，是由 L/H 演变而来。**

⑤"L/H 型 R-S 细胞"：即淋巴/组织细胞优势型 R-S 细胞。因形态不典型，故以往名称很多，如"不典型 R-S 细胞"、"多倍体 R-S 细胞"等。其体积较大约 15～50 μm，胞浆嗜伊红或双色性，亦可透明稀少或腔隙状，与"陷窝型 R-S 细胞"相似。**此型 R-S 细胞特征是胞核扭曲、分叶、空泡状或多核、多叶核，极似爆米花样，故又称"爆米花细胞"。**其核仁小而嗜碱，有的亦可呈马蹄形、花环状或破骨细胞样。易见到多极性病理性核分裂象，被认为是其他型 R-S 细胞的前身细胞，趋于新生不成熟状态。

⑥"固缩型 R-S 细胞"：这是新近才明确的类型，它是前述各型 R-S 细胞退变凋亡的结果。特点是细胞皱缩，胞浆深红色，核固缩染深蓝如墨滴状，外形不规。故有"干尸细胞"或"木乃伊细胞"之称。

关于 R-S 细胞的重要提示

(1)R-S 细胞是系列性肿瘤细胞，在各型霍奇金淋巴瘤(HL)中仅为单纯某一型 R-S 细胞出现，十分罕见，而是某型 HL 常以某一型 R-S 细胞为主，同时伴有几个其他类型 R-S 细胞的出现，只是数量不同而已。

(2)R-S 细胞的分布除少数"结节硬化型 HL"中可见有成片巢出现的陷窝型 R-S 细胞(称为合体细胞性)外，其他各型 HL 中其 R-S 细胞均散在分布于背景细胞中，绝不成巢。

(3)R-S 细胞各型中似乎存在下列相互演变的关系(虽有不同看

法），即 L/H 型→单核型→诊断型→多形型；L/H 型→陷窝型。它们各型又均可转变为固缩型（即干尸细胞）。这也是 HL 的各型 R-S 细胞同时出现在一型 HL 中的原因。

（4）R-S 细胞虽是 HL 的肿瘤细胞，但其绝不纯粹由 R-S 细胞单一出现组成肿瘤。反应性细胞和间质性细胞是其背景，并破坏了宿主的正常组织结构，其实质是宿主对肿瘤性 R-S 细胞的免疫反应细胞。**缺少了这个背景 HL 则不能成立**，而应考虑可能为其他肿瘤，例如非霍奇金淋巴瘤（NHL）。当然缺少了 R-S 细胞也就谈不上其为肿瘤了。

（6）背景细胞成分：大家知道，任何肿瘤除去肿瘤细胞都有背景细胞存在。**目前，就 HL 来说，虽然目前已确定背景细胞为非肿瘤性细胞，但其所占比例及其构成的多样性在全身肿瘤中也是独一无二的**。它可以占到肿瘤中所有细胞的绝大部分，甚至 99％，起到破坏淋巴结正常结构的作用。而且肿瘤扩散到其他部位，形成新的病灶时同样也伴有背景成分。它们是：

①**淋巴细胞**：多为 T 小淋巴细胞（是主要的反应性细胞成分）。数量增多提示预后较好些，反之则恶度较高。

②**组织细胞**：散在可形成"星空"现象。还可演变为上皮样细胞，多核巨细胞形成肉芽肿。还可吞噬红细胞或脂质转化为泡沫细胞等，显著增生提示预后较好。

③**嗜酸性粒细胞**：数量不等，主要见于混合细胞型 HL。有它出现，如果无其他理由来解释，则对 HL 的诊断是一个提示，但不是诊断的必要条件。大量出现则提示预后差。

④**中性白细胞**：一般不出现，大量出现提示预后差。

⑤**成纤维细胞**：一般无好的预后意义，但如大量胶原化则对预后有利。

⑥**浆细胞**：少、散在，无预后意义。

⑦**坏死**：多为小灶性，坏死的出现提示预后差。

（7）**"霍奇金淋巴瘤"（HL）一般多发生在淋巴结内，原发于结外淋巴组织者十分少见**，故对结外淋巴组织的 HL 诊断时，必须要有可靠的组织象，并排除继发性病变的可能，而后再考虑诊断之。

325. 霍奇金淋巴瘤（HL）各型

关于霍奇金淋巴瘤（HL）分型的提示

WHO2006 这样写道："过去 20 年的生物学和临床研究已表明 HL

（霍奇金淋巴瘤）是由两种独立疾病组成，即 NLPHL（结节性淋巴细胞为主型霍奇金淋巴瘤）和 CHL（经典型霍奇金淋巴瘤）。这两种 HL 在临床特点、生物学行为、形态学、免疫表型、Ig 转录以及背景中反应性细胞的组成都有不同。CHL 又可分为四个亚型：富于淋巴细胞型（LR）、结节硬化型（NS）、混合细胞型（MC）、淋巴细胞消减型（LD）。"这样实际"HL"共分为五型。

（1）**"结节性淋巴细胞优势型霍奇金淋巴瘤"**（NLPHL）：即**"结节性淋巴细胞为主型 HL"**，占 HL 的 5%。据称是来自相当于滤泡中心母细胞单克隆增生的 B 细胞肿瘤。好发于 35 岁以下青年人，男女之比为 2.5：1，常侵犯颈部单个或一组淋巴结，其次腋下、腹股沟，很少有全身症状。**光镜下**淋巴结结构部分或全部被结节和弥漫性混合的病变所取代。故低倍镜下呈红蓝斑片状，分别对应于淋巴细胞和组织细胞比较集中的部位。若进一步观察可出现下列特征：

①特征性的在背景细胞中散在形成一些大小形状不一的结节状结构，约占总病变 30% 以上。结节与背景细胞分界不清。

②肿瘤细胞主要是 L/H 型 R－S 细胞（又称爆米花细胞），可在结节内亦可在结节外，常见不到"诊断型双核 R－S 细胞"。

③背景细胞由小淋巴细胞、组织细胞组成。结节内为 B 细胞，结节之间主要为 T 细胞，结节内外界限不清。

④一般不会出现坏死或纤维化。

⑤WHO 分类在其定义中提出："目前仍不能排除 NLPHL（即'结节性淋巴细胞优势型霍奇金淋巴瘤'）与富于 T 细胞的 B 细胞淋巴瘤（HRBCL）存在重叠"。但在后面形态学又提到："根据现在的标准，在弥漫性病变中，只要找到一个具有典型 NLPHL 特征的结节，就足以排除原发性富于 T 细胞的大 B 细胞淋巴瘤的诊断。"

（2）**"经典型霍奇金淋巴瘤"**（CHL）：据称 98% 来自滤泡中心细胞，其中包括四个亚型。WHO2006 中写道："这些亚型在发病部位、临床特点、生长方式、纤维化、背景反应性细胞的组成、瘤细胞的数量和非典型程度以及与 EBV 的感染频度有所不同，但肿瘤细胞的免疫表型是相同的。"例如：CD30（＋）、CD15（＋/－）、CD68（－）等。

①富于淋巴细胞型经典霍奇金淋巴瘤（LRCHL）：它是经典各型 HL 的早期亚型，可向其他经典 HL 如混合细胞型（MC）、淋巴细胞消减型（LD）演变构成系列。临床上常是无痛性淋巴结肿大为唯一表现，晚期才发热消瘦，预后好。

光镜下见正常淋巴结结构被破坏,在弥漫性大量增生的 T 小淋巴细胞背景中,见有少数"诊断型 R-S 细胞"和"单核型 R-S 细胞",有时诊断型 R-S 细胞很难找到,在有怀疑时应多切片,仔细寻找,因为它具有重要的诊断意义。有时不典型的 L/H 型 R-S 细胞也可见到,还可以见到残留的生发中心,但纤维增生、嗜中性白细胞和嗜酸性粒细胞却很少或几乎见不到。本型 HL 和结节性淋巴细胞为主型(或优势)HL(NLPHL)具有许多共同点,如发病率 5%、大多为 I 期患者、男性占 79%、预后好等,但反复复发又比 NLPHL 要少,而且一旦复发又比 NLPHL 预后差。

②"结节硬化型经典霍奇金淋巴瘤"(NSCHL):本型欧美人多于亚洲人,多见于青年女性,累及纵隔淋巴结的比例高,而亚洲人以颈淋巴结为主。早期多无症状,预后较好。**光镜**下见病变以淋巴结被膜结缔组织增生高度增厚,并形成胶原纤维束伸入淋巴结实质,将瘤组织分割成大小形状不一的结节(至少一个为纤维胶原条带包绕的结节)。这些肿瘤性结节(以增生的小淋巴细胞及嗜酸性粒细胞为背景)中散在或聚成片巢的出现较多的陷窝型 R-S 细胞,应注意,本型包绕的胶原纤维束具有强折光性而不同于淋巴细胞消减型(或衰减型)HL 的广泛纤维化。有时陷窝型 R-S 细胞的数量可以很多,甚至连接成片,称为"合体细胞型结节硬化"。片内亦可出现其他型 R-S 细胞。WHO 分类中将此型分为 I 和 II 两级,I 级者指瘤中">75%的结节在丰富的淋巴细胞、混合细胞或纤维组织细胞背景上,有散在的 R-S 细胞。而 II 级者为至少 25%的结节内有数量较多的 R-S 细胞(即 40 倍视野下见到成片细胞区)"。不过也提到"常规诊断无需分级但对研究有用"。

③"淋巴细胞削减型经典霍奇金淋巴瘤"(LDCHL):本型 HL 在活检中很少,一般都是晚期患者或尸检所见,约占 HL 的 5%。多为老年男性,主要发生在腹腔、腹膜后淋巴结。临床症状明显,预后最差,5 年存活率为 0。**其镜**下病变具备淋巴细胞显著减少,相对 R-S 细胞丰富、间变明显且各型都能见到,以及不同程度的纤维化等**三大特点**。低倍镜下看淋巴结时,细胞成分疏松而成所谓"荒芜"图像,相比较单核型 R-S 细胞(HR-S 细胞)和变异、畸形、肉瘤型 R-S 细胞较多。坏死灶亦不少见,**但无结节硬化样改变**。

④"混合细胞型经典霍奇金淋巴瘤"(MCCHL):本型 HL70%为男性,好发于年轻人和老年人,中位年龄 37 岁,占经典 HL 的 1/4,多为中晚期患者,常见为颈部淋巴结,纵隔极少,症状明显、发展快、预后差。**其镜**下改变顾名思义由混合细胞组成,即以诊断性和单核性 R-S 细胞为主的肿瘤性 R-S 细胞系列,

背景细胞和坏死系列几乎全都可以看到。其中双核镜影细胞甚至有人认为可以多到 5～15 个/HPF。因此认为，要求不一定那么刻板，**重要的是很容易找见镜影细胞，但通常不见 L/HR－S 细胞，借此可与结节性淋巴细胞为主型 HL（NLPCHL）鉴别**。嗜酸细胞有时可以很多，甚至形成嗜酸性脓肿样改变。有时组织细胞很多，演变成上皮样细胞、泡沫细胞形成肉芽肿样改变等。故而淋巴结结构全部破坏。此外，虽可以出现间质的纤维化，但包膜纤维不增厚，没有纤维伸入淋巴结形成包裹样结节，没有广泛的纤维化等。多数学者认为本型 HL 是介于淋巴细胞增多型（LR）和淋巴细胞消减型（LD）之间的移行型。其病变成分也介于 LR 和 LD 两个极端之间，以多种成分细胞组成为特征。但 WHO 分类中指出："现在 MCCHL 被认为是一个真性亚型而不是一个不能分类的 HL 的垃圾桶。"

（3）前面所叙述共五型 HL 的划分，典型病例一般都能做出，但当遇到交界病例时则常举棋不定。下列标准将有助于划界：

①在 NLPHL 病变背景中，如果典型的 R－S 细胞比较容易找见时，应划为 MCCHL。

②对 NSCHL（结节硬化型经典 HL）的病变中，虽然有结缔组织间隔形成了结节，但却不具备双折光性硬化时，也应划分为 MCCHL。

③LDCHL 的确立，只有整个淋巴结都表现为淋巴细胞削减的形态时才能做出。如果还有些区域结节形成，并有陷窝型变异型 R－S 细胞出现和有双折光性胶原存在时，则划分为 NSCⅡHL（结节硬化型Ⅱ级霍奇金淋巴瘤）。

（4）HL 早早期的淋巴结病变，可能仅仅累及副皮质区，在滤泡间有灶性的 HL 改变（一般为 LRCHL 或 MCCHL 型改变，且嗜酸性粒细胞易见），稍不仔细即会漏诊。比较特殊的是有相当数量的淋巴滤泡呈现反应性增生，这让经验欠缺的病理医生诊断时一头雾水，难下决心。现在已将此种病变专门命名为"滤泡间 HL"。这样就为诊断此病有了理论依据。据称大多数的 HL 都是从淋巴结的副皮质开始的，所以残存一些反应性增生的滤泡，也就不足为奇了。但一定要认清 R－S 瘤细胞和滤泡间的 HL 背景，切不可贸然断定，务必小心谨慎才是。

（5）WHO1997 分类中尚未将"HL 样间变型大细胞淋巴瘤"引入 HL 的分型。其瘤细胞中亦有较多的具有嗜酸性大核仁的多形性、双核、单核等 R－S 样细胞，并有淋巴细胞等浸润，光镜下鉴别相当困难，多依靠免疫组化。

326. 非霍奇金 B 细胞淋巴瘤(B－NHL)共同形态概说

(1)"非霍奇金淋巴瘤"(NHL)可分为两大类,**B 细胞 NHL 占大多数**,约85%上下,**其余多属于 T 细胞 NHL,而组织细胞源性者十分罕见**。普遍认为它们是其前身母细胞向成熟细胞转化过程中某阶段受阻积累,进而恶变增生所致。目前公认其病因与病毒感染、遗传、环境有关。

(2)"**B－NHL**"简称"**B 淋巴瘤**"是一大类原发于淋巴网状组织的恶性肿瘤,其亚型繁多,形态各异,如果完全准确的分型,多数要靠免疫组化,但一般多具有一些共同的形态规律,它们是:

①相当一部分 B 淋巴瘤有肿瘤性滤泡形成,故瘤组织中出现滤泡样结构时**多数可能是 B 淋巴瘤**,而且淋巴结内者占绝大多数。原则上讲有滤泡形成能力的恶性度较低,而弥漫性者,其恶性度较高。

②许多 B 淋巴瘤细胞常有浆细胞样分化的现象,**故出现浆样分化应多考虑为 B 淋巴瘤**。而"浆样 T 淋巴瘤"十分少见,必要时免疫组化鉴别。

③由于 B 淋巴瘤细胞多有产生免疫球蛋白的功能异常,故转化期的 B 瘤细胞,其内外常可见到因异常免疫球蛋白的贮积而形成的卢梭氏小体。故见**有此小体存在时 B 淋巴瘤的可能性大**。

④B 淋巴瘤与 T 淋巴瘤相比较,其**瘤区小血管壁一般较薄,其内皮细胞扁平而不肿胀**。有时出现带状纤维增生玻变。

⑤B 淋巴瘤的瘤细胞,可以是从 B 前驱细胞向浆细胞衍变的不同阶段时所发生的肿瘤,所以形态可类似于小淋巴细胞、裂细胞、无裂细胞、免疫母细胞、浆细胞等形态,但与 T 淋巴瘤细胞相比,**大多数形态比较单一,除裂细胞者有核裂、皱折外,多圆或卵圆形,少有多形。其核膜较厚,染色质粗颗粒紧贴于核膜内面,核仁相对较清楚**。核裂者虽在核的一侧可见 1～2 条深入核内 1/2 的沟,这也和分叶状形态的 T 细胞瘤相距甚远。

327. B 小淋巴细胞淋巴瘤/B 慢性淋巴细胞白血病(B－SLL/B－CLL)

(1)小淋巴细胞淋巴瘤绝大多数源于 B 细胞,源于 T 细胞的只占 2%～3%。"**B 细胞小淋巴细胞淋巴瘤**",现认为是来自经受抗原刺激之前的 B 细胞所发生,故可视为淋巴组织的"原位性淋巴瘤",没有产生免疫球蛋白的功能,故瘤中见不到浆细胞样分化,血清中往往免疫球蛋白水平低下。

（2）本瘤低度恶性，中位存活期4～6年，多隐袭发病于中老年人，30岁以下罕见。它与"B慢性小淋巴细胞白血病"在临床表现、生物学行为及瘤细胞的形态学改变有重叠，故WHO新分类将其合二为一，根据病变累及的最先部位而采用不同名称。**如果骨髓、末梢血病变早则叫"白血病"，其在淋巴结内的改变称之为"白血细胞浸润"。如果淋巴结内病变早，而骨髓、末梢血无明显改变则称淋巴瘤。其以后出现的骨髓改变则称之为"累及骨髓"。**而到了晚期时二者已无法区别。其中10％～15％可转化为大细胞淋巴瘤。

（3）本病**光镜下**的典型改变是淋巴结正常结构被全部破坏，周围脂肪组织及被膜均被大片清一色的类似正常的小淋巴样细胞所取代和浸润。实际上这些细胞稍大于小淋巴细胞，核卵圆形或稍不规则，染色质凝聚为小块状，染色深而密集排列。有时有假滤泡、假生发中心形成，其实它是由散在的稍大、有核仁的前B淋巴细胞和更大些的副免疫母细胞增生、聚集所组成的。表现为核大，染色质聚边，核仁明显，浆中量略碱。此结构出现的预后意义说法不一，但它的出现却成为该病很重要的特征性改变。

（4）本病瘤细胞的核分裂象，少见或几乎不见，但无疑核分裂象的出现对判断预后很有帮助。如果大于30个/20HPF，则预后差，生存期短。如果（3）中所说假生发中心的两种细胞显示出活跃的核分裂，则提示着可能会有较强的侵袭性病程。

328. 前驱 B 淋巴母细胞性淋巴瘤/B 急性淋巴母细胞白血病（B-LBL/B-ALL）

（1）本病为发生于**骨髓前驱 B 淋巴母细胞的高度恶性的肿瘤，80％以白血病形式出现**，仅5％～10％以淋巴结肿大为主要表现，亦可累及皮肤、骨髓、外周血，10岁以下儿童占50％，偶见中老年人。一旦出现白血病象，绝大多数生存不超过半年。

（2）**光镜下见单克隆增生**，稍大于小淋巴细胞的瘤细胞在淋巴结内弥漫性分布，**呈清一色中等大小，胞浆淡染、核圆或迂曲，染色质细匀粉尘样，核仁细小，核分裂象多见**。其分裂象数与瘤细胞大小有分离现象是诊断要点之一。有时因散在于瘤细胞之间的巨噬细胞而呈现"星空"现象。瘤细胞可单行排列的浸润纤维组织和血管外膜而出现浸润性小叶癌样的图像。

（3）本瘤 **T 细胞与 B 细胞起源在 HE 切片光镜下是无法区别的**，必须依靠免疫组化来鉴别。事实上本瘤 **80％左右是 T 细胞来源的**，只有不足20％为B

细胞来源。因此,有时就不分其 T 或 B,而以"淋巴母细胞性……"笼统诊断。

329. 前驱 B 套细胞淋巴瘤(MCL)

(1)"B 套细胞淋巴瘤"现认为它可能来自于一种滤泡外套层的靠里部分的细胞,而不是真正的滤泡中心细胞的恶性肿瘤。好发于老年,男多于女,平均 63 岁。就诊时多数已累及多组淋巴结、末梢血、骨髓等。现被看为中度恶性,一旦确诊,生存时间仅 3～5 年。

(2)光镜下见最大特点是单一的中等大小的淋巴样细胞弥漫增生浸润,其中可见散在萎缩状的生发中心。瘤细胞比正常淋巴细胞稍大,核形略不规则,染色质略成簇分布,胞浆少、核仁不明显。缺乏类似中心母细胞和免疫母细胞样转化的大细胞,此点可与滤泡性淋巴瘤(FL)鉴别。

(3)如果片内有套区样结构存在表明诊断时尚属早期,如果套样结构消失,瘤细胞更弥漫浸润,提示肿瘤为进展期。

330. B 滤泡性淋巴瘤(FL)

(1)"B 滤泡性淋巴瘤"由滤泡中心 B 细胞发生而来的淋巴瘤。滤泡中心细胞指中心细胞(也称为有裂滤泡中心细胞)和中心母细胞(也称无裂滤泡中心细胞)。滤泡性淋巴瘤随病变的发展其肿瘤性滤泡结构会逐渐模糊,最后演变成弥漫性淋巴瘤。FL 应见到至少部分区域呈滤泡性的结构。

(2)本瘤欧美人多,国人和黑人少见,患者多在 35 岁以上,常见于 50～60 岁老年人,20 岁以下罕见,**其恶性程度低(属惰性)**,但很难治愈。

(3)光镜下组织学改变主要是肿瘤性滤泡取代了正常淋巴结结构。肿瘤性滤泡由和正常滤泡中心相对应淋巴细胞的瘤细胞成分构成,这些瘤细胞有大有小,以不同的多少分为小细胞为主、大小细胞混合、大细胞为主等三级(过去称三个亚型,REAL 分类改为"级"),即Ⅰ、Ⅱ、Ⅲ级。

(4)"滤泡性淋巴瘤Ⅰ级"时其瘤性滤泡的构成以小细胞为主(小核裂细胞),瘤性滤泡的大小、形态比较一致,多为圆形,密集靠近甚至背靠背样或界限不清的隐现结节或制片时人为的环形裂隙样,没有外套层,没有明和暗区之分,没有组织细胞及"星空"现象,而由清一色的稍大于淋巴细胞的小瘤细胞组成,胞浆极少,也极少见到核分裂,其中可夹杂少量大细胞,但也不超过 20%。滤泡间可有瘤细胞,也可不累及。如果仅为部分瘤性滤泡,其余为正常尚未累及的滤泡则提示为早期,如果除少数瘤性滤泡外,其他区为弥漫性的类同瘤性滤泡内的瘤细胞则为向弥漫性淋巴瘤演变中。故不同区域取材表现可能有所不同。

(5)"**滤泡性淋巴瘤Ⅱ级**"时表现为肿瘤性滤泡中看不出小细胞或大细胞哪一种占优势(大细胞可为大裂细胞或大无裂细胞)。"**B滤泡性淋巴瘤Ⅲ级**"时则瘤性滤泡以大细胞为主,尤其是大无裂细胞占50%以上,核分裂象常常很多。许多病例中所见到的只是部分性瘤性滤泡结构,其他已发展为弥漫性的病变。

(6)FL(B滤泡性淋巴瘤)**绝大多数都发生在淋巴结内**,很少数可出现在其他部位。如果发生在皮肤则有很好的预后,切除后即可不再复发。

🔬 331. 淋巴浆细胞样淋巴瘤(LPL)

(1)"淋巴浆细胞样淋巴瘤"是一种低度恶性的**由伴有不同程度浆细胞分化的小淋巴细胞组成的淋巴瘤**,起源于经受抗原刺激后向浆细胞方向分化的外周小B细胞。多发生在中老年人,出现全身淋巴结肿大、贫血和高球蛋白血症,可以累及骨髓和外周血,预后次于SLL(B小淋巴细胞淋巴瘤)。

(2)以往分类中常将LPL分出淋巴浆细胞样、淋巴浆细胞性和多形性等三个亚型,前者以小淋巴样细胞为背景,其中的少部分有浆样分化。中者比前者浆样分化更多且更为接近成熟,后者除前两者外还有活化的大细胞、免疫母细胞、甚至R-S样细胞出现。目前在REAL分类和新的WHO分类中已不再区分亚型,均称为"**淋巴浆细胞样淋巴瘤**"或"**淋巴浆细胞性淋巴瘤**"。

(3)光镜下见**淋巴结结构全部被破坏或仅有残存**,瘤细胞呈弥漫性浸润,其**形态类似于SLL(B小淋巴细胞淋巴瘤)**,但有不同比例向浆细胞分化的系列形态谱系,称为浆细胞样淋巴细胞。在形态上介于小淋巴细胞和浆细胞之间的中等大椭圆形细胞,表现为胞浆稍增多像浆细胞(嗜双色或嗜碱和核周不同清晰度或隐约可见的空晕)核偏位,染色质较致密、深染,类似于小淋巴细胞的核。约有1/4病例,还可见到核内包涵体(嗜酸性红染PAS染色阳性的小球,其实质是免疫球蛋白)称为Durcher小体,甚至有些较为成熟的浆样细胞内、外可见卢梭氏小体,也是LPL的一个重要的细胞学特征。

(4)如果淋巴结或结外淋巴组织出现单一性向浆细胞的不同程度分化和异型,则称之为"**髓外浆细胞瘤**"或"**浆细胞性淋巴瘤**"。结外多于结内者,亦有分化好、中、差三种亚型,这里不再细讲,本质上与骨髓瘤没有区别,可参看本"荟萃"第270题下相关叙述。

170

332.富于 T 细胞的 B 细胞淋巴瘤(TCRBL)和富于组织细胞的 B 细胞淋巴瘤(HRBCL)

(1)"TCRBL"("富于 T 细胞的 B 细胞淋巴瘤")是一类很特殊的大 B 型淋巴瘤,其最大的组织学特点是肿瘤中以反应性成熟的 T 小淋巴细胞在数量上占优势,公认在 50%以上,最高可达 95%以上,而且是均匀分布,如果 T 细胞仅集中于某个局部则不在此列。同时可有少数转化淋巴细胞及上皮样组织细胞、嗜酸性粒细胞和浆细胞等杂于其中,有较多的高内皮分支的小血管,有时,还可残留一些淋巴滤泡。而真正构成肿瘤的瘤细胞即较大异型的大 B 型淋巴瘤细胞的成分只占少数,分布在上述细胞的背景中,因此很容易忽视这个肿瘤的主体而误诊。

(2)这种异型的大淋巴瘤细胞可以形似大无裂细胞、免疫母细胞、R-S 样细胞,有的可呈 L/H 爆米花样细胞。它们均呈 B 细胞免疫表型阳性,如 CD10、CD19、CD20 等,**IgH 和 IgL 基因重排阳性**,而 β-TCR 基因重排阴性。相反,小淋巴细胞则呈 T 细胞免疫表型阳性,如 CD3、CD4、CD8、CD45RO 等。

(3)本瘤不仅见于淋巴结,亦可发生在结外,如乳腺、肝、软组织、硬脑膜、骨、骨髓、肠韦氏环、筛窦等。病变表明本瘤不是一种单一的肿瘤,而是不同类型的 B 细胞淋巴瘤,不过都具有吸引 T 细胞浸润的共同特点。至于大量浸润的 T 淋巴细胞对宿主有无保护作用,各家说法不一,尚待探讨。

(4)另有一种多为"**富于组织细胞的 B 细胞淋巴瘤(HRBCL)**"被认为可能是"富于 T 细胞的 B 细胞淋巴瘤"(TCRBL)的变型。其恶性度高,常有发热、瘙痒、消瘦,**光镜下表现为少量、大小不等、异型的大 B 细胞散在于反应性增生的多量组织细胞之间**,也可掺杂一些反应性 T 细胞,但绝不是大量。**其大个细胞 B 细胞表型阳性,增生的组织细胞 CD68 阳性**。但不呈上皮样细胞形态,更很少形成肉芽肿改变。

 333.弥漫性大 B 细胞淋巴瘤(DLBL)

(1)"**弥漫性大 B 细胞淋巴瘤**"是 REAL 分类中相当大一组由弥漫浸润的大转化淋巴样细胞组成的淋巴瘤的统称。在非霍奇金淋巴瘤中,是最复杂最具异质性的一组。鉴于它们在病理诊断中很难达成可重复的一致性,同时在治疗上当前没有区别,故在新的 WHO 分类中采用了这一诊断名词。

(2)本瘤以老年人多见,占成人非霍奇金淋巴瘤 30%~40%。**可原发亦可**

由其他低恶性淋巴瘤后期转化而来。主要发生在淋巴结，40%发生在结外，包括骨、皮肤、甲状腺、胃肠道、肺等。

（3）此瘤的病理形态结构多种多样，相当复杂，但可归纳出共同的表现：首先该瘤时**淋巴结结构被破坏，为大的转化淋巴细胞所充满**，其核的体积大于小淋巴细胞的 2 倍以上，或大于反应性组织细胞的核。**核呈空泡状、核膜厚、核仁明显而多嗜碱或嗜酸性、核分裂象多**，在大多数情况下，核形轮廓为圆或椭圆形，也可有多种形态。**可以多形、怪形、分叶、双核或有浆细胞样分化的特征和类 R-S 细胞样**；胞浆丰富嗜双色或嗜碱性。需指出的是，这种大核的改变既见于 B 细胞性也见于 T 细胞性的大细胞淋巴瘤，所以单从形态来区别预测其来源的 T 或 B 有时是相当困难的，即存在有浆细胞样的胞浆特点，这也不是 B 细胞性来源的不变的标准，此时要靠免疫组化来鉴别。

（4）**本瘤属高度恶性淋巴瘤，但对化疗敏感**，5 年生存率达 75%～80%。近半数治疗后可无病长期生存。

334. 黏膜相关 B 细胞淋巴瘤（MALT 淋巴瘤）

（1）"黏膜相关 B 细胞淋巴瘤"是"结外淋巴瘤"中最主要的一部分，此二者概念不能等同。**"黏膜相关 B 细胞淋巴瘤"一词最初仅指从黏膜淋巴组织发生的低恶 B 细胞淋巴瘤，主要在胃肠道**，其中最多发生在胃，其次是肠。过去所说的"胃肠道假淋巴瘤"或"良性增生"（现已被废除）即是此瘤。主要发生在中老年人，病程惰性局限、进展慢、转移晚、预后好。

（2）随着研究的深入和发展逐渐把从腮腺、甲状腺以及眼眶、泪腺、胸腺、皮肤、软组织，甚至乳腺、舌、扁桃体、胆囊、泌尿生殖道等非黏膜部位发生的低恶 **B 细胞淋巴瘤也归在了"黏膜相关 B 细胞淋巴瘤"的范围**，此即现行认识的广义的**"黏膜相关 B 细胞淋巴瘤"**。因为他们的临床和病理变化都很相似。

（3）胃肠道低恶 B 细胞淋巴瘤可作为结外淋巴瘤和黏膜相关 B 细胞淋巴瘤的典型来概括，其**共同的基本病理改变是**：非肿瘤性反应增生的淋巴滤泡点缀于病灶中，在黏膜层尤为突出，这是黏膜相关 B 细胞淋巴瘤发生的基础；肿瘤细胞形态类似于正常中心细胞而称为中心细胞样淋巴细胞（部分似小淋巴细胞，部分类似于单核样 B 细胞）。它们植入或侵蚀生发中心，围绕残存的生发中心生长甚至取而代之，称作"滤泡殖民地化"，而误认为是滤泡性淋巴瘤的肿瘤性滤泡。另一特点是瘤细胞侵犯邻近上皮或腺体形成所谓："淋巴上皮病变"。再一特点是瘤细胞有向浆细胞分化的倾向，有些尚可出现中等数量的浆细胞。

(4)黏膜相关 B 细胞淋巴瘤少数可能转化为弥漫型大 B 细胞淋巴瘤。

335. 非霍奇金外周 T 细胞淋巴瘤(NHL)共同形态概说

(1)"T 细胞淋巴瘤"是非霍奇金淋巴瘤中的一大类从 T 细胞发生来的恶性淋巴瘤,包括前驱 T 淋巴母细胞淋巴瘤(T-LBL)和外周 T 细胞淋巴瘤,但主要还是指"外周 T 细胞淋巴瘤",即广义所称"外周 T/NK 细胞淋巴瘤",又称"胸腺后 T 细胞淋巴瘤"。

(2)"外周 T 细胞淋巴瘤"是除 T 淋巴母细胞淋巴瘤(T-LBL)外(见本"荟萃"第 328 题下相关叙述),包括了所有的 T 细胞的淋巴瘤,其中包括胸腺后 T 细胞淋巴瘤和狭义的 T/NK 细胞淋巴瘤(见本"荟萃"第 336 题下相关叙述)。

(3)"外周 T/NK 细胞淋巴瘤"相对于"T 淋巴母细胞瘤"来说是较成熟的 **T 细胞淋巴瘤**。其组织形态复杂多样,不易诊断,大多高度恶性预后差。高峰年龄在 50～60 岁,男多于女。

(4)T/NK 细胞淋巴瘤各个亚型均有其自身的特点,其大多数肿瘤共同的组织学特点是:瘤细胞始于副皮质区,向周围浸润,可有滤泡和窦的残留。呈树枝状增生的上皮样小静脉很醒目,连同薄的纤维束伸在瘤细胞间分隔成房状结构,血管横断面犹如腺管样。瘤细胞胞浆少,其核的形态即代表了细胞形态。瘤细胞有大有小,形态不同,形成一个连续的谱系,而显多型性。肿瘤常混杂许多反应性成分,如嗜酸性粒细胞、组织细胞和上皮样细胞等,故显得背景繁杂而容易忽略了瘤细胞成分。T/NK 细胞淋巴瘤的免疫表型**绝大部分 CD3**、**CD45RO 阳性**,CD43 也达 91％阳性,但**特异性较强的是 CD3 和 CD79α**。用 **TαT** 检测阳性可确定其为淋巴母细胞淋巴瘤。其他与 T 细胞相关的抗体均分别给各型淋巴瘤以不同的支持表达。

(5)T/NK 细胞淋巴瘤的瘤细胞胞核,大多为多形而不规则,可呈扭曲状、核桃仁、脑回状、佛手状、麻花状,分叶状,甚至奇形怪状,巨核、多核、或 R－S 样细胞。其核膜薄呈清晰的细线样。核染色质为淡染细颗粒的粉尘状,很少凝集于核膜下。核仁除 T"免疫母细胞性淋巴瘤"和"透明细胞性淋巴瘤"外多较小或不见。

(6)T/NK 细胞淋巴瘤的亚型很多,各权威书籍均有详述,一般除少数如"血管免疫母细胞 T 细胞淋巴瘤"、"皮肤蕈样霉菌病"、"皮下脂膜炎样 T 细胞淋巴瘤"、"间变性大细胞性淋巴瘤"等,可依其 HE 形态大致确定其亚型外,其他各个亚型的进一步分型还要依靠免疫组化。

 336.狭义的 T/NK 细胞淋巴瘤的概念要点

(1)"狭义的 **T/NK 细胞淋巴瘤**"是 WHO1997 新分类中确立的外周 T 细胞与 NK 细胞淋巴瘤中的一组恶性淋巴瘤。异质性的发生在 T 细胞中具有细胞毒的 T 细胞(CTL 即常说的 **NK 样 T 细胞**)和自然杀伤细胞(**NK 细胞**)。

(2)NK 细胞来自骨髓,无胸腺依赖性,在外周血、脾、骨髓、淋巴结中均有存在。目前认为它是 T 细胞的亚型,免疫表型同成熟的 T 淋巴细胞,而细胞毒 T 淋巴细胞(即 NK 样 T 淋巴细胞)包括细胞毒 $\alpha\beta$-T 细胞和细胞毒 $\gamma\delta$-T 细胞。

(3)NK 细胞和 NK 样 T 细胞由于它们胞浆中均含有丰富的细胞毒颗粒,可产生多种细胞毒性因子,都共同具有巨大的免疫潜能,故称其为"**细胞毒性淋巴细胞**"。据此近年来一些学者,则提出了把从细胞毒淋巴细胞发生的淋巴瘤称之为"细胞毒淋巴细胞淋巴瘤"的概念。

(4)研究中还发现这些细胞毒颗粒不仅在活化的和非活化的 NK 细胞和细胞毒 T 细胞(NK 样 T 细胞)中表达而且在肿瘤性增生的 NK 细胞和 NK 样 T 细胞的胞浆中亦是呈高表达,具有重要的诊断意义。

(5)在研究细胞毒蛋白在"细胞毒淋巴细胞淋巴瘤"中的表达中还发现细胞毒淋巴瘤主要为结外型。这些淋巴瘤有着很宽的形态学谱,从小细胞到中等大细胞的低度恶性肿瘤到以大细胞为主的高度恶性肿瘤,本"荟萃"仅就涉及的"皮下脂膜炎样 T 细胞淋巴瘤"、"间变性大细胞性淋巴瘤"、"血管免疫母细胞性 T 细胞淋巴瘤"、"皮肤蕈样霉菌病"等较多见的类型进行了相关描述。

 337.皮肤蕈样霉菌病(MF)

(1)"**皮肤蕈样霉菌病**"少见,又称"**蕈样肉芽肿**",是一种原发于皮肤的嗜表皮性的低度恶性的特殊性 T 细胞淋巴瘤,与真菌毫无关系。一般病程较漫长,好发于中老年人,男多于女。患者往往**先发生皮肤瘙痒,然后出现多样性皮疹,即蕈样前期或红斑期或湿疹期(MF Ⅰ)**,可持续数月数年甚至数十年,常伴有发热、乏力、关节痛等全身症状,继而**出现皮肤浸润性斑块**,形态、大小、颜色、数目各不相同,持续数月或更长,此即**浸润期或斑块期(MF Ⅱ)**,最终形成侵袭性生长的**皮肤肿瘤期(MF Ⅲ)**,隆突于皮面。形状有半球形、分叶状、蕈样、马蹄样等。大如橘子,小如黄豆,淡棕、紫红或褐红色,可坚实或柔软,常破溃就像烂番茄样。中途还可自行消退一个时期或持续数月数年不变。晚期可累及内脏器官,但骨髓很少受侵犯。

(2)MF 可伴有 T 细胞 MF 性白血病(MF/SS),此时除前述表现外,在外周血涂片中可检出特殊的 MF 大的脑回样细胞和淋巴结肿大。此三联征被命名为"Sezary 综合征"。活检中所见常为中晚期患者的皮肤损害送材,75%的患者此时均有不同程度淋巴结的受累,而淋巴结单独的诊断相当困难。皮肤的活检比淋巴结相对容易作出诊断,但因各处病变不尽相同故应多取材,而且取材深度要足够。

(3)光镜检见皮肤表皮或增生或萎缩,可有灶性角化不全。真正的病变在真皮浅层和表皮深层,表现出瘤细胞强烈的嗜表皮性和病变发展的缓慢性,逐步形成致密的带状浸润或围绕在血管周围,其间无"豁免带"。浸润的细胞主要为瘤细胞称为 MF 细胞,同时混杂有炎症细胞,如嗜酸性粒细胞、嗜中性白细胞、浆细胞、淋巴样细胞、组织细胞、成纤维细胞等。MF 细胞有大小之分,小者直径 $6\sim11~\mu m$,大者在 $11.5~\mu m$ 以上,甚至 $28~\mu m$。

(4)MF 细胞虽然大小不等,但具有一些共同特点,表现为:核膜皱折扭曲或有线样沟纹而呈脑回状,染色质细密深染,核仁不明显,呈 T 细胞免疫表型,特别是 CD4 常(+),胞浆少,略嗜碱或透亮,有许多核分裂象。它们单个或聚成三、五小堆,从真皮乳头层沿毛细血管呈灶性浸润并向表皮细胞间渗入,周围则绕以空隙,称之为 Pautrier 微脓肿(或微聚集),此为具有特征性的改变。

338. 血管免疫母细胞性 T 细胞淋巴瘤(AITCL)

(1)过去认为"血管免疫母细胞性淋巴结病"是良性病变,而"血管免疫母细胞性 T 细胞淋巴瘤"是恶性,近年已认识到这是一个潜在恶性渐进地发展到高度恶性淋巴瘤的不同阶段。

(2)本瘤临床上好发在 60 岁以上老年男性,常伴有持续性顽固的高热不退(多在 38℃ 以上)、皮疹瘙痒、体重骤减、全身或局部淋巴结肿大、肝、脾肿大等。激素的使用可缓解。

(3)淋巴结光镜下突出的病理改变有:正常结构被破坏,代之以免疫母细胞为主的 T 细胞系列性增生。T 细胞系列包括 T 小淋巴细胞、淋巴母细胞、免疫母细胞、浆样 T 细胞等瘤细胞,这些瘤细胞的特征是:胞浆丰富、淡染、水样透明,核中等大,核形不规则且多形、核仁小或中等大,弥漫或聚集成巢、片。另一特征是大量上皮样(即高内皮)毛细血管后静脉增生呈树枝状穿插分布,非常显眼。

（4）肿瘤中常混有数量不同的小淋巴细胞、浆细胞、浆母细胞、嗜酸性粒细胞以及上皮样细胞形成的**多种炎细胞浸润，很容易忽略了主体瘤细胞也是一大特点**。另外细胞间质常含有无定形的 PAS 染色阳性的物质沉积，电镜已证实此为网状或胶原纤维。

（5）此瘤有低度恶性和高度恶性之分，实际上是肿瘤逐步发展演变的不同阶段。如果向周围浸润范围小、层次少、细胞异型小、核分裂象无或少，其恶性程度低。但如果浸润范围大，层次多，甚至浸润到浆膜，细胞异型明显甚至向大细胞过渡，核分裂象多，无疑其恶性程度高。

339. 多形细胞性小细胞性 T 细胞淋巴瘤（PTL－SC）

（1）"**多形细胞性小细胞性 T 细胞淋巴瘤**"亦称"小细胞多形细胞性 T 细胞淋巴瘤"，儿童和老人都可发生，但 **60～80 岁间有一个发病高峰**，男女比为 1.8：1。可原发于淋巴结、皮肤或扁桃体，为低度恶性淋巴瘤。

（2）**光镜检整体见瘤细胞为小细胞，单一形态，但高倍细看显出胞核的多形性**。其瘤细胞质少淡染，少数胞浆可较丰富，呈水样透明，胞核呈不规则形，常见凹面呈锯齿形、扭曲、染色质较致密，核仁小，核分裂也少，且**血管增生不明显**。早期还可有残存的滤泡结构。其中很少混有其他细胞成分。

（3）此瘤与 B 小淋巴细胞性淋巴瘤和 B 套细胞淋巴瘤很难区别，但 B 细胞的核圆或卵圆形，只有少数有核裂，且染色质粗糙，凝集于核膜下可予鉴别。必要时要做免疫表型检测。本瘤主要表达 CD45RO、CD3、CD4、CD5 而 CD7 丢失。

340. 多形细胞性中到大细胞 T 细胞淋巴瘤

（1）本瘤是由中等大细胞和大细胞混合的**高度恶性的 T 细胞淋巴瘤**。发病年龄 13～87 岁，但高峰在 70～80 岁，男女比为 1.35：1。**主要为淋巴结肿大**，皮肤、扁桃体、软组织和胃均可发生。

（2）**光镜下见肿瘤由中等大和大细胞混合而成**，也可以中等大为主，也可以大细胞为主。这些瘤细胞呈明显核的多形性，凹面有锯齿形突起，核畸形可似**水母或胚胎样或脑回样，染色质粗细不等，核仁大，嗜碱或嗜酸，形状不一，可 1个或多个，核分裂活跃**。嗜碱性胞浆中等量。有时**可见瘤巨细胞呈 R－S 样或脑回样**。间质中可有嗜酸性粒细胞浸润，瘤细胞**常明显浸润和破坏血管**。

（3）本瘤有部分病例与 333 题下相关叙述由 B 中心母细胞而来的大 B 淋巴瘤中一些大细胞有时很难区别（前已有述），但从整体来看，中心母淋巴瘤性的大 B 淋巴瘤相对来说增生的瘤细胞较为单行性,细胞核都是圆形、大小较一致,而本瘤总有许多不规则的核形成。此时免疫表型起决定作用。

341. 透明细胞性 T 细胞淋巴瘤(CCL)

(1)透明细胞性 T 细胞淋巴瘤在 T 细胞肿瘤性增生中是一种以透明细胞为主要成分的肿瘤。但透明细胞的数量,必须超过总数的 2/3 才能谓之。其实透明细胞在 T 系列淋巴瘤中也不时地出现,为其细胞学特征之一,只是数量不多,故不能称之。

(2)此瘤我国报道较多而欧美较少。好发于成人,平均年龄 40 岁。常有发热、盗汗、体重减轻等症状。**主要发病于淋巴结和扁桃体**,可累及肝和骨髓,高度恶性,强烈联合化疗可部分或完全缓解,但最终多死于诊断后 25～32 个月。

(3)**光镜下淋巴结结构完全被破坏,瘤细胞弥漫性浸润,被增生的血管或纤细的胶原束分割成大小不一的假巢状,可浸润血管和扁桃体上皮。**在血管周围可见到一些小到中等大淋巴细胞浸润。扁桃体病变时,瘤细胞浸润上皮。瘤细胞大小不一,但在同一病变中形态较单一,胞浆丰富,水样透明,核圆或不规则扭曲,染色质细而均匀,核仁小,易见分裂象,符合 T 细胞淋巴瘤的一般规律。

(4)本瘤有时与发生在淋巴结边缘带细胞淋巴瘤(**"单核样 B 细胞淋巴瘤"**)的瘤细胞(小到中等大胞浆透明均一、弥漫浸润)**容易混淆**。但单核样 B 淋巴瘤中血管不增生,瘤细胞核多圆形,染色质粗块,凝集,免疫表型为 B 阳性可予以区别;至于软组织中的透明细胞肉瘤其突出的红核仁,杂有梭形细胞,免疫表型 HMB45 阳性,多发生于四肢远端关节处等也足以区别。

342. 皮下脂膜炎样 T 细胞淋巴瘤(SCPTCL)

(1)**"皮下脂膜炎样 T 细胞淋巴瘤"为罕见的细胞毒性外周 T 细胞淋巴瘤。**WHO1997 才命名为独立病种。故在 2000 年前出版的病理参考书中,尚没有此病名。**其病变原发并主要单纯地侵犯皮下脂肪组织。**多位于下肢、躯干、手臂、面颈等部位,表现为单个或多个结节样红色斑块。低倍镜下极似脂膜炎改变。患者常伴有顽固性持续性高热、全身虚弱无力、贫血或全血细胞减少等,虽然可伴有肝、脾肿大,但主要是组织细胞增多并吞噬红细胞而**肿瘤细胞一般不累及淋巴结、肝、脾、骨髓等皮下脂肪以外的淋巴组织**。

(2)**高倍镜下及免疫表型主要是在皮下脂肪细胞之间有大、中、小不同组合的肿瘤性 T 淋巴细胞成片浸润和大片的凝固性坏死。**当瘤细胞围绕脂肪细胞时可形成"花边"样浸润。瘤细胞的形态多形,核膜薄,染色质细淡,符合一般 T 细胞淋巴瘤的规律。详见本"荟萃"335 题下非霍奇金 T 细胞恶性淋巴瘤项相关叙述。

(3)可有脂肪坏死但泡沫细胞却很少,不如脂膜炎时那么突出显眼。

(4)病灶中常伴有多种增生的细胞浸润,如各种成熟的白细胞、浆细胞、组织细胞、泡沫细胞、多核巨细胞、成纤维细胞及肉芽肿形成,**而掩盖了混杂其中的主体——瘤细胞**。

(5)**在疑为本病时多数还是要靠免疫组化来确诊**。一般 CD2、CD3、CD45RO、CD43 均阳性。分子生物学 **T 细胞受体 α、β、TCR 重排阳性**。

(6)本病中位生存时间是 22 个月,但在伴有组织细胞吞噬红细胞(约占 45%病例),即**"噬血细胞综合征"时则病情险恶、进展迅速、死亡率高**。2007 年曾遇 1 例 67 岁女性,完全具有上述各点伴有嗜血综合征,从元月份发现,3 月份确诊,虽全力救治,仍于 5 月份死亡(确诊后第 56 天)。

343. 间变性大细胞性淋巴瘤(ALCL)

(1)间变性大细胞性淋巴瘤在 20 世纪 80 年代前多被误诊为恶性组织细胞增生症(MH 即恶网),WHO1997 分类中才正式确立为一型独立的外周性非霍奇金淋巴瘤,这是一型非常特殊的淋巴瘤,表现在:

①"间变性大细胞性淋巴瘤"其免疫表型表明 **60%~70%为 T 细胞型**,10%~20%属非 T 非 B 细胞型,另 10%~20%为 B 细胞型。

②瘤细胞主要沿淋巴窦尤其是边缘窦、滤泡间、副皮质区向实质浸润扩散,而且有黏附性可以成团片、条索、巢团样生长,这些都**极易误诊为转移的癌**。

③**大多数 ALK 蛋白(十)**,且阳性者比阴性者预后好,而与间变的程度不成平行关系。故有学者曾建议重新命名为"ALK 淋巴瘤",但未成气候。

④大多数 CD30(Ki-1)阳性表达,因此也有学者将其称为过"Ki-1 淋巴瘤"。现已不鼓励使用。

⑤瘤细胞复杂多变可以像癌,也可以像肉瘤样梭形细胞排列。

(2)本瘤好发于两个高峰年龄,青春期和老年。儿童占 10%~30%,男女之比 6.5:1,但老年人男女比例持平。**多原发于或继发在淋巴结**,结外者主要在皮肤,其预后比淋巴结好,其他部位均为少数报告。患者常伴有进行性发热、消瘦、食欲减退、衰竭等全身症状。除少数可自行消退外,均高度恶性在 1~2 年内死亡。

（3）其病理组织学特点是：在淋巴窦和副皮质区生长浸润的由大、中、小，单核、多核、巨核明显多形的瘤细胞，呈团巢或索状与混杂其间的淋巴细胞、浆细胞、组织细胞、嗜酸性粒细胞、嗜中性白细胞等反应性成分组成。瘤细胞以单个核为主，也可多核，胞核可圆或卵圆或不规则形，可呈弯曲状凸面平滑，而凹面多个凹陷切迹，形似水母样或胚胎样，故有"胚胎样核"之称。染色质粗块状，集附于核膜，核仁较大嗜酸，呈 R - S 细胞样或多个核排列成马蹄形或花环状的多核巨细胞等。并可见到众多的核分裂象，特别是病理性核分裂。

（4）本瘤根据各类型瘤细胞及反应性细胞成分的多少可分为以下多种类型，虽有大同但仍存在小异：

①多形型：又叫普通型或典型型，约占 70％病例，主要由上述的具有标志性多形性的大细胞组成，间有少量上述反应细胞。

②单形型：以中等大小的瘤细胞为主，其大小核形较一致，单形。胚胎样核，花环状核的大细胞少见，但找见它们对诊断本病很重要，应该仔细寻找。

③小细胞型：以优势的小型瘤细胞为主，但核形仍不规则，呈脑回状，染色质致密。可散在一些无明显异型的大细胞，胞浆透明或弱碱，CD30 阳性，常特征性的聚集在高内皮静脉周围。

④淋巴组织细胞型：由小到中等大小瘤细胞散在于大量增生的组织细胞中构成。瘤细胞可呈浆样，印戒样或向梭形分化，CD30（＋）、ALK（＋）或清楚显示细胞毒性分子抗体。组织细胞可以多到掩盖瘤细胞，可吞噬红细胞。

⑤霍奇金样型：瘤细胞体积较大、异型，易见 R - S 样瘤细胞，组织学上可表现为结节硬化型 HL 的特点。参阅 324 题下相关叙述。

（5）结外型的 ALCL 总的来说与结内型的组织学特点相同，但缺乏淋巴结背景，无窦性浸润。原发于皮肤的 ALCL 主要浸润真皮层，可由"淋巴瘤样丘疹病"逐渐演变而来，低度恶性，甚至可自行消退。也有观点称它们是同一个肿瘤的不同阶段。

第十三部分 | 部分与神经系统发生相关肿物送材光镜下诊断要点

344. 创伤性神经瘤

（1）"创伤性神经瘤"并非真性肿瘤,此乃周围神经被切断后,近心断端神经纤维再生,修复,限局性增生所形成的瘤样病变。多见于截肢或内脏器官（如阑尾、胆囊）切除之断端。也可见于撕裂伤、贯通伤后断离神经两端错位或其间嵌入其他组织等情况。一般均为无包膜的梭形肿块,多出现在神经损伤后数月,可伴有疼痛和触痛。

（2）光镜下见在胶原纤维化或瘢痕样的结构中,杂乱地分布着外周神经的小片团或不规则的横断、纵断的神经纤维束（由鞘细胞、轴索细胞、神经束膜细胞等成分构成）,其中可间以成纤维细胞的增生而分割,早期还可伴有炎细胞浸润,晚期则为玻变。

345. 神经鞘瘤

（1）"神经鞘瘤"为结节性肿块,有完整包膜,常位于皮肤或皮下神经干的一侧,基本上可以完全剥离而不伤其干。

（2）肿瘤主要由长梭形、具有棒状扭曲或波浪状、两端钝圆胞核的神经鞘细胞构成,可掺杂有多少不一的神经纤维和胶原纤维。但无异型、无核分裂象。

（3）瘤细胞的排列有两型,依其所占多少分为束状型（Antoni A 型）和网状型（Antoni B 型）。

（4）束状型瘤细胞的排列方式依其出现概率的多少排序有漩涡状、栅栏状、编织状、上皮细胞样、触觉小体样等,前三种结构统称 Verocay 小体。

（5）网状型瘤细胞少,常见有淋巴样、梭形、星形三种。其胞浆突常彼此连成网状。网眼中为透亮的基质,扩大时称为微囊结构,可出现较多的薄壁血管,甚至丰富到血管瘤样。

(6)在发生退变或出血时可形成囊实性,甚至薄壳囊肿样。

346.孤立性神经纤维瘤

(1)孤立性神经纤维瘤为胖梭形或橄榄形的无包膜肿块,但境界清楚或由神经外衣的薄层纤维和玻变的胶原组成假包膜。皮肤者为质软、均匀、限局、无包膜,但界清的扁圆而与皮肤相连,却不见与神经相连的肿块。皮下者呈不规则结节状,偶见神经与其相连。较大神经干者呈梭形膨大或不规则结节状,其被膜与神经干之外衣相延续,而神经干从此穿过难以分割。

(2)**光镜下见瘤体主要由神经鞘细胞、神经束膜样细胞和成纤维细胞构成,**分布于胶原纤维和黏液水肿的基质中。

(3)**瘤细胞呈细长梭形,核纤细、深染,呈波浪状、逗点状,可以有类神经鞘瘤样排列。**

(4)可以继发性出现黑色素、钙化、骨化、多小囊的海绵状、血管瘤样等。

347.多发性神经纤维瘤病

(1)**"多发性神经纤维瘤"为常染色体显性遗传性疾病。**常以全身多发性结节、皮肤表皮基底细胞色素增多形成的咖啡色斑、骨骼发育的畸形,中枢神经系统肿瘤、象皮肿、巨手指、巨阑尾等多方面表现为特征。从儿童开始显现,而后陆续出现、终生存留。

(2)**其神经纤维瘤多发的数目不等,有时可多到上千甚至无数。**主要分布在头颈、躯干、四肢的皮下,通常为绿豆大到黄豆大小瘤结。可延神经的走向,成串、呈丛或葡萄状。**镜下改变类同于孤立性神经纤维瘤,**可掺杂少量神经鞘瘤时的结构。

(3)本瘤发生在深部的及近心端的神经病变,容易发生间变,出现浸润性生长和转移,而皮肤浅表部及远心端瘤结则极少间变。

348.恶性外周神经鞘膜瘤(MPNST)

(1)**"恶性外周神经鞘膜瘤"**即以往所称**"恶性神经鞘瘤"、"恶性雪旺氏瘤"、"神经源性肉瘤"**和**"神经纤维肉瘤"**等。目前认为此瘤并非都是从神经鞘细胞起源的,WHO1994分类已正式定其为"恶性外周神经鞘膜瘤"的命名,其实它**就是由周围神经的神经鞘细胞、轴索、神经内衣和神经束衣的全部或部分作为肿瘤成分而形成的一组多成分的恶性肿瘤。**

（2）本瘤发病年龄较广,以中青年为多,而伴发于神经纤维瘤病者的年龄较轻。女多于男,发病部位往往较深、固定,无症状或有疼痛和功能障碍。以躯干肢体近端、腹膜后、纵隔等为多,而肢体远端罕见,亦极少由孤立性神经纤维瘤或良性神经鞘瘤恶变而来。

（3）本瘤体积较大,直径常超过 10 cm,分叶或不规则结节状,无或有部分包膜,界限可清可不清。切面乳白、细韧或有束状外观,具有湿润半透明的光泽或暗红质韧,鱼肉状,常见坏死、出血等。

（4）**光镜下见大多数肿瘤以梭形细胞为主,很像纤维肉瘤**,可呈锐角交叉成束的鱼骨样排列、栅栏状、漩涡状、席纹样、车辐状甚至触觉小体样等各种各样的复杂排列结构,可有少细胞区和多细胞区,还可见到有致密细胞束状小区和**胞核细胞稀少的黏液样变区,间插排列构成的大理石花纹图像,可提示神经鞘细胞来源**。瘤细胞可见特征性的波浪状核、弯曲状、逗点状的胞核。

（5）一般核深染且染色质均匀,而异型性不显著,但核分裂象易见。要强调的是,良性者是见不到分裂象的。如果大于 1 个/20HPF 则可认为是潜在恶性行为的证据。因此,**核分裂象在判断其恶性与否中非常重要**。此外,本瘤一般不见或少见单核或多核的瘤巨细胞,仅在分化差时可以出现,从而导致与多形性恶性纤维组织细胞瘤和脂肪肉瘤难以区别。

（6）本瘤值得关注的还有其所具有的异质性间叶性化生或上皮性化生的化生性潜能。已有记载的有:可以**化生为骨、软骨、脂肪、横纹肌和腺样等分化**,从而形成一些值得关注的亚型。常见的亚型有:**①上皮样细胞型,②腺样型,③色素型,④硬化性,⑤伴有骨及软骨分化型,⑥恶性蝾螈瘤**(见本"荟萃"第349题下相关叙述)等。

349. 恶性蝾螈瘤

（1）**"恶性蝾螈瘤"即"伴有横纹肌母细胞分化的恶性外周神经鞘膜瘤"**,1932 年首次报道,十分少见,1973 年被命名为"恶性蝾螈瘤",现今已被国内外广大学者所认同。**属于高度恶性的肿瘤**,多转移预后差。

（2）此病发病年龄轻,平均 35 岁,约 70% 病例伴发有"多发性神经纤维瘤病"。肿瘤多见于头颈及躯干部,其他部位亦可发生,如食管、膀胱、尿道、甲状腺、听神经、小脑脑桥角、肺及胸膜等,但均罕见。

（3）**光镜下的结构是在普通 MPNST**("恶性外周神经鞘膜瘤")图像中出现**有散在的分化较好的横纹肌母细胞成分**。其数量分布在不同区域可有差异。

182

瘤细胞质红,梭形或带状,核深染,有的可见典型的横纹。免疫组化显示 Des 和 Mg 阳性。

 350.神经母细胞瘤

(1)"神经母细胞瘤"一词有笼统之弊。其实它包括了**"中枢神经系统神经母细胞瘤"和"外周神经母细胞瘤"。后者即指"交感神经母细胞瘤"**。因前者较为罕见,故该神经母细胞瘤就应称为**"交感神经母细胞瘤"更为合适**。

(2)由于**神经母细胞源自多潜能分化的神经嵴细胞**,在胚胎发育中,要在表皮和神经管之间,沿管两侧远距离下行迁移,逐渐经交感神经胚母细胞阶段,演变成为交感神经母细胞,最后分化成熟为交感神经链中的神经节细胞和在肾上腺经嗜铬母细胞以后成熟为髓质的嗜铬细胞,因此,**本瘤易发生在肾上腺髓质和腹膜后、后纵隔、下颈部及盆后壁等交感神经节链的部位**。极少发生在皮肤、胃肠、子宫、鼻腔、内耳和眼眶等有交感神经支配的部位。

(3)**本瘤主要发生在婴幼儿**,国内外均占小儿恶瘤的第三位。1/4 在 1 岁以下,1/2 在 2 岁以下,4 岁以下者占 3/4,甚至新生儿、胎儿。临床上有证据表明,神经母细胞瘤显性者仅为隐性者的 1/40,而绝大多数潜伏的隐性小瘤结,会在以后生长发育的岁月里发生自然消退。即显性者,亦有少数也会出现这种自然消退现象。

(4)肿瘤可大可小,切面灰白、质细而脆或鱼肉状,每有出血、坏死、囊变。**多有完整的薄包膜。2/3 就诊时已转移**,最常见的部位是肝、骨髓、淋巴结。转移瘤常比原发瘤要大许多。**一例患本病的新生儿尸检,肝脏转移瘤重达 900 g,实属罕见**。

(5)本瘤临床表现变化多端,常有发热、体重下降、贫血、高血压等。**绝大部分患儿尿中儿茶酚的代谢产物香草杏仁酸(VMA)明显增高,可高出正常对照组的 8 倍,对本病的诊断有重要意义**。少数肿瘤患儿尿中邻苯二酚及其衍生物增高,临床上表现为嗜铬细胞瘤样症候、组织学符合本瘤改变,故被称为"交感神经胚母细胞瘤",并被认为是交感神经肿瘤的原始类型。其浸润和转移更早、更广泛。

(6)**光镜下为一富于细胞的肿瘤,由与淋巴细胞相似但稍大的神经母细胞组成**。伴有大量的出血、坏死、囊变和钙化灶。肿瘤间质很少,仅由少许纤细的纤维将瘤细胞分割为小叶或大小不等的片巢、团块、条索或小堆。瘤细胞胞浆少、小而一致,核密集、深染,圆或卵圆,异型不大,核仁一般不清,分裂象少。其分化较好而渐趋成熟的标志是核变大、空泡状,出现核仁和细胞间显现出纤细的神经元纤维丝网和 H-W 假菊形团等。可参阅本"荟萃"第 356 题后"关于菊形团形态的注释"。甚至出现胞体变大,胞浆丰富,向节细胞演化的形态。但并非都能见到。**确切的诊断要依靠免疫组化的表型。**

(7)组织学上根据瘤细胞向神经节细胞分化的百分比,可将其划分为**"未分化型"、"低分化型"**和**"分化型神经母细胞瘤"**三型。未分化型基本见不到前述的分化迹象,低分化型其出现上述类似分化特征的概率低于 5%,而分化型者其分化的概率在 5% 以上,并可见到类似成熟的神经节细胞。偶尔可见到胞核明显异型、深染者被称为"间变型神经母细胞瘤"。有的病例尚可出现黑色素。

🔬 351. 神经节细胞神经母细胞瘤

(1)"神经母细胞瘤"、"节细胞神经母细胞瘤"和"节细胞神经瘤"代表着交感神经的原始前体细胞肿瘤的持续分化谱系。"节细胞神经母细胞瘤"系神经母细胞向神经节细胞成熟,分化过渡型的肿瘤,故又称为"分化型神经母细胞瘤"。儿童和少年多见,发病年龄稍大于"神经母细胞瘤"的。

(2)**镜下见肿瘤由多少不等的神经母细胞和不同程度分化的神经节细胞组成**(其形态学特点见本"荟萃"第 350 题下相关叙述),甚至可见轴索和神经鞘细胞。

(3)预后的好坏与肿瘤中所含神经母细胞的多少有关,神经母细胞成分占优势者预后差,类似于神经母细胞瘤。神经节细胞成分占优势者预后好,故亦可称其为"交界性肿瘤"。

🔬 352. 神经节细胞神经瘤

(1)"神经节细胞神经瘤"常简称为"节细胞神经瘤"可由"神经母细胞瘤"进一步分化而来,亦可为起始时即为此瘤,**是一种分化成熟的良性肿瘤**,多见于 10 岁以后的青少年或成人,女稍多于男。大多发生在后纵隔和腹膜后,少数见于肾上腺,偶见于皮肤、肠壁。有包膜灰白质硬。

(2)**光镜下见肿瘤由成熟的神经节细胞和成束状交织排列的神经鞘细胞和成纤维细胞组成。节细胞可多可少,可成群可散在,亦可退变,但均无异于正常节细胞**,表现为体积大,圆、卵圆或星形,胞浆丰富、粉红染,核大呈空泡状,核数可 1~3 个,并可伴有轻到中等异型性,核仁明显。背景的神经纤维束呈波浪样、编织样参与纤维组织分隔,偶见透明变性和钙滴出现。

353. 外周性原始性神经外胚瘤(PNET)

(1)外周性原始性神经外胚瘤于1918年即由Stout首先报告描述,直至最近作为病理独立疾病才被广泛承认。它是包括发生在中枢神经系统、副交感神经和外周神经的**分化极差的一组神经嵴起源的小圆细胞肿瘤**,十分少见。**目前认为它和骨外软组织尤文氏肉瘤(EET)是同一个谱系的不同组织学类型的肿瘤。**

(2)本瘤发病年龄广泛,但80%发生在35岁以前。主要发生于四肢深部软组织,也常见于躯干。部分可见与大的神经干紧密连接,生长迅速,伴有疼痛,少数亦可发生在肾、膀胱、子宫、卵巢、睾丸、皮肤、胰腺、鼻腔、肺脏等部位。肿瘤边界清,可有不完整包膜,直径一般较大6~10 cm,切面实、灰白、软硬不一,常见出血坏死。

(3)**光镜下瘤细胞呈一致性小圆形或卵圆形,密集排列成片状或分叶状。瘤细胞质少、界不清,核深圆,有众多核分裂象。**但很少显示尤文氏肉瘤中所见到的胞浆空泡状或透明。也很少出现像横纹肌肉瘤中所见的梭形细胞,偏心的酸红胞浆。常见类似于"神经母细胞瘤"的Homer-Wright假菊形团,有时可见室管膜瘤或视网膜母细胞样的Flexner-Winterstainer菊形团(柱状瘤细胞排列在具有界膜的中央腔周围)。

(4)本瘤HE形态与神经母细胞瘤、骨外尤文氏肉瘤,甚至非霍奇金淋巴瘤、胚胎性横纹肌肉瘤很难区别,**确切诊断需依靠免疫组化表型和HE形态综合分析。**

354. 视网膜母细胞瘤(RB)

(1)**"视网膜母细胞瘤"是起源于视网膜任何一个核层原始细胞的恶性肿瘤**,是婴幼儿最常见的眼内恶性肿瘤,80%在3岁以内,偶见于成人,可单侧可双侧。遗传型者占35%~45%,有关基因突变的机理研究有大量资料,这里不再赘述。临床早期常不被发现,当**肿瘤发展到约5个视盘直径时才出现"猫眼样白瞳症"**。

(2)肿瘤位于视网膜呈团块状,可向前侵入玻璃体内或从视网膜向脉络膜方向生长形成实性隆起,而继发附近视网膜剥离以及进一步发展引起的继发性症状。肿瘤大多呈灰白色、质软,切面近糊状,间有出血、坏死和钙化。

(3)**光镜下绝大部分瘤细胞为未分化的神经母细胞。核深染,形态大小不**

一,呈圆、椭圆、梭形或异型。胞质极少,核分裂象较多。肿瘤生长迅速,超过血液供应,因而常见由活的瘤细胞,厚度不一的呈套状包绕在血管周围,而稍远离滋养叶血管的瘤细胞缺血,大片凝固性坏死形成特殊的团片状。**最具特征性的是瘤细胞可形成众多的分化较好的"F-W真菊形团"和少数分化较差的"H-W假菊形团"**。此外,有时见到少见的分化更高的瘤细胞呈花束状、棒状或鼓槌状称为"花状饰"。肿瘤中极少有结缔组织,这也是瘤细胞容易脱落播散的原因。

355. 嗅神经母细胞瘤

(1)**"嗅神经母细胞瘤"是"神经母细胞瘤"的一种特殊类型,瘤细胞来自嗅基板的神经外胚层成分或嗅膜的神经上皮成分**,比较少见。各个年龄段均可发病,但20~30和50~60岁为两个高峰,多见于鼻腔的上鼻甲至鼻腔顶部,且常浸润筛板而颅内嗅神经和嗅球区者极其罕见,个别可见于鼻咽、鼻窦等。

(2)临床上此瘤主要表现为鼻塞(70%)、鼻出血(46%),少数可有嗅缺失、头痛等,肿瘤生长缓慢,富于血管呈息肉状,质软有光泽,很少坏死,这和未分化癌不同。

(3)瘤组织位于黏膜下层分叶或巢状、境界清楚,纤维间隔血管丰富。**瘤细胞形态一致,小圆形核,胞浆稀少,核膜不清,核染色质粗细不等,如胡椒粉状散在,核仁不清**。特别是本瘤缺乏异型、分裂象和坏死。如果出现则提示恶度较高。

(4)瘤细胞边界不清,有时可见其周围绕以神经元纤维基质,实为神经细胞突起的相互纠集。30%可见到H-W假菊形团,而F-W真菊形团少于5%。围绕血管的假菊形团亦能见到,但无诊断意义。有时还可见间质钙化、神经节细胞、黑色素、腺鳞分化等。

356. 髓母细胞瘤

(1)**"髓母细胞瘤"于1925年提出并命名**,有关其起源,有许多种假说,一直有争论,截至目前,**多数学者支持由小脑的外颗粒层原始细胞残留或异位所致的假说。病变定位在小脑**,高度恶性,占儿童颅内肿瘤的20%~30%,有50%发生在10岁以前,7岁左右是高峰,1/3可发生在15~30岁,但50岁以上者罕见。

(2)本瘤儿童期主要发生在小脑中线蚓部,可向第四脑室突入并占位,而年龄较大者多在两侧小脑半球生长,常与蛛网膜粘连,引致蛛网膜下腔阻塞,但不与硬脑膜粘连。主要临床症状是颅内高压,小脑性共济失调,步态不稳。瘤组织灰红,多数软、松脆,大小不一,有的可似黏鼻涕样易于术中吸引器吸走,有的坚韧几乎如木。约 1/3 患者因脑脊液播散而形成广泛的肿瘤结节。

(3)镜下见肿瘤富于小而幼稚未分化的肿瘤细胞,密度高,弥散成片,间质很少,偶见小血管。瘤细胞质少,微细的原纤维背景,胡萝卜样、雪茄烟样或短梭形核,深染、分裂象多,可见酷似淋巴细胞的凋亡裸核细胞和排列在坏死边缘的假栅栏状核。约 1/3 病例可见特征性 H‑W 假菊形团,一般认为这是神经母细胞性基因型髓母细胞瘤的表现。

(4)本瘤可分为许多亚型,如"经典型髓母细胞瘤"、"神经母细胞型髓母细胞瘤"、"促纤维增生型髓母细胞瘤"、"横纹肌型髓母细胞瘤"、"黑色素型髓母细胞瘤"、"大细胞型髓母细胞瘤"等。本瘤还具有多向分化的潜能,如向胶质细胞、星形细胞、室管膜细胞、神经节细胞和神经细胞等不同程度分化,因而形态复杂,诊断困难。

关于菊形团形态的注释

菊形团是与神经特别是中枢神经系统肿瘤相关的一种肿瘤细胞的排列方式,其特点是:瘤细胞围绕空心呈放射状,胞核多居外周端,状如菊花瓣,故称菊形团。菊形团有真、假两种,其中心呈圆孔状者称真菊形团,如视网膜母细胞瘤。中心无真正圆孔而为粉染原纤维填充或不规则淡染区者称假菊形团,如尤文氏肉瘤、神经母细胞瘤、类癌、肾母细胞瘤、室管膜瘤等。

(1)F‑W 真菊形团(Flexner‑Winterstainer 菊形团)——为真菊形团,由立方形、长方形、梯形或锥形细胞组成放射状,中央围绕一个空腔。光镜下在近中央边缘有一环状膜,有些细胞的胞浆穿过此膜突向中央腔内,胞核位于细胞的基底端。

(2)Flexner 菊形团——为真菊形团,是一空心菊形团,由柱状或立方形细胞围绕成腺样小管,其外周无基底膜,近中心空腔有一明显的内界膜。

(3)H‑W 菊形团(Homer‑Wright 菊形团)——为假菊形团,瘤细胞不是围绕一个空腔排列,中央无环状膜,细胞呈锥形,有些胞突交错伸出,占据菊形团中心。此种菊形团比 F‑W 菊形团细胞分化差。

(4)血管型菊形团——为假菊形团,是以血管为中心,周围瘤细胞形成花环样,胞核远离中心,瘤细胞胞浆突伸向血管。

 357."副神经节瘤"和"恶性副神经节瘤"

基础复习

(1)副神经节起源于神经嵴细胞,在胚胎发育中同交感系统一样沿中轴两侧迁移下行到自颅底至盆腔的各处(多靠近交感、副交感神经节)集聚成上皮样细胞团,故称为副神经节。

(2)副神经节由主细胞和支持细胞组成。主细胞排列成束簇状称细胞球,周围被支持细胞部分或完全包绕。主细胞多为多边形,胞浆淡染或细颗粒状,核小圆,核仁不明显。电镜下浆内有含儿茶酚胺的神经内分泌颗粒。副神经节内富含血窦,另有数量不等的神经纤维、神经元及结缔组织。

(3)副神经节可分为肾上腺髓质及肾上腺外两大类,后者分为四个区域。其一为腮节区:包括颈动脉体、颈静脉球、主动脉-肺动脉体、眼眶睫状神经副节体、喉及锁骨下副节体等均与头颈区大血管和颅神经相伴随。其二为主动脉交感旁区:包括颈椎旁、胸腔、纵隔、腹膜后的副神经节及腹主动脉分叉处的腹主动脉体等,均位于交感神经干旁。其三为迷走神经副节体,位于迷走神经束膜内。其四为内脏副节体,包括由神经嵴迷走至膀胱、卵巢、睾丸、肝门、心脏等处的副神经节。

(1)"副神经节瘤"起源于副神经节,这是一个统称。肾上腺髓质的副节瘤,习惯上称"嗜铬细胞瘤",肾上腺以外的副节瘤,又可称为"肾上腺外嗜铬细胞瘤",一般均以解剖部位命名。多无功能,仅少数有功能。最多见的是:

①"颈动脉体瘤"发生在颈总动脉分叉处的颈内动脉远端。

②"颈静脉球瘤"位于颅底和中耳骨板下及其附近。

③"迷走副节瘤"靠近颈静脉孔,常表现为颈上部乳突与下颌角之间肿块。

④"主动脉体瘤"位于左心耳外的心包内或附着其上与升主动脉紧密相连。

⑤"腹膜后副节瘤"多分布于腹主动脉肠系膜下动脉分支水平的副节组织,多具有功能性。

⑥"喉副节瘤"发生在声带前端,可随吞咽将疼痛传递到一侧耳部等。

⑦此外,其他各部副节组织,如海绵窦、眼眶、口腔、舌、鼻窦、气管、甲状腺、胆囊、子宫、马尾、肺、肾、膀胱、外阴、十二指肠、空肠系膜等均可发生,只不过仅为个例。

悉知这些广泛的发病部位在诊断和鉴别诊断时有着重要的意义。

（2）依据目前的资料，**副节瘤中只有"颈动脉体瘤"和"主动脉-肺动脉体的副节瘤"才可称其为"化学感受器瘤"**。因为只有它们才对血液中 CO_2、O_2 浓度及 pH 值具有化学感受器的反应变化，从而调节呼吸和心跳的节律。**故化学感受器一名不可滥用于其他副节瘤。**

（3）**副节瘤多为良性肿瘤**，各个部位的副节瘤大小不一，多有包膜，切面分叶。**其镜下组织学结构虽各不相同，但多共同具有类似于颈动脉体瘤的特点。**可归纳如下：**由上皮样瘤细胞排列成较一致的细胞小巢或细胞球团、索或相互不规则吻合成片。还可见到实体状、假腺泡样、彩带状、乳头状、血管瘤样、血管外皮瘤样、腺瘤样或 H－W 假菊形团状排列。**（可参阅本"荟萃"第 356 题后关于"菊形团"的注释）瘤细胞胞浆丰富，圆、卵圆或多角形，比较一致，核圆居中，染色质细颗粒状，细胞界限不清，常呈合胞体状。有时胞浆有明显嗜酸性颗粒，有时浆内有空泡似脂母细胞，有时含有黑色素或脂褐素等。还可以出现灶状出血、坏死、囊变和散在的核分裂象等。

（4）**特别提醒的是，副节瘤出现的细胞异型如核深染、核怪异、不规则、单核或多核瘤巨细胞等，并非一定是恶性指标**，因为本瘤和肾上腺嗜铬细胞瘤一样（见本"荟萃"第 358 题下相关叙述），**这些异型表现和生物学行为不相一致**。有时组织学形态良好，却发生了浸润、转移，也有些组织学构象异型看似吓人，但呈良性经过。WHO2006 中就讲："**无论是核分裂还是核的多形性都不具有诊断价值**"。因此副节瘤的良恶只能以有无明确的浸润和转移作为判断的标准。

358. 肾上腺髓质嗜铬细胞瘤

（1）**"嗜铬细胞瘤"是由嗜铬组织发生，90％来自肾上腺髓质**（见本"荟萃"第350 题下相关叙述）**是一种能分泌儿茶酚胺的少见肿瘤**。又可称为**"肾上腺内副神经节瘤"可以分泌去甲肾上腺素和肾上腺素，而"肾上腺外的副神经节瘤"只分泌去甲肾上腺素**。导致临床上可出现阵发性或持续性高血压（数秒到数日，多在 15min 之内），大汗、心悸、头痛三联症，高血压、消瘦、震颤、易激动等严重表现。

（2）此瘤又被称为 10％肿瘤，即 10％为双侧发生（单侧多见于右侧、左侧多有家族史）；10％发生在肾上腺外（其恶性者可达 30％）；10％发生在儿童（高峰9～14 岁，且多为双侧，甚至肾上腺外亦发生）；10％为恶性（确诊不能依靠病理）；术后复发率也大约 10％。

(3)本瘤可发生于任何年龄,多见于30~50岁,其瘤结大小从镜下才可发现到2000 g不等,多在100 g左右,直径3~6 cm,可有包膜或假包膜,周界清楚,切面灰白、灰红或暗红,可有出血、坏死、囊变和钙化。临床症状、CT、MRI、B超和尿中儿茶酚胺水平或其代谢产物香草杏仁酸和3-甲氧基肾上腺素总量测定增高等即可确诊。

(4)**光镜下**瘤细胞圆、卵圆或多边形,小的多角形细胞等,类似于肾上腺髓质细胞,而大的多角形细胞可比正常嗜铬细胞瘤大2~4倍。瘤细胞胞浆丰富颗粒状、丝状或空泡状,经福尔马林固定的组织,瘤细胞质嗜碱,可见嗜碱颗粒或PAS染色阳性的透明小滴,核圆或卵圆,核仁明显。排列成巢、短索、小梁或腺泡状,还可弥漫性生长,其中由富含血窦样的薄壁血管和纤维组织所分割,有些肿瘤中可见神经母细胞样的小细胞,还有时则可见到成熟的神经节大细胞。

(5)值得提出的是,**嗜铬细胞瘤单从形态不能鉴别良恶。良性肿瘤可具有显著的核异型、瘤巨细胞、分裂象甚至奇形怪状细胞。即使还出现包膜浸润或浸润血管、侵入血管等,也不能作为判定良恶的指标。**而一些形态良性者却可发生转移。只有广泛浸润临近器官或正常时没有嗜铬组织的器官组织内出现转移才能诊断为恶性。**下列各点可作为考虑恶性的参考:**发生于男性,瘤结直径大于5 cm,重量超过100 g,瘤内大片灶坏死,广泛血管浸润,瘤细胞胞浆内缺乏透明小滴,核小一致,5%以上为梭形区,核分裂象3个以上/30高倍视野等。

359. 皮肤色素痣

(1)"**色素痣**"是黑色素细胞发生的肿瘤,主要发生在皮肤,其按细胞组成可分为三类:痣细胞性的、表皮黑色素细胞性的和真皮黑色素细胞性的。**这里讨论的主要是"痣细胞性的色素痣"**,是含有痣细胞的赘生物,多年来人们习惯于认为它是良性色素性肿瘤。**要弄清色素痣,首先要分清和掌握各种痣细胞的形态特点。**如透明型、上皮型、淋巴样小痣细胞、纤维样型、多核巨痣细胞等。常聚集排列成巢状、丛状。

(2)以痣细胞团所在的位置、痣细胞类型和形态的不同可分为"**皮内痣**"、"**交界痣**"、"**混合痣**"、"**带毛痣**"、"**蓝痣**"等,可见多少不一的色素。

(3)"**皮内痣**"其痣细胞巢位于表皮下的真皮内。和表皮隔一层薄胶原纤维浅染带。真皮上层为成熟的大上皮样痣细胞或大小一致成堆或花环状多核巨痣细胞。

(4)**"交界痣"**的细胞巢位于真皮与表皮交界处,多巢且表皮和真皮上下各半。多是透明细胞型或大上皮样细胞型痣细胞。

(5)**"混合痣"**含交界和皮内两种痣的成分。

(6)**"带毛痣"**是含有毛发的皮内痣。

(7)**"斑痣"**是表面不隆起的痣。

(8)**"疣状色素痣"**是色素痣表面呈乳头状。

(9)**"巨痣"**或**"先天性巨色素痣"**是巨大的色素痣,很像兽皮。

(10)**"蓝痣"**位于真皮中深层附件周围,富含黑色素和嗜色素细胞,痣细胞不成巢,纤维样成束平行于表皮或弥漫散在。当其出现肿瘤细胞丰富、异型明显、分裂象多、坏死溃疡以及浸润等恶性特征时称为**"恶性蓝痣"**。其实这个称谓 WHO 指出是不正确的,应该称为"恶性黑色素瘤"。

(11)**"脂肪样痣"**是色素痣中含有肥厚的结缔和脂肪组织。

(12)**"晕痣"**是指色素痣周围出现无色素带。

(13)**"气球样痣"**是皮内痣和混合痣的痣细胞和大而淡染的气球样细胞混合呈团块分布的痣。气球样细胞体积大,直径在 $20\sim40\ \mu m$,浆丰含有大小不等的气泡和黑色素颗粒,核位中央,也可多核,与痣细胞似有移行变化。一般伴有炎细胞浸润。

(14)**"单纯性雀斑"**又称**"雀斑痣"**,多见于儿童、小儿的非暴露皮肤。病变为基底层黑色素细胞弥漫增生,色素增多,真皮浅层炎细胞浸润,因有载黑色素细胞,常与交界痣不易区别。直径仅数毫米。

(15)**"老年性雀斑"**又称**"日光性痣"**,见于 70 岁以上老年人阳光暴露部位,如面颈部和手背的深棕色斑点。镜下类似雀斑痣。

(16)**"蒙古斑"**是出生时即有的,多在背部尤其骶、臀区的蓝绿色或蓝灰色斑片区。从数厘米到 10 cm 或更大,青春成人后渐消失。光镜下见真皮网状层有少量色素不等的树突状黑色素细胞平行于表皮。

360. 恶性黑色素瘤的概述要点

(1)**"恶性黑色素瘤"**或称**"黑色素瘤"**,简称**"恶黑"**。这是一个庞大的谱系性肿瘤,内容十分复杂多变,但总体来说,都是来自黑色素细胞的高度恶性的肿瘤,占全身恶瘤的 1%,多为 30 岁以上中老年人,儿童青少年少见,女略多于男。常有局部受激惹的历史,如日光暴露、X 线照射、烧灼瘢痕等。绝大部分发生于皮肤,以下肢、足跟、足底、脚趾、面颈、胸腹为著,也可发生于口腔、鼻腔、眶内、食管、胃肠道、肛门、阴道、尿道、宫颈、乳腺、胆道、葡萄膜、脑膜、支气管、肾上腺等广泛部位。

（2）"恶黑"可以是原发的从无到有，而后渐大甚至大如儿头。但 1/3 为原先存在的良性色素性痣恶变而来，特别是肢端等易受摩擦部位的痣、老年性雀斑、非典型性色素痣、交界痣、巨痣等。原发病例的病变初起可在表皮，也可在真皮，常遵循初发为针尖大的小点，横向辐射性缓慢生长，逐渐扁平形成斑块的规律。时间长短不一，有的需经多年，甚至 10 年，谓之"水平生长期"和而后表皮内的病变逐渐深入真皮浅层或凋亡而消失，或可存活下来，但不能增生形成瘤结，而是在真皮持续一段时间后突然加快了主体生长的速度，在短期内迅速形成瘤结，此称为"垂直生长期"的规律。也有的为原发在真皮，从一开始就以"垂直性生长"形成瘤结的病例。如"结节性恶性黑色素瘤"即如此。

（3）恶黑的临床病理分型一般（WHO2006）按其生长特点分为"雀斑样黑色素瘤"、"浅表播散型黑色素瘤"、"结节性黑色素瘤"、"肢端雀斑样黑色素瘤"四型，这些均属普通型。其他少见的变异型还有"无色素型黑色素瘤"、"黏膜黑色素瘤"、"甲下黑色素瘤"、"溃疡性黑色素瘤"、"促纤维增生型黑色素瘤"、"视神经黑色素瘤"等。

（4）在组织学上，凡异型的黑色素细胞局限于表皮和附件上皮内生长时称为"原位黑色素瘤"，表现良性生物学行为。包括："恶性雀斑样痣"、"浅表播散性原位黑色素瘤"与"肢端雀斑样原位黑色素瘤"等。当"恶黑"病变瘤结直径扩增至 4～5 mm 时，异型黑色素细胞巢垂直向下侵入真皮并具有恶性生物学行为，此时称为"侵袭性恶性黑色素瘤"。包括："恶性雀斑样黑色素瘤"、"浅表播散性黑色素瘤"、"肢端雀斑样黑色素瘤"及"结节性黑色素瘤"等。事实上在实践中这么细的分型很难做到准确，尤其瘤结在 5 mm 左右时更是如此。因此按作者的看法是：准确的诊断为恶黑已属不易，这也是最主要的，除非病灶小，确无浸润转移，又有明显的"水平生长期"特征时才给予原位黑色素瘤的诊断报告。否则这类病变将会成为众多病理同行诊断时的陷阱来源。因为"原位"和"浸润"二者的处理原则和预后截然不同。而且还会招惹来不必要的严重的医疗纠纷。

（5）临床上诊断恶黑时最有用的指标是用英文词头所归纳的"ABCD"法则，即损害不对称（asymmetry，A）、边缘不规则（border irregularity，B）、不均匀的颜色（color variegation or dark black color，C）和直径大于 0.6 cm（diameter＞6 mm，D）。当然少数病例可有例外，特别是直径 5 mm 以下的"ABCD"常常似是而非,无法说清。

(6)恶黑的肉眼形态各种各样,应有尽有,如最初的针尖大或豆粒大,以后的丘疹状、斑块样、乳头状、息肉样、结节状、蕈伞样、溃疡状等,可以呈斑驳不均的灰黑、暗黑色,无包膜,可裂口、出血或具有周围卫星小点的瘤结状。亦可为无色素的肿块,切面坚实、边界不清,可有出血、坏死及不同程度向真皮深层浸润扩大。

(7)**光镜下见在表皮内生长浸润的瘤细胞**,通常像派杰氏病样呈不规则团、巢、线条、窄带或单个细胞水平性在表皮内各层浸润(可参阅本"荟萃"第141题下相关叙述),可长达数年甚至10年。但是"结节性恶黑"例外,没有原位期,一开始即在真皮中垂直生长形成结节。**在真皮内浸润的瘤细胞可呈肉瘤样散在成片,亦可呈癌样的巢团状、可呈假腺样、乳头样、腺样、腺泡样、血管周群样、"恶纤组"的礼花炮样、上皮样细胞痣样、梭形细胞痣样等,多种排列、五花八门,常常这也像又不像,那也像也不像,形成所谓的"死不像"的图案。**

(8)"恶黑"的瘤细胞一般黏合力差,连结比较松散。胞浆丰富,多染,可浅淡透明、可红染,黑色素颗粒可有可无、可多可少。**核染色质较多,呈颗粒状,异型大,常有典型的大红核仁,可多核可单核,单核时核偏位,双核时可呈豆芽瓣样。瘤细胞形态的类型也多种多样,可归纳为:淋巴细胞样的小细胞、胞浆丰富的上皮样或组织细胞样的大细胞、多核异型大核仁的多核瘤巨细胞、长梭形似成纤维细胞的梭形瘤细胞、胞浆透明核小居中的大气球样细胞、胞浆明显宽深红染色核偏位的横纹肌样瘤细胞、浆丰多泡沫的黄瘤样细胞、印戒样瘤细胞、畸形显突的瘤巨细胞以及其他腺上皮样、触觉小体样、雪旺氏细胞样、节细胞样、R-S样细胞等。**当这些细胞在瘤结中突出占优势时又可因此而衍生出多种亚型名称的"恶黑"。这里不再赘述。

(9)在瘤细胞增生浸润扩大的同时会有多少不一的淋巴细胞和中性白细胞的浸润以及间质纤维组织的增生。当其增生突出时,瘤细胞以小的团、索或单个细胞在致密的纤维间隙中浸润扩散就形成了"促纤维增生型恶黑"这种特殊亚型。

(10)间质纤维组织还可出现黏液样变性、骨化生、软骨化生,出现破骨样多核巨细胞等反应,不可因此而误诊。

361.浅表扩散型黑色素瘤

(1)此型是"恶黑"中最常见的亚型,占80%。多为中年人,男性常见于背部,女性多在下肢。有"原位"和"侵袭性"之分。这里所讲的是"统称",包括原位和由其发展后侵袭性的。初期为不规则隆起的带色斑,可为淡蓝灰、浅棕、深棕、浅黑、深黑、黑褐不等。**以后发展为丘疹,这是由"水平生长期"进入到"垂直生长期"的提示**,而后发展为结节肿块。丘疹可发生糜烂、溃疡和结痂,也易出血,一些患者即以此而就诊。

(2)**光镜下表皮棘层细胞肥厚,可见原位性表皮内的派杰样黑色素瘤细胞在毛囊和汗腺导管内的浸润和真皮层内由浅入深的黑色素瘤细胞浸润。**瘤细胞胞浆丰,**可含黑色素颗粒**,核深染,主要是上皮样细胞型、梭形细胞型和痣细胞样或为混合存在。WHO2006 中是这样描述"在原位黑色素瘤阶段,间质和炎症反应不明显或缺如,淋巴细胞和(或)噬色素细胞的不规则分布是诊断黑色素瘤的一条线索"。

362."肢端雀斑样黑色素瘤"(ALM)和"甲下黑色素瘤"

(1)**"肢端雀斑样黑色素瘤"是皮肤黑色素瘤的一种独特类型**,见于掌、足底和甲下区。1976 年被提议列为**"恶性黑色素瘤"中的第四种亚型**。以往一直与肢端黑色素瘤的命名混用。**WHO 认为:"肢端雀斑样黑色素瘤"(ALM)是组织学上的定义,即位于手掌、足底或甲下这些无毛发被覆部位的黑色素瘤**,类似于恶性雀斑样黑色素瘤。而肢端黑色素瘤是解剖学上的定义,指位于肢端部位的黑色素瘤,既包括了 ALM,也包括其他亚型发生在肢端部位的黑色素瘤,因此主张把"肢端黑色素瘤"和"肢端雀斑样黑色素瘤"予以分开,不可互换。

(2)ALM 占恶黑 8%～10%,它是黑人恶黑中最常见的类型,而我国人群中罕见。它有以下特点:

①位于肢端,主要见于掌、跖部指、趾部。也可见于口腔、鼻腔、肛门及皮肤黏膜交界区。

②老年人多见,黑色、黄色人种多见,男女无差异。

③病变初起呈花斑样边缘不规则的色素斑样,从"水平生长期"扁平,以较快速度演进为局部隆起的显性"垂直生长期",故呈"双相"生长特点。

④其表皮内的原位病变与恶性雀斑样黑色素瘤相似,病变沿真皮表皮交界处呈线状或巢状增生,可延至毛囊汗腺。

⑤真皮内增生浸润的瘤细胞主要是梭形瘤细胞、派杰样细胞、小的痣样和多形瘤细胞,少数可有促纤维增生和亲神经性表现。

⑥ALM 在组织学上有一定的特点但无特异性。如棘层显著增生,角质层

增厚,上皮脚延长,表皮内增生的成分为大的异性型黑色素细胞,核大怪异,可见核仁,浆内可充满黑色素颗粒或无黑色素,主要分布在表皮基底层。

(3)"甲下黑色素瘤"为肢端雀斑样黑色素瘤(ALM)中的一种更为特殊部位的"恶黑"。开始时表现为指(趾)甲变色为呈棕色或黑色,继而很快出现条带状色素沉着,甲板可以变厚、开裂或破坏,伴有不规则斑状色素沉着,呈棕褐色到深棕色,常常被误诊为疣、胼胝、真菌病、甲下血肿、角化棘皮瘤、不愈合的溃疡、异物痣等,而忽略了及时进行甲床活检的必要性,从而导致延误了确诊治疗的宝贵时机这样的憾事。

363."结节性恶性黑色素瘤"和"恶性雀斑样黑色素瘤"

(1)"结节性恶性黑色素瘤"多由"交界痣"恶变而来,占恶黑3%～4%,一开始即为侵袭性双相生长,呈水平、放射和垂直扩展,在真皮内形成较为深在的瘤结,生长迅速,常有溃疡形成,转移早,没有原位期。瘤细胞常是多种混合,排列方式也多种多样,色素可有可无。预后差,5年生存率50%。

(2)"恶性雀斑样黑色素瘤"多由雀斑恶变而来,约占恶黑10%,常见于老年人,生长发展缓慢是预后最好的一型。多见于日光照射部位,病变位于表皮、真皮交界区,发展缓慢、转移较晚且仅限于局部淋巴结,故5年生存率可达90%,瘤细胞以痣细胞样瘤细胞、梭形瘤细胞和多核瘤巨细胞多见。

364.软组织透明细胞肉瘤(软组织恶黑)

(1)"软组织透明细胞肉瘤"于1965年首次报道,又称"软组织恶性黑色素瘤",已确定为独立疾病,但它和恶黑的临床病理并不相同,其起源尚未定论,多数人认为它起源于神经嵴,属于神经外胚层肿瘤。

(2)本瘤好发于青中年,女较男多,主要见于四肢远端,紧贴肌腱和腱膜部,特别是手腕和足踝,也见于膝、大腿、头颈和躯干。多为单发呈结节状,虽然界限清楚但很少有包膜,切面可见分叶、灰白色,常见出血、坏死、囊变。位置深、常可侵及皮下和真皮深层,但表被的皮肤多不受累。

(3)光镜下瘤细胞圆或梭形,胞浆丰富透明或浅染或双色性,核圆或卵圆泡状,有明显的嗜碱性核仁,相对比较一致、规则。常胞浆边界不清呈合胞体状,含有大量糖原,PAS染色阳性,而无黏液。瘤细胞可含有黑色素,60%～75%用特染可证实黑色素的存在。有时可含有铁血黄素,应注意鉴别。瘤细胞密集排列成巢状、束状,其间被纤细的胶原纤维分隔。可见10～15个核的多核巨细胞。而细胞的多形性和核分裂不明显,通常为 2～3 个/10HPF。极少伴炎症反应。

(4)免疫组化可以确定诊断:S－100、NSE、Leu－7、Vit 阳性,部分 HMB45 阳性,而 CK、EMA 阴性。

365."脑脊膜瘤"、"非典型脑脊膜瘤"和"恶性脑脊膜瘤"

(1)"脑脊膜"是包裹在脑和脊髓表面的结缔组织膜,包括三层,由外向内分别是厚而坚韧的硬膜,薄而纤细的蛛网膜和紧贴于脑和脊髓表面不可分离的薄层软膜,后二者又合称为软脑膜。硬脑膜和蛛网膜间是较狭窄的硬膜下腔。蛛网膜可向硬膜里伸进许多突起叫蛛网膜绒毛,这些绒毛在上矢状窦和横窦两侧扩张增大即为蛛网膜颗粒。脑脊液在此回吸收进入血液形成循环。蛛网膜还向软膜发出许多纤维分支的小梁与软膜连结形成网状故称蛛网膜,两膜之间宽阔的腔隙称作蛛网膜下腔。蛛网膜还可随血管伸入脑实质内形成脉络组织,在第三、四脑室和部分侧脑室形成脉络丛间质,其表面上皮即所衬的间皮,这是脑脊液分泌产生的源头。在硬膜内表面、蛛网膜内、外表面、网状小梁表面,以及软膜外表面均衬有一层间皮细胞。在硬膜下腔、蛛网膜下腔以及脑室中均有分泌又回吸收的脑脊液充填。

(2)"脑脊膜瘤"可源自三层脑膜细胞,但大多数来源于蛛网膜细胞,特别是埋于硬膜内的这些蛛网膜绒毛细胞,因此大多数瘤结都牢固地附着在硬膜上。又因为软脑膜(包括蛛网膜和软膜)随血管伸延到脑深部,也构成脉络丛间质,所以那些位于脑表面,脑深部和脑室内,又与硬脑膜无关联的脑膜瘤即可能来自这部分蛛网膜细胞。

(3)"脑脊膜瘤"是颅内和椎管内最常见的仅次于神经上皮肿瘤的原发良性肿瘤。此瘤呈膨胀性缓慢生长,少数又可沿血管走向蔓延生长,可侵蚀相邻的颅骨和附近的脑组织,故其生物学行为更倾向于具有侵袭性。常为单发,多发者少。多见于中年人,高峰在 45 岁上下,男女比为 1∶2,椎管内更为 1∶4。好发部位与蛛网膜颗粒的分布一致。绝大部分在幕上占 88.83%,多见于大脑凸面额叶中央沟前,其次矢状窦旁、大脑镰。椎管内主要在胸、颈段占 90%以上。颅和椎管外者偶见个例,如额窦、上颌窦、颞骨、鼻骨、颈部、鼓室、眉间和眼眶等部位。瘤结多呈圆或结节状,大小悬殊,包膜完整。其性状各不相同,有的色淡灰白,有的多彩半透明,有的坚韧如橡胶,有的硬如骨,切面可有退行性液化囊变,亦可有钙化、骨化,但很少有出血、坏死。

（4）光镜下的组织分型很多，但均为形态学改变，**没有预后的意义**。常见的有：

①**"脑膜内皮型脑膜瘤"**：又称**"合体细胞型脑膜瘤"**。瘤细胞大圆或椭圆，边界不清，浆丰合胞体样，均质淡染，核大小一致，无分裂象，常有伊红染的胞浆突入核内形成的包涵体。细胞可弥散或聚成同心巢或条索、漩涡状，似蛛网膜颗粒样排列。可由较少的胶原纤维和血管将其分隔成分叶状，可见壁厚透明变的血管，有时可见奇形怪状、核染色质丰富的单核或多核巨细胞，**这不应看作恶性的证据**。

②**"纤维型脑膜瘤"**：瘤细胞呈纤维形性束状平行或交错排列，富于网状和胶原纤维。脑室内发生的脑膜瘤还可见到编席样结构，出现砂砾体。

③**"过渡型或混合型脑膜瘤"**：此型多见。为前两型细胞的混合，相互移行，即同心圆状漩涡移行为梭形平行或交叉，易见到砂砾体。

④**"砂砾体型脑膜瘤"**：诊断此型必须是有大量的砂砾体可见，而远非过渡型时易见砂砾体所能比。砂砾体多是由细胞巢中心退变细胞钙盐沉积而成所致。

⑤**"血管瘤型脑膜瘤"**的特点是，瘤组织内含丰富的、大小不等的、管壁厚而玻变的小血管。其间散在上述各型的小岛，瘤细胞可明显异型，核深染、多形，出现瘤巨细胞，同样不是恶性的表现。

⑥此外，尚可出现微囊型、分泌型、透明细胞型、脊索样型、富于淋巴浆细胞型、化生型等各型脑膜瘤。

（5）脑膜瘤的恶变问题，除在上述各型基础上，细胞丰富、多形、核增大、异型、深染、重叠、多核、泡状核，核仁增大外，**更看重的是多数核分裂象**，并见病理性核分裂象（标准是＞5 个/10HPF），明显的大小片灶的坏死和瘤区与正常脑组织分界不清，向脑实质的浸润性成长以及邻近脑组织反应性胶质细胞增生等。在良恶性之间还分出一个**"非典型脑膜瘤"**。下列特征可协助诊断：①高细胞数；②成片瘤细胞而缺乏典型良性所见的分叶状和漩涡状结构；③核仁突出；④核分裂；⑤局部坏死；⑥核的多形性；⑦脑组织的浸润等。**非典型脑膜瘤的诊断必须具备 2 个或更多特征，而恶性脑膜瘤的诊断必须具备第⑤、⑥、⑦三条特征**。

 366. 星形细胞肿瘤

（1）**"星形细胞肿瘤"**包括一大类由不同程度成熟的星形细胞衍生的肿瘤，

在1993WHO-2分类中属于神经上皮肿瘤(广义的称为胶质瘤),故亦可称为"星形胶质细胞肿瘤",约占神经上皮肿瘤的61.4%。在神经上皮组织肿瘤中与"少突胶质细胞肿瘤"、"混合性胶质瘤"、"室管膜肿瘤"、"脉络丛肿瘤"、"起源不定的胶质肿瘤"、"神经元和混合性神经元-胶质肿瘤"、"神经母细胞肿瘤"、"松果体实质肿瘤"和"胚胎性肿瘤"等均为平行关系。

(2)"星形细胞瘤"又是"星形胶质细胞肿瘤"中最常见的一型,占到神经上皮肿瘤的37.7%,常见于大脑半球白质,其次小脑,再次脑干、脊髓。发病年龄广泛,有两个高峰:大脑者35~45岁,小脑者8~18岁。男女发病为1.8:1。肿瘤中富含胶质纤维。

(3)新的WHO分类中采用了以往文献中依据下列四个形态学特点的有无,作为对"星形细胞瘤"分化程度进行分级的标准:核的非典型性、核分裂、血管内皮增生、坏死灶等。并规定:4点均无为Ⅰ级,只有其中1点为Ⅱ级,有其中2点者为Ⅲ级,若有3点以上者为Ⅳ级。这反映了星形细胞瘤由分化好到分化差逐步进展的不同阶段,其生物学行为也由低度恶性逐渐转化为高度恶性。

(4)"星形细胞瘤"无论其分化高低都共同具有以下特点:呈浸润性生长;无明显边界、无包膜;切除后易复发;不向颅外转移;可随脑脊液播散等,巨检时肿块质地较实稍硬于周围脑组织,灰白灰黄色,可呈水肿半透明状,一般无坏死出血而小囊却易见可以充以浊液或胶冻。

(5)"星形细胞瘤"又可分为多型,最为常见的三个亚型是"纤维型"、"原浆型"和"肥胖细胞型",其中又以"纤维型星形细胞瘤"最为常见,多位于白质区,其镜下典型形态是:瘤细胞分化较好,均匀且稀疏地排列于丰富而均匀的胶质纤维间,与正常脑白质的星形细胞相似,一般来说其细胞密度较低,但却比正常白质中密度高1~2倍以上,核稍大,染色不均呈圆形、三角形、梨形、梭形不等,不见核仁,很少有核分裂象。核周有少许胞浆,胞浆突起的胶质纤维丰富,纤细、粗细均匀一致,交织形成网状或平行束状,有时胞浆很少,胞核似乎位于突起的交点上。WHO中为Ⅱ级。

(6)"原浆型星形细胞瘤"多位于灰区。瘤细胞胞浆稍多于纤维型者,边界不清,胶质纤维短细,也少于纤维型者。胞核染色稍浓于纤维型者,微囊更易见到,并合并融合形成囊变,内含胶冻。有学者将此型与纤维型者合并一起称为"分化好的星形细胞瘤"。WHO界定为Ⅱ级。

(7)"肥胖细胞型星形细胞瘤"很少见,一般认为可能来自纤维型星形细胞瘤活跃增生后转变而来。由肥胖型星形细胞组成,瘤细胞肥硕呈球形或不规

198

则多角形,红染,核偏位,此型更易转变为"间变型星形细胞瘤"。

(8)此外,尚有"毛细胞型星形细胞瘤"、"室管膜下巨细胞型星形细胞瘤"、"多形性黄色瘤型星形细胞瘤"、"分化不良(间变型)星形细胞瘤"等。

367. 间变性(恶性)星形细胞瘤

(1)"间变性(恶性)星形细胞瘤"为上述星形细胞瘤进一步失分化而来,是介于"星形细胞瘤"与"胶质母细胞瘤"之间的恶性型。它与星形细胞瘤平行,也被归在"星形胶质细胞肿瘤"之列。

(2)光镜下可以看到上述三型的结构逐渐向间变区的移行过程,间变区细胞大、深染、大小不一、易见核仁、分裂象多,特别是病理性分裂象的出现,而很少或不产生胶质纤维,并有血管内皮增生。**WHO 定为Ⅲ级**。

368. 胶质母细胞瘤

(1)"胶质母细胞瘤"为星形细胞肿瘤中高度间变的一型,也是胶质瘤中恶度最高的肿瘤之一,由于细胞高度异型,多形,以往多习惯称为"**多形性胶质母细胞瘤**",被 **WHO 定为Ⅳ级**。

(2)其肉眼和镜下除各种各样恶性组织学、细胞学特征均占全外,最具有特征的是,在小灶性裂隙状坏死的周围有假栅栏状排列。假栅内尚未坏死的瘤细胞核(或许还有小胶质细胞参与其内)呈放射状且垂直的排列在小坏死灶周围。要强调的是,这种假栅栏状排列的小灶坏死,是区别"胶质母细胞瘤"与"**间变性星形细胞瘤**"的重要鉴别点之一。此外在大片坏死中尚可见假乳头状结构和血管周星形母细胞车轮状结构。

369. "少突胶质细胞瘤"和"间变性(恶性)少突胶质细胞瘤"

(1)"少突胶质细胞瘤"是由少突胶质细胞发生的肿瘤,在新的 WHO 分类中它与星形胶质细胞肿瘤相平行,亦属神经上皮肿瘤之列,约占 10％左右。多发生在 40～50 岁成年人的大脑半球额、颞、顶叶,界限尚清,但无包膜,肿瘤在白质内缓慢生长,沿神经纤维束浸润,病程可多达 5～15 年,甚至 35 年之久,临床最早出现的症状是癫痫。

(2)本瘤瘤结大小不定,界限尚清,切面灰白灰红,质地实、脆软,可发生黏液变性而呈胶冻状。肿瘤周边或中央常见钙化,故切取时常有沙砾感。40％病例 X 线或 CT 常可提示而疑为本瘤,故有时需脱钙制片。常有出血,甚至弥漫大量出血而休克。

（3）光镜下石蜡切片见瘤细胞形态比较一致，中等密度，可见大小一致、圆或多边形细胞，边界清楚，紧密接触。瘤细胞核圆深染居中，核周空亮或成晕，以致呈特征性蜂窝状。但冰冻切片不一定由此特点。许多观点认为是人为现象，但 PAS 染色胞浆可呈淡紫红色，证明有黏液存在。当瘤细胞浸润神经后，可逐渐变的梭形化，沿神经纤维扩散。有时肿瘤黏液变性很明显，甚至转换成黏液细胞样。有时形成血管心假菊形团样。本瘤另一大特征是间质中毛细血管常丛状增生，薄壁的小血管，穿插在瘤细胞群之间并成角的分支，形成了典型的鸡爪状。此外钙化虽不是诊断本瘤所必备，但小血管、肿瘤内以及周围正常脑组织中均见钙化，也是其他肿瘤不太多见的。

（4）新 WHO 分类中将其定性为组织学 II 级，少数定为 I 级。

（5）"少突胶质细胞瘤"的恶性型被称为"间变性（恶性）少突胶质细胞瘤"，其临床表现、发病年龄、病变部位和肉眼形态上与非间变者无法区别，其恶性程度难以定夺。约占 1/3 左右，组织学上 WHO 定为 III 级。光镜下与非间变者相比可能会有：核周空晕减少而代以红染胞浆；细胞稍具有多形、大小不一，出现多核、单核瘤巨细胞；核更深染，核仁显现；分裂象多见；血管内皮细胞增生，血管扩张；钙化现象明显减少且颗粒细小；出现坏死等，要综合考虑。

（6）实践中常会遇上所谓"混合型胶质瘤"，即指瘤结中出现两种以上的胶质肿瘤成分。最常见的是少突星形细胞瘤。WHO 定为 II 级，多见于成人，仍以大脑额、颞叶多见。光镜下可以星形或少突各自为主型或二者兼等型。

370. "室管膜瘤"和"恶性（间变性）室管膜瘤"

（1）"室管膜瘤"是起源于脑室或脊髓中央导水管内壁的室管膜细胞和其下胶质细胞的肿瘤，占颅内肿瘤的 3.87%，在 WHO 分类中列于神经上皮组织肿瘤约占 10%，但在脊髓胶质瘤中却占 50%～60%。各年龄组均可发生，以儿童和青年人为多，成年人多在幕上的侧脑室和脊髓胸颈段。儿童则主要在幕下的第四脑室，次为侧脑室。主要症状为由颅内高压引起的头痛、恶心、呕吐等。肉眼呈结节或桑葚状，可分叶，灰红、灰紫，突入脑室或脑实质内，质软松脆、易碎，有时可见出血、坏死、囊变。

（2）光镜下见瘤细胞呈多角或梭形，核圆或卵圆，浆少、深染、境界不清、形态一致，特征性地排列成室管膜结构（这是诊断室管膜瘤的确切依据）。它包括空心有内界膜的空心真菊形团（又叫室管膜菊形团，F-W 菊形团），和由柱状细胞团围成的大小不一且不规则的室管膜腔隙样结构,但只见于少数肿瘤中。然而最常见的还是大部分肿瘤都含有的在血管周围肿瘤细胞放射状排列的假菊形团。病变中可有退行性黏液变性,可有微囊和出血钙化及骨、软骨化生,但却很少见到有核分裂象。**另一需要提及的是,在"幼儿的室管膜瘤"中可见到瘤细胞核出现核沟,这多见于真、假菊形团周围的瘤细胞,检出这一特征对本瘤的诊断有帮助。**

(3)本瘤可有许多分型,只有形态学意义,并无生物学行为的意义,如:

①**细胞型**:细胞密集丰富,血管心假菊形团是其特征,偶见上述的室管膜结构。

②**上皮型**:也可称为腺样型,主要表现是室管膜小管和室管膜腔隙。亦可见血管心假菊形团。

③**乳头型**:瘤组织呈乳头状,乳头状细胞团内见血管心假菊形团,非乳头细胞丰富区可见真菊形团。

④**透明细胞型**:WHO1990列入的新实体,多在上皮型基础上,瘤细胞密集镶嵌,核周具有透明的空晕而形成。

⑤**混合型**:以上各型尤其前三型中两型以上混同存在。

(4)**"恶性室管膜瘤"**又称**"间变性室管膜瘤"**,约占室管膜瘤1/5。镜下形态则为在细胞型或上皮型的基础上,瘤细胞明显多形,大小不一,梭形化,核增大深染,异型,核分裂多见并见有病理性核分裂,但很少见核仁,可出现坏死灶等。不过据称有不少临床随访资料表明患者的预后与组织形态的恶性程度无**关联**,所以室管膜瘤不管其形态的良恶,都应看做是侵袭性的强弱和高低。

371. 关于神经内分泌系统(DNES)概念的要点

(1)**"神经内分泌系统(DNES)"**或称**"弥散性神经内分泌系统"**,是由广泛分布于全身各部位的有关细胞群所组成。这些细胞群具有共同的形态、功能和细胞化学特点。它们单个或三五成丛散在全身各部,以胃、肠、肺、脑等部位最为丰富。胃肠道者大部分位于黏膜层的绒毛区和隐窝部,其中十二指肠和空肠分布的数量最大,类型最多。脑组织的多种神经核以及从核向外发射的神经纤维中均可检出有多种神经内分泌物质和有关的神经细胞。肺的各级支气管树黏膜上皮间或基底部,也可检出各种神经内分泌细胞。此外,泌尿生殖道黏膜、胰腺、卵巢、睾丸、前列腺、胆囊、涎腺、胸腺、鼻窦、喉、食管黏膜,均能检出神经内分泌细胞,但其数量远不及胃肠道居多。

(2)目前认为这种神经内分泌(APUD)细胞,一部分源自神经嵴,如肾上腺髓质、交感神经丛、副神经节细胞等,因此有学者称其为"神经型神经内分泌细胞"。但另一大部分如胃肠道、支气管、胆道、胰等部位的神经内分泌细胞,则是来自内胚层或具有"神经外胚层编码"的内胚层细胞,这部分细胞可称为"上皮型神经内分泌细胞"。这类细胞包括肠嗜铬细胞、胃泌素细胞等,至今已发现有 **40** 余种。

(3)神经内分泌(APUD)细胞具有产生分泌"肽类激素"(神经肽)和"胺类激素"(神经递质)的功能。用免疫组化的方法可以在胃肠道检出 10 余种神经内分泌细胞。产生分泌的物质有:5-羟色胺(5-HT)、生长抑素(SS)、肠高糖素、P 物质、胃泌素、缩胆素(CCK)、抑胃肽(GIP)、胃动素(MO)、胰泌素(S)、神经紧张素(NT)和 β-内啡肽等。脑核分泌的有 TRH、CRH、LHRH、血管加压素、催产素、甲-脑啡肽、强啡肽、血管活性肠肽(VIP)、铃蟾肽、降钙素等。

(4)"神经型神经内分泌细胞"的形态学与感觉神经元极为相似,但胞浆突、突触发育不够充分,其胞浆内贮存物主要为神经内分泌颗粒。"上皮型神经内分泌细胞"体积较小,圆形、篮状、烧瓶状、椭圆或锥形,有胞浆突起。其胞浆空或淡粉颗粒状,着色浅淡呈透明细胞样。胞核圆形或短梭形,可见小核仁。核的基底部充满神经内分泌颗粒,这些颗粒的存在是神经内分泌细胞的特征。通常在 HE 染色切片中很难显示出神经内分泌细胞,因为这些细胞少而小又分散。在胃肠道、支气管黏膜上皮间,大约每几百个甚至 2500 个上皮细胞才能观察到 1 个神经内分泌细胞,而且它们在 HE 染色切片中常不显示什么明确的特点。不过应用电镜、免疫组化、浸银染色(包括亲银染色和嗜银染色)和原位杂交等方法可以显示和辨认。

(5)由神经内分泌(APUD)细胞形成的肿瘤,统称为"神经内分泌瘤"(APUD瘤)。前面所述的神经型 APUD 细胞和上皮型 APUD 细胞均可形成肿瘤。其瘤细胞与其原自身细胞相似,一般来说,体小、圆、椭圆,多边或短梭形,形态大小一致,包膜清楚;胞浆空或淡粉染细颗粒状,核小圆、椭圆、居中或稍偏底部,核染色质呈颗粒状,可见小核仁,有的短梭形或梭形,或为较大的空泡状核。可有不同程度的核异型,但分裂象很少或无。瘤细胞常排列为巢、梁、条索状、腺泡状或片块状。间质中血管丰富壁薄或血窦样,有的间质可见淀粉样物沉着,有的呈菊形团样排列。李维华教授在《诊断病理学》2 版中写道:"单从组织和细胞形态不能鉴别良恶性",必须附加其他手段。

(6)由 APUD 细胞发生的恶性肿瘤,统称为"神经内分泌癌"(APUD 癌)。

根据瘤细胞的分化程度及细胞形态,现已确定至少有五种类型的 APUD 癌,其中除最为常见的是"类癌"(TC)和"不典型类癌"(AC),将在后面单独列题讨论外,其他如"小细胞 APUD 癌"(SCC,为一组以未分化小细胞为主的 APUD 癌,其核呈雀麦样形,小而深染,带有棱角,约为淋巴细胞的 2 倍;浆少,裸核样,染色质细而弥散呈粉尘状,核仁不清,核分裂极多,可有大片坏死,大片弥漫性排列属高度恶性)、"大细胞 APUD 癌"(LCNEC,癌细胞大,浆较丰,多边形,核大带有棱角,深染粗块状,可见嗜酸性核仁,分裂象多,常见大片坏死等,该型与非 APUD 癌的大细胞未分化癌或单纯癌很难鉴别,必须依靠免疫组化)、"巨细胞神经内分泌癌"(较为罕见,多为个例报道,主要在肺),以及由 APUD 组织和非 APUD 组织碰撞发生的混合性 APUD 癌等,这里不再另行赘述。

372."类癌"和"不典型类癌"

(1)"类癌(TC)"是来自弥散性神经内分泌系统的一组低度恶性肿瘤,有广义和狭义之别。广义地讲包括所有 DNES 肿瘤,而狭义即指一般所认为的类癌,且只应限于胃肠道和呼吸道的 DNES 肿瘤。但当已确知该肿瘤分泌某种肽类激素,比如胃泌素时则应称之为胃泌素瘤,而不应再称为类癌。各部位类癌,其组织学结构基本类似,如 371 题下相关叙述,稍有差异不同。

(2)胃肠道类癌一般体积较小,直径 1~3 cm,发生在黏膜下层呈浸润性生长、突出于黏膜呈盘状或帽状而不损伤黏膜,生长缓慢。根据发生的部位可分三部分:①前肠类癌包括由食管、胃、十二指肠所发生的类癌,其瘤细胞多呈梁索、片块状排列;②中肠类癌包括由回肠、阑尾、升结肠所发生的类癌,其瘤细胞多呈巢状排列;③后肠类癌包括由降结肠至直肠所发生的类癌,其瘤细胞多呈梁状、巢状或混合性排列。

(3)"支气管树类癌"可分为"中心型"和"外周型"。以中心型多见,占 60%~80%,从大支气管壁主要向腔内作息肉状缓慢生长,可诱发咯血和因阻塞而致感染,也可浸润管壁向肺内扩展,瘤细胞形态随一般规律,呈巢、带或片块排列,间质血管丰富。外周型者瘤细胞呈梭形为主,束片状排列,核异型,分裂象多。

(4)其他部位类癌,例如:"胸腺类癌"呈结节状,组织结构似前肠类癌;"鼻喉部类癌"罕见,结构亦似前肠类癌;"肾、膀胱、前列腺类癌"罕见;"卵巢、睾丸类癌"少见多来自畸胎瘤;"肝脏类癌"可来自枯否氏细胞等。

(5)各部位类癌可区分出几个亚型,如"梭形瘤细胞类癌"(见于肺、纵隔)、

"嗜酸瘤细胞类癌"（见于肺、鼻喉、肾）、"透明瘤细胞类癌"、"腺管状类癌"等。

(6)"非典型类癌"其组织结构与类癌相似，但巢扩大形成片块，癌巢周边有时可见细胞栅状排列的器官样结构。片块中心细胞密集，可见菊形团样结构和坏死。癌细胞异型明显，有的短梭形或不规则，核染色质粗颗粒状，核浆比例增大，可见瘤巨细胞，核分裂象多达 5～20 个/10HPF，生长快速转移早，恶度高于类癌等，常见于肺、喉、胰、胆道等部位。

第十四部分 | 鳞癌、腺癌、基底细胞癌相关的系列病变概说及光镜下诊断要点

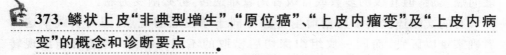

373. 鳞状上皮"非典型增生"、"原位癌"、"上皮内瘤变"及"上皮内病变"的概念和诊断要点。

（1）**"鳞状上皮非典型增生"**（即不典型增生）是一种最常见的癌前病变,是20世纪50年代提出并长期使用至今的一个专业术语。**指的是表被的鳞状上皮**(包括鳞化了的上皮)**其细胞异常增生,并出现异型性,但不足以诊断为恶性的一种状况**。这种异型性包括鳞状细胞的极向紊乱(从长轴平行于基底膜变为垂直于基底或杂乱排列),细胞核深染增大,核浆比例失常,核形异常不规、大小不一,甚至出现巨核细胞,核分裂象增多并从基底上移甚至到表层或出现病理性核分裂等。在口腔黏膜白斑中所讲的鳞状上皮异常增生的 12 条改变,亦可认为与鳞状上皮非典型增生是一回事,属癌前病变(见本荟萃第 226 题下相关叙述)。发生在宫颈、阴茎、食管的病变最具代表性。根据异型的大小和累及范围可分为轻、中、重或Ⅰ、Ⅱ、Ⅲ等三级并均可以沿基底膜之上向深部下陷于上皮下的腺体内不同程度的增生蔓延,称其为累及腺体。

①**轻度(Ⅰ级)非典型性增生**:细胞异型较小,累及上皮层的下 1/3。

②**中度(Ⅱ级)非典型性增生**:细胞异型增大,累及上皮层的下 2/3。

③**重度(Ⅲ级)非典型性增生**:细胞异型性更加明显,累及上皮层的下 2/3以上,但尚未达到全层。

（2）**"鳞状细胞原位癌"**又称**"表皮内癌"**、**"单纯性鳞状细胞原位癌"**。亦即普通常说的原位癌。此为高度异型的鳞状细胞累及全层,但基底膜尚完整未被突破,可以沿基底膜表面从上皮下腺体分泌排出的外口向下蔓延到腺体称**原位癌累及腺体**,仍属原位癌范畴。原位癌诊断时可分为角化型和非角化型,主要用于宫颈的鳞癌诊断。**角化型多在宫颈阴道部,非角化型多见于宫颈管鳞柱上皮交界部**。原位癌有时可因**多次活检而被取尽**,以至于大标本切下后,

却无论如何怎么取材也找不见癌组织。这就是常说的**"一点癌"**。

以往文献中一直认为,上述所说的原位癌和不典型增生的关系除皮肤外,其他部位先由单纯性增生到不典型增生,再从不典型增生Ⅰ级到Ⅱ级进而到Ⅲ级,再发展成原位癌,此为一个连续渐进的发展过程。但目前的认识是,其中**不典型增生Ⅱ级和Ⅲ级的发生与高危型 HPV**(人乳头状瘤病毒),如**HPV16、31、35、45、52、58 等型的长期连续**(指 8 个月以上)**感染有关,其恶变潜能高**;而**不典型增生Ⅰ级者常代表一种自限性低危型 HPV,如 HPV6、11 型等感染有关**其癌变的潜能低,其中大部分患者仍有可能逆转回去逐渐恢复正常,仅少数可能向癌发展,但Ⅱ级的多数或Ⅲ级者则较难逆转,势必渐变为癌。

有的文献还提出不典型增生Ⅲ级等同于原位癌的观点,因为实践中这两者确实难以区别,而同一块组织深切后捞取的不同切面,二者还可能出现转换,因此,作者认同这一观点,并推崇后面所讲的"高级别上皮内病变"的提法。这样既提高了会诊意见的可重复性,又不影响患者的处理原则。

需要提醒的是,上述标准只是书本上人为的死板划定,事实上在实践中并非那么简单,却往往出现一些非上述的复杂状况,例如:全层细胞异型,但却较轻;全层极向紊乱,细胞长轴全部垂直于基底却无细胞异型和核分裂象;全层细胞异型,核形不规,大小不一,却无 1 个核分裂象;全层轻度异型,极向亦如常,中上层却分裂象较多,甚至病理性核分裂等。凡此种种所料不及的各种改变,以致常常出现同一张切片,**各家会诊却意见不一的现象。我们认为宁左勿右或宁右勿左,都是不可取的,应该全面综合分析**,考量已出现的各种阳性指标。还可以连续再切或二次取材镜检,**不左不右恰如其分才对**。万不可抓住一点不及其余的硬着头皮上档次。笔者强调,**在考量出现的阳性表现时,应该特别注重胞核的浓染异型和分裂象增多**,尤其是这几点出现在中表层更有意义。在综合考量中如若异型改变对应某一档次级别仍感欠踏实时,应该定在下一档次的级别,并附建议临床严密观察、定期复查。

(3)**"鳞状上皮内瘤变(CIN)"**是 1967 年提出的一个概念,是在原先发生于宫颈的不典型增生的基础上修改的。仍认为**癌前病变是连续渐进的过程**,即**CINⅠ、Ⅱ、Ⅲ级**,其形态改变分别相对应于Ⅰ、Ⅱ、Ⅲ级不典型增生,不过 **CINⅢ级同时还包括了原位癌的改变**。各级 CIN 均可累及腺体,简称叫"CIN 累腺",要与腺体鳞化区别。

(4)**"鳞状上皮内病变(SIN)"**是 WHO1988 建议统一使用的诊断术语。鉴于 CIN 的生物学行为是不可预测的,因此将"瘤变"改为了"病变"。又鉴于 20

世纪 90 年代以后逐步认识到 CIN I 与 CIN II 和 III 并非以往所认为的是一个连续渐进发展的过程,而更可能是两类不同形态、不同程度、不同性质的鳞状细胞的癌前病变。CIN I 癌变潜能低,常属自限性病变,而 CIN II 和 III 转变为癌的潜在危险高,故将 SIN 进而又分成了"鳞状上皮内低度病变(LSIN)"和"鳞状上皮内高度病变(HSIN)"两种。LSIN 形态改变对应于 CIN I 级或鳞状上皮不典型增生 I 级。而 HSIN 则包括了 CIN II、CIN III 或不典型 II 级、III 级和原位癌等。这样分类后既提高了可重复性,简化了诊断难度,方便了诊断实践,又与其生物学行为及预后挂上了钩,有利于沟通和交流。目前上述三种分类在全国各地多数病理科的报告中,仍在交叉使用,而使用 SIN 分类报告者甚少,还主要集中在阴茎和宫颈的领域中,应该逐步向 SIN 过渡。或双轨报告互为补充,以充分从诊断中考量出病变发展的程度。

374. 鲍温氏病(Bowen's)

(1)"鲍温氏病"于 1912 年由 Bowen 首先描述,故称为"Bowen's 病"(鲍温氏病)。其本质实际是一种特殊类型的鳞状细胞原位癌,但比普通所称原位癌持续时间长、发展慢、预后好,甚至可长达 10～15 年。还有少数带病终生,自发消退的病例。可发生在中老年人有表皮被覆的任何部位,但最常见于非日光照射的外阴、阴茎、宫颈及躯干部。

(2)肉眼观常为暗红色粗糙的斑块,边界不规则但清楚。也可表现为表面痂皮或形成浅表溃疡状。去痂后可见渗血的颗粒状创面(肉芽)。

(3)光镜下的特点是:

①病变部表皮角化过度、角化不全、棘层肥厚,上皮脚增宽下伸,但基底膜完整未被突破。

②表皮内见有多灶性不同程度非典型增生,部分区可贯通全层形成原位癌。

③在棘层和基底层出现少数核大、深染、异型或恶性角化不良的细胞,称为鲍温细胞,其胞浆宽,淡染空淡状似派杰细胞或红染角化格外突出。

④表皮内可出现巨核、多核的异型细胞。

⑤表皮内可见较多的核分裂象,包括病理性核分裂象。

⑥病变可累及汗腺或毛囊开口部。

(4)普通原位癌与鲍温型的原位癌的不同点在于:普通型者原位癌性病变明显,且范围较大,无多灶性不典型增生,无恶性角化的鲍温细胞,预后亦较差。

(5)特别指出的是,鲍温氏病一词现已不再用于妇科病理学,以往习惯在外阴或宫颈所使用的鲍温氏病一词已被鳞状上皮内瘤变所取代,即 VIN Ⅲ级(外阴部鳞状细胞上皮内瘤变)和 CIN Ⅲ级(子宫颈鳞状细胞上皮内瘤变)。眼下正陆续由 VIN 和 CIN 向鳞状上皮内高度病变(即 HSIN)过渡。

375. 怀特红斑瘤(Queyrat、增殖性红斑)

(1)"怀特红斑瘤"是发生在阴茎龟头、女阴部皮肤与黏膜交界区的较为特殊的原位癌病变。有的文献直接呼为龟头部的鲍温氏病。偶见于口腔和肛门部。

(2)肉眼见常为单个界限清楚的鲜红色斑,略隆皮面,湿润柔软稍发亮,不易被剥离,病程缓慢无自觉症状。

(3)光镜下改变相似于鲍温氏病,但有如下不同:

①无明显角化和角化亢进。

②细胞核的异型非典型性大多为轻-中度。

③本病很少出现巨核、多核异型的细胞和鲍温氏细胞。

不过现在有许多学者都认为这二者是预后和治疗方法相同的同一种疾病,没有必要非要搞成两个病不可,它们只是程度不同,表现稍有差异而已。既然如此,二者何不向"高级别上皮内病变"的称谓来过渡呢? 这样既便于诊断的实践,又增强了可重复性。

376. 普通型鳞状细胞癌

(1)"普通型鳞状细胞癌"即平时所讲的经典性"浸润型鳞癌",又称"表皮样癌"、"棘细胞癌",可发生在人体所有表面被有鳞状上皮或发生鳞化的上皮部位,如皮肤、黏膜、腺体等,十分广泛。但最常见的还是头面部日光照射部的皮肤和食管、子宫颈、喉及支气管等部位。以中老年人居多,近年来有明显的年轻化趋势,我们就遇到不少 20 多岁的宫颈鳞癌患者。发生在皮肤的鳞癌大多数不经过癌前病变,而宫颈的鳞癌则相反,多有癌前病变阶段。

(2)全身各处鳞癌虽然外形各异但概括来讲,不外乎以下几种形态:

①结节状隆起或多分支细乳头的"菜花型"。

②深浅不一,经久不愈的"溃疡型"。

③内生性深在的"浸润型"。

④上述三型的不同类"混合型"。

(3)光镜下癌组织有角化现象和细胞间桥的存在,这两点是所有鳞癌的分化特征,也是判定鳞癌分化程度的依据。典型改变为:**异型的肿瘤性鳞癌细胞形成大小不等的巢、团、索,由表皮向上并向下增生,浸润性生长称为"癌巢"**。癌巢周边瘤细胞排列成栅栏状,类似于鳞状上皮的基底层结构。由外围向巢中心逐渐演变为大的棘细胞样,有细胞间桥,其细胞质浅染或嗜双色,到巢心则变为呈同心圆样环绕的逐步角化,甚至完全角化,这种具有异型的角化珠称为"癌珠"。

(4)鳞癌具体到个例并不都能见到上述典型结构。根据细胞的分化程度有多种分级方法。主要有高、中、低分化和Ⅰ、Ⅱ、Ⅲ、Ⅳ级两种分级方法。Ⅰ级分化最好,癌组织显示前述的典型结构并和高分化相对应。中分化和Ⅱ、Ⅲ级相对应。低分化和Ⅲ、Ⅳ级相对应。其具体标准有两种角度的划分:一种依癌组织未分化细胞所占的多少,按25%左右为一个档次来划分,形成Ⅰ、Ⅱ、Ⅲ、Ⅳ级。其Ⅳ级又称为"未分化鳞癌",是分化很差仅可辨认出由鳞状细胞发生而来的鳞癌。另一种则以鳞癌中角化程度,结合主要的细胞类型、细胞密度、浸润表现、核分裂活性等来划分为:

①"高分化鳞癌"(Ⅰ级):其50%以上癌巢可见角化和角化珠形成,常见清楚的细胞间桥结构,显示肿瘤的分化良好,未分化的鳞癌细胞不超过25%。皮肤的Ⅰ级鳞癌,其癌巢不侵犯汗腺以下的组织。

②"中分化鳞癌"(即Ⅱ、Ⅲ级合并):癌组织少有角化和角化癌珠形成,典型的鳞癌排列较少,但仍然容易找到这些结构。其未分化的鳞癌细胞在25%～75%之间。

③"低分化鳞癌"(即部分分化更差的Ⅲ级和Ⅳ级合并):其肿瘤细胞偶尔见有角化迹象和角化不良或无角化。偶见细胞间桥结构,巢中鳞状上皮样的排列不清,未分化的鳞癌细胞占75%以上,但仍可见向鳞状细胞分化的蛛丝马迹。

(5)鳞癌诊断时,尤其是大标本,**正规报告要求**:报告中要有肿瘤的具体部位、肉眼形态、分化程度(常两种分级同时并用)和浸润程度、肿瘤切缘有无残留浸润、淋巴结转移的情况等方面的认定。具体到宫颈的鳞癌大标本还应报告三个径限的浸润程度,即应包括周径累及、颈壁厚度和颈管进深等的浸润数据。

(6)近年来多数妇科病理学者主张把宫颈鳞癌按细胞形态另分为三级。Ⅰ级:"角化大细胞型鳞癌",其癌细胞分化好,特征明显。Ⅱ级:"非角化大细胞型鳞癌",分化特征不明显,其细胞大、椭圆或梭形,称为中分化。Ⅲ级:"非角化小细胞型鳞癌"，主要为小梭形似基底层的细胞，其异型和核分裂象都明显，也称为低分化型。此种分型比较符合近年来关于宫颈鳞癌组织发生来源学说，即认为"角化大细胞型鳞癌"来源于宫颈阴道部或移行带的鳞状上皮;"非角化大细胞型鳞癌"来源于宫颈管内膜成熟的化生的鳞状上皮;而"非角化小细胞型鳞癌"则来源于成熟储备细胞的说法。

377. 疣状癌（属鳞状细胞）

(1)"疣状癌"为分化良好的一型较特殊的鳞状细胞癌,1948年由阿克曼(Ackman)首先描述,因其临床、病理、生物学行为均具有独特性,故从此将其分出并称为"疣状癌"或"阿克曼瘤"。多数病例与 HPV 感染有关。

(2)"疣状癌"最好发于口腔,并以唇、颊、舌背、牙龈或牙槽黏膜为多见。其次腭部、口底以及喉、鼻腔、食管、阴茎、肛门、直肠区、外阴、阴道、宫颈和皮肤均可发生。多见于老年人,75％是男性。肉眼观为白色刺状或乳头状突起,生长缓慢、病程长,很少转移,切除不完全可以复发。

(3)光镜下主要为鳞状细胞乳头状外生的突起,表面被有分化良好的鳞状上皮,常常不见结缔组织轴心。在疣状或乳头状反复折叠突起的沟隙中充有厚层角化不全的栓,无明显异型,很少见核分裂象。在深部上皮脚顶端膨大、钝圆、球形,相互靠拢,几乎在同一方向,齐头并进的向交界的结缔组织挺进,压迫生长。形成非常独特的推进式的或膨胀性生长,而非破坏性浸润性生长。此为疣状癌的一大特点。

(4)关于基底膜的完整性,文献中说法不一,但绝大多数文献,包括 WHO分类,在口腔、尿路、食管、皮肤等章节中均未提及基底膜的被突破,甚至在尿路发生的疣状癌的描述中还专门写道"少数具有浸润性成分的典型疣状癌不应归入疣状鳞状细胞癌的诊断"。事实上,在实践中所见到的疣状癌其深部杵状膨大、齐头并进的上皮脚突基底膜也是光滑完整的。而这种局部特殊的侵袭周围结缔组织中还可以有明显的淋巴细胞、浆细胞浸润,甚至包绕或进入癌组织出现癌细胞变性、坏死以及被吞噬细胞吞噬等所谓的"溶癌"现象。这些都是局部所发生的特殊侵袭的结果。

(5)"疣状癌"极易被误诊为"乳头状瘤"或"角化棘皮瘤",关键是必须要见到上皮脚的球形膨大,平推式的齐头并进扎入结缔组织。

(6)纵观"疣状癌"其实是介于原位癌和早期浸润癌之间,生长在特殊部位的一种特殊性癌。它既属原位癌范畴,又有早期浸润时间质对癌组织的反应性活动。只不过这段时期拖得很长而已。

378. 鳞状细胞黏膜内癌和黏膜下癌

(1)"**鳞状细胞黏膜内癌**":是指表面被有鳞状上皮的黏膜面,虽然鳞状上皮癌变并已穿透了基底膜,但癌组织仍局限在黏膜的固有层内,尚未突破黏膜肌层,而未累及黏膜下层。属于发生在黏膜部位的早期浸润癌,其预后和原位癌相当,如食管癌。

(2)"**黏膜下癌**"是癌组织在黏膜内癌的基础上已穿透黏膜肌层,侵及黏膜下层,但尚未侵及肌层。严格讲,此型已属普通所讲晚期的浸润癌,癌周常有炎症反应,但绝大多数无淋巴结转移,预后仍较好。

379. "鳞状细胞早期浸润癌"(或微小浸润癌)

(1)"**鳞状细胞早期浸润癌**"是指上皮内癌(即上皮内高度病变 HSIN)刚刚突破基底膜向间质浸润,也称"鳞状细胞原位癌伴早期浸润",最初见某个局部癌细胞自原位癌呈出芽样、泪滴状、指状或锯齿状突向间质,其周围常有强烈的炎细胞浸润反应。习惯上常又称为"**泪滴状浸润**"。

(2)**早期浸润其深度一般不超过 3~5 mm**,癌细胞在固有膜中形成不规则的条索或小团块,可以和邻近区浸润的癌相互连结融合成稍大的片巢。

(3)国际妇产科学会 1961 年决定和 1994 年重新修订把早期浸润癌统称为子宫颈癌Ⅰa,并规定浸润的宽度在 7 mm 以内,把浸润深度在 3 mm 以内称为Ⅰa1,而把浸润深度大于 3 mm 却小于 5 mm 称为Ⅰa2。并据称浸润深部若在 1 mm 以内者几乎不发生淋巴结转移。

380. 梭形细胞性鳞状细胞癌

此为一种特殊类型的鳞癌,全身各部均可以发生,但以"**支气管肺癌**"多见,癌细胞完全由梭形鳞状细胞构成,或由介于鳞状细胞和梭形细胞之间的过渡性细胞构成。无明确的角化特征,也不见明确的细胞间桥等鳞癌常见的分化特征。形似肉瘤但癌组织与间质分界尚清楚,实质是一种分化差的鳞癌,有时部分区尚可见到与分化较好的鳞癌成分的移行。电镜下梭形细胞具有鳞癌的分化特征,免疫组化显示 CK(+)、VIM(-)。从某种意义上讲称为"**肉瘤样癌**"更为合适,如果免疫表型显示:CK(+)、VIM(+)则应称为"**癌肉瘤**"。

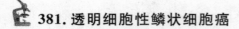

381. 透明细胞性鳞状细胞癌

(1)在鳞癌组织中有透明细胞灶亦不少见,**只有全部或主要由透明细胞构成的鳞癌才能称为"透明细胞性鳞癌"**,其中可找见有鳞癌分化特征的癌组织,还可见二者的移行,实际是一种特殊类型的鳞癌。

(2)此癌的肿瘤细胞巢内**多数细胞胞浆增宽、透明或空泡状**,少数细胞胞浆浅粉染或红染,**偶有角化现象,也可见有细胞间桥**。

(3)诊断此癌时要与**"透明细胞汗腺癌"**或**"恶性透明细胞肌上皮瘤"**鉴别,后两者细胞很难找见细胞间桥和角化的现象,却常见有向分泌性上皮和向富于黏液梭形细胞分化的倾向。

(4)本癌与**"皮脂腺腺癌"**的胞浆均透明,均可有角化及向鳞状上皮分化的表现,但**"皮脂腺癌"**与表皮无联系,胞浆中一般非纯透明,常有细小空泡和细颗粒,癌巢有从边缘基底样细胞向中心逐渐皮脂腺分化的倾向。

382. "腺样鳞状细胞癌"和"腺鳞癌"

(1)**"腺样鳞状细胞癌"**多为分化较好的鳞癌,其上皮巢内癌细胞棘突松解、松散形成裂隙或腺样的结构,腺样腔隙也可衬覆矮立方或矮柱状上皮,似基底细胞样分化,但其胞浆和腔隙中无分泌物,腔隙中反倒可有松解的肿瘤细胞或坏死物。这和真正的腺腔有分泌物,腺上皮胞浆内有分泌物是根本不同的,其本质仍为鳞癌,只是结构出现了假腺样。

(2)**"腺鳞癌(鳞腺癌)"**是指在同一个肿瘤中有明确的腺癌和鳞癌两种成分并存。可以一种成分为主,但另一成分最少要占整个肿瘤的**10%才能成立此诊断**。这就要求对肿瘤取材要全面,否则很难估计其所占的百分数,通常为主的成分排在后面,如鳞癌占80%,腺癌占20%,则称为腺鳞癌,反之称鳞腺癌。

383. "基底细胞样鳞状细胞癌"和"小细胞型鳞状细胞癌"

(1)**"基底细胞样鳞状细胞癌"**一词是20世纪80年代才提出的,它是鳞癌的一种特殊类型。其特点是鳞癌具有基底细胞癌样的特征,分化较差,具有较强的增生和浸润活性。以往可能诊断为**"腺样囊性癌"、"低分化腺癌"**或**"小细胞癌"**等。

(2)**此癌的病理诊断指标是:**

①癌的浅表部位有典型的原位或浸润性鳞癌。

②癌巢规则,周边细胞呈明显的栅栏状排列,胞质少,核深染,大小一致,似基底细胞或副基底细胞。

③巢团中癌细胞常出现多数腺样分化,腔内有粉染分泌物,极似腺样囊性癌。

④癌细胞浆少,核圆、椭圆或不规则,核浆比大,可有小核仁,可有明显的角化。

⑤如果广泛的基底细胞样形态无鳞癌的分化特征,则应称为"基底细胞癌"。

(3)"小细胞型鳞状细胞癌"也是一种分化较差的鳞癌,癌细胞较小,核浆比例大,但仍保持有"非小细胞癌"的形态特征,核染色质呈粗颗粒状或泡状,有时可见明显的核仁,这和"小细胞 APUD 癌"时核带棱角,裸核状,似淋巴细胞样或燕麦细胞样,约为淋巴细胞的 2 倍,其染色质细而弥散,呈粉尘状,核仁不清是不同的,见本"荟萃"第 371 题下所述。此外**本癌的癌巢中总能找到鳞状细胞的分化灶、角化**等。坏死不常见,分裂象也相对较少。不像"小细胞 APUD 癌"可出现癌细胞的弥散分布,或出现流水似的绶带、条索状,分裂象极多,有时每高倍视野超过 10 个,满目皆是,以及常见大片坏死等,故仔细鉴别是可以区别的。

384. 湿疣样鳞状细胞癌

(1)"湿疣样鳞状细胞癌"是鳞癌系列中一种特殊性低度恶性的肿瘤,其发生常与感染 HPV(人乳头状瘤病毒)有关。主要发生在男性阴茎龟头、女性外阴。

(2)该肿瘤肉眼见呈菜花状外生性肿物。镜下见**为真性纤维血管轴心的乳头状**,同时兼有内生性生长。乳头表层角化过度和角化不全,鳞状上皮异型明显,可见双核或多核,深染的瘤巨细胞。最特殊的是伴有异型增大核的挖空细胞,此改变一般不见于其他疣状生长的癌。上皮脚尖向下内生性生长的细胞巢内亦可见到单个细胞角化或角化珠。**许多学者认为此癌可能来自尖锐湿疣恶性变。**HPV16、18 型均为阳性。

(3)"湿疣样鳞状细胞癌"不同于"疣状癌"和"乳头状鳞癌",后两者均不伴有异型挖空细胞。**"湿疣样鳞状细胞癌"病灶常多发、较小,向下是插入型浸润。**"乳头状鳞癌"为不规则浸润。"疣状癌"是球状、杵状齐头并进的推挤式生长,严格讲,如果界限清楚、整齐的栅栏也不应称真正地浸润。

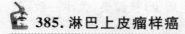

385. 淋巴上皮瘤样癌

有观点认为是一种分化极差的鳞癌。主要见于鼻咽、涎腺和子宫颈,可参阅本"荟萃"第249题下相关叙述。

386. "肉瘤样癌"和"癌肉瘤"的概念要点

(1)"**肉瘤样癌**"其本质是上皮发生来的恶性肿瘤,属于癌的范畴,可以是鳞癌,也可以是腺癌,但其中大部区或全部表现为间叶样的结构,即散在、**多形**,尤其呈梭形排列,如同肉瘤一样,其实这些多形性或梭形细胞仍然是癌。

(2)"**癌肉瘤**"是来自上皮和来自间叶的两种恶性肿瘤同时出现在一个肿瘤内。癌可以是腺癌,可以是鳞癌。肉瘤可以是纤维肉瘤、平滑肌肉瘤、横纹肌肉瘤、软骨肉瘤、骨肉瘤等,**而且癌和肉瘤之间无过渡移行**。人体发生癌肉瘤的机会极少,诊断标准应该严格控制。

387. "腺上皮单纯性增生"、"非典型性增生"和"腺瘤性非典型增生"的概念要点

(1)由腺细胞所被覆的表面或腔面、管面上皮以及由腺细胞为主构成的腺体,包括内、外分泌腺和其管道上皮均可以因各种原因而发生增生,这多见于胃肠道、胆道、乳腺、甲状腺、卵巢和涎腺等,严格讲肝细胞、肾小管亦属其范畴。

(2)这种腺细胞的增生可分为"**单纯性增生和非典型增生**"两种。"**单纯性增生**"是良性的,常常是修复性的增生,一般不具有细胞的异型性或稍有异型,可分为轻、中、重三级。伴有异型者也可归于轻度非典型增生,但从其病变性质、异型程度,以及病变部位及其背景的病变等分析,则仍属于再生性修复性增生。而"**非典型性增生**"在组织结构、细胞大小、极向、分泌功能状况、细胞层次、核的大小、核的位置及形态、染色质的结构、核仁大小以及核分裂等多**方面**比较,非典型性增生比单纯性增生有比较明显的异型性。

(3)有人将"**非典型增生**"又分为"**腺瘤性非典型性增生**"和"**非腺瘤性非典型性增生**"两种。具有下列特点者可能是"**腺瘤性非典型性增生**":①界限清楚;②隆起于表面或有蒂即息肉样;③无或只有轻度细胞间质的炎症;④细胞形态一致。要知道区分这两类非典型性增生相当重要,因为"**非腺瘤性非典型性增生**"是可复性病变,常随炎症或其他病变的治愈可能恢复正常,宜做随访观察,以观其变。而"**腺瘤性非典型性增生**",无论轻重,均为肿瘤性病变,较难恢复,

应当手术切除治疗。

（4）"腺瘤性非典型性增生"在光镜下依据上述（2）中所列的指标综合分析，可分为轻、中、重三级。而重度"腺瘤性非典型增生"与"腺原位癌"则很难鉴别，有人就直接认为这两者都是同一性质病变的不同名称，其基本处理原则类似，没有实践中的意义。

（5）非典型性增生的分级诊断是一个相当困难的课题，病理学者之间的差异相当大。在有经验的病理医师之间符合率也只有 66%～75% 之间。而在有经验者和较少经验之间的不符合率可高达 50% 之多，这反映出对各个诊断指标大家的综合分析考量很难一致。**近几年有学者提出参照宫颈、外阴、乳腺等上皮非典型增生称作上皮内瘤**（即依次为 CIN、VIN、MIN 等）**这种较成熟的做法，对胃黏膜的不典型增生，也称其为胃黏膜上皮内瘤变（即 GIN），也分为Ⅰ、Ⅱ、Ⅲ级，而Ⅲ级则包括重度不典型增生和腺原位癌。这样做便于诊断实践，提高了可重复性，又不会影响患者的治疗原则和预后，是较为可取的方向。同样的道理也可扩大到乳腺导管（DIN）、前列腺（PIN）、食管（EIN）等。**

（6）至于腺瘤性非典型增生性增生的具体分级，可参照本"荟萃"第 36 题下相关叙述，各处大同小异。

388."腺原位癌"、"黏膜内腺癌"和"早期浸润腺癌"

（1）腺原位癌：可参照本"荟萃"第 37 题下相关叙述。

（2）黏膜内癌：可参照本"荟萃"第 37 题下相关叙述。

（3）腺原位癌早期浸润：可参照本"荟萃"第 37 题下和第 70 题下相关叙述。

389. 普通腺癌

（1）"腺癌"一词笼统讲，指由腺上皮组织发生来的恶性肿瘤，属浸润性癌。其涵盖广泛，包括了所有表面被覆有腺上皮或由腺上皮下陷入上皮下形成的各种腺体，以及以腺上皮为主构成的内、外分泌腺等器官，甚至有分泌功能的肝细胞和肾小管上皮细胞等所发生的恶性肿瘤。但通常来说腺癌主要还是多见于胃肠、胆道、宫内膜、乳腺、甲状腺、汗腺、卵巢和涎腺等所发生的"管状腺癌"。

（2）"管状腺癌"即一般普通所说的腺癌，占腺癌的绝大部分，而特殊类型的腺癌只占少数比例，而且表现奇特，各不相同，种类繁多，可见后相关叙述。"管状腺癌"的特征是癌细胞形成大小不一、程度不等、排列不规的异型的腺样结构。其细胞常不规则的排列为多层,核的大小不一,长轴极向紊乱、异型不规、程度不同的向腔缘上移,染色质过多而深染,分裂象增多,出现病理性核分裂等。

(3)"管状腺癌"分化程度的分级除子宫内膜样癌按实性区所占比例的大小分级外(见本"荟萃"第81题下相关叙述),一般讲腺癌根据癌细胞向正常腺方向分化所形成的腺管或腺泡特征的好坏、接近程度依次可分为Ⅰ、Ⅱ、Ⅲ、Ⅳ级或高、中、低度分化三级。

①Ⅰ级(即相当于高分化腺癌):癌组织绝大部分都形成排列整齐、明显的管状或腺泡状,细胞异型不十分明显,很容易误认为是增生。

②Ⅱ级(即相当于中度分化腺癌):癌组织分化次于Ⅰ级,基本上还是管泡状结构。但部分区较不规则,癌细胞恶性特征还易于识别,可见有少数癌细胞聚集成堆、成片浸润。

③Ⅲ(即相当于低分化腺癌):腺样结构较少或不甚完整,多呈半腺样、条索样或排列成串样,癌细胞可有成片、成巢状的实性排列,异型较大。

④Ⅳ级(即相当于低分化或未分化腺癌):分化更差,癌细胞几乎见不到腺体样结构,主要是片、巢、条索、常伴坏死(髓样癌)或为宽窄不一的条带,相互结构稍有连接如单纯癌,它们隐约可见有向腺体样分化的倾向,细胞可大可小,核深染,分裂象多,认真观察可识别。

390."乳头状腺癌"和"乳头状囊腺癌"

(1)"乳头状腺癌"的特点是:癌组织形成大量具有纤维血管轴心的多分支乳头状向表面生长,其表面所被覆的癌细胞明显异型,有较多的核分裂象,可出现瘤巨细胞,可单层或复层极向紊乱的排列,乳头长短不一,可相互融合。深部肿瘤常呈小的乳头状囊腺癌结构或分化程度不同的腺管样浸润。甲状腺乳头状癌不在其列(可参阅本"荟萃"第291题下相关叙述)。

(2)"乳头状囊腺癌"的特点是:癌组织中既有腺的囊样扩张,又有呈乳头状向腔内生长的真性分支乳头,一般乳头较短,腔内乳头可搭桥相互连结形成类筛状排列。也可形成大囊腔,真性癌乳头向腔内多分支的生长延长。

391.绒毛状腺癌

(1)"绒毛状腺癌"多由"绒毛状腺瘤"恶变而来,最常见于胃肠道和子宫内膜,多广基无蒂,伴有出血、坏死、溃疡等,恶性程度高,预后差。

（2）镜下见肿瘤形成许多与黏膜表面垂直的纤细的有纤维血管间质轴索的长而平滑的绒毛状突起，绒毛表面被有间变明显的腺癌细胞。

392．"黏液细胞腺癌"、"印戒细胞癌"和"实性黏液细胞腺癌"

（1）由分泌大量黏液的癌细胞构成的腺癌称为"黏液腺癌"，依次多见于胃肠道、胆囊、胰腺、子宫颈、子宫内膜、乳腺等。

（2）本癌以出现大量细胞外黏液为其特点，可以聚积在扩大的腺体囊腔中，也可聚集在细胞间质中可多可少，切面可为胶冻样。

（3）镜下见进入间质的黏液聚成大片称为"黏液湖"，癌细胞少而小（因分泌后）漂浮于黏液湖中，故又称为"胶冻样癌"，所含黏液占肿瘤组织的1/2以上。可参阅本"荟萃"第205题下相关叙述。

（4）"印戒细胞癌"是"黏液腺癌"中分化较差的一种较特殊的腺癌，其癌细胞由弥漫成片的印戒样癌细胞组成，无特殊排列结构。印戒状癌细胞的胞浆可以呈红染的颗粒状，可呈小空泡状或呈大的黏液空泡，胞核深染、异型，被挤压于一侧边缘，恶变程度高，预后差。可参阅本"荟萃"第205题下相关叙述。

（5）实性黏液细胞腺癌是一种很具特点的黏液细胞性腺癌，WHO肿瘤分类中称为"实性腺癌伴黏液产生"。可参阅本"荟萃"第140题下相关叙述。

393．黏液表皮样癌

可参阅本"荟萃"第221题下相关叙述。

394．腺样囊性癌

可参阅本"荟萃"第219题下相关叙述。

395．透明细胞腺癌

（1）"透明细胞腺癌"又称为"中肾癌"，不同于"透明细胞癌"，好发于中老年女性，其发生可能与午非氏管有关或其改变类似于午非氏管来源的肿瘤。

（2）此癌的特点是：癌细胞中含有大量的糖原，使其呈透明状，常见有鞋钉样细胞混于透明细胞中，少数可分泌黏液。

（3）癌细胞常呈巢索状、小管状、腺样、微囊状、乳头状等方式排列，但均无基底膜。

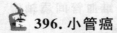
396. 小管癌

可参阅本"荟萃"第 205 题下相关叙述。

397. 腺泡细胞癌

可参阅本"荟萃"第 156 题下相关叙述。

398. 基底细胞腺癌

可参阅本"荟萃"第 216 题下相关叙述。

399. 嗜酸细胞腺癌

可参阅本"荟萃"第 218 题下相关叙述。

400. 腺棘癌

（1）"腺棘癌"其实是腺癌伴有多少不一的腺癌组织鳞化，鳞化部分为良性。

（2）腺棘癌多见于子宫内膜、宫颈，有时食管也可见到，其恶性程度依腺癌分化而定。

401. 浆液性腺癌

（1）"浆液性腺癌"因常为乳头状增生，故又可称"浆液性乳头状癌"，多见于绝经后女性生殖系统，在子宫内膜发生者属Ⅱ型子宫内膜癌，为非雌激素依赖性癌。

（2）此癌形态学上表现为与苗勒氏管上皮相似的异型上皮，有人说这与输卵管上皮化生有关。此癌和卵巢所见浆液性上皮肿瘤一样，乳头短粗，表面成簇的上皮细胞出芽或散在或成团游离，**很具特征性**，其细胞异型明显，核大圆，常具嗜酸性核仁，部分可见砂砾体。当砂砾体明显突出时又可称为"砂砾体癌"。

（3）此癌侵袭性强，恶性程度高，可参阅本"荟萃"第 81 题下和第 112 题下相关叙述。

402. 基底细胞癌（BCC）共同特征概说要点

（1）"基底细胞癌"又称"基底细胞上皮瘤"，不要和"基底细胞乳头状瘤"（即老年疣）相混淆。曾称"侵袭性溃疡"，现很少这样称谓。

(2)"**基底细胞癌**"是所有被有鳞状上皮的部位均可发生的具有向基底细胞分化的缓慢浸润性生长的低度恶性肿瘤,常有局部复发而较少转移。少数病例可发生局部淋巴结转移,而发生肝、肺、骨等转移者极为少见。一般转移率低于 0.1%。

(3)此癌好发于头面部日光照射的部位,约占 80%,而其他部位则少见。常为单发性结节、斑块或浸润性溃疡,无疼痛,边界清楚,以眼眶周围、鼻翼两侧、鼻唇沟、颊腮部皮肤最为多见,男、女无异。

(4)"**基底细胞癌**"的基本病理变化是:局部增生的轻度异型的基底细胞,起初为一扁平的斑块,很快中心发生溃疡,其边缘稍隆起,质地硬,基底却整齐,清洁无痛。光镜下见瘤细胞成团向真皮浸润性生长,常可找见从表皮向真皮突破仍相连续的肿瘤细胞团,其团的周边部细胞排为整齐的栅栏状,愈向团的中心愈较杂乱,细胞大小一致,较小,浆少核圆或梭,深染,有轻度异型,核膜厚、核仁不清,可有核分裂象。团间的结缔组织间质常沿细胞巢平行排列,靠近细胞巢常见黏液样间质和成纤维细胞。有些病例还可见到基底样瘤细胞向毛囊、皮脂腺、汗腺等方向分化的蛛丝马迹。

403. 基底细胞癌各亚型

(1)"**基底细胞癌**"的瘤细胞具有多向分化的潜能,依据其有无进一步分化的成分和结构特征的多样性,可分为多个亚型,据各个文献中已推出的约有数十种。如"**多灶浅表型**"、"**实性原基型**"、"**色素型**"、"**结节囊性型**"、"**腺样型**"、"**硬斑病型**"、"**角化型**"、"**基底细胞皮脂腺型**"、"**小汗腺型**"、"**大汗腺型**"、"**纤维上皮瘤型**"、"**造釉母细胞样型**"、"**基底细胞鳞状细胞型**"、"**颗粒细胞型**"、"**透明细胞型**"、"**毛囊漏斗部分化型**"、"**基底细胞痣综合征**"、"**伴神经内分泌分化型**"、"**小梁型**"、"**疤痕型**"、"**腺囊型**"、"**混合型**"等。但不管怎么出现分化,其主体基本结构仍为基底细胞癌。

(2)上述多种类型有些固然有一定临床病理意义,但有一些则不一定具有临床意义,故当分型诊断有困难时,也可笼统的诊断为基底细胞癌。

(3)上述各型比较常见常用的有:

①"**角化型基底细胞癌**":类似于结节囊性型,瘤细胞团块中有明显角化,形成角质囊肿样结构,也可有角化不全。角质团周围可见颗粒细胞,角化不全形成同心圆形,其中还可钙化。

②"**实性原基型基底细胞癌**":癌细胞形成不规则、大小不一、地图样实体性

团、片、条索而浸润,其周围典型的排列成栅栏状,团块中央瘤细胞常多角椭圆、短梭、无一定排列方向。

③"色素型基底细胞癌":特点是癌细胞团块中含有大量黑色素,这些黑色素可以在黑色素细胞内,亦可在间质中的载黑色素细胞的胞浆中,也可以游离在细胞间而未被吞噬。团块的基础常是原基型,亦可是腺型的结构。

④"结节囊样型基底细胞癌":瘤细胞形成大的团块,团周细胞呈栅栏状排列,而中心的瘤细胞大量坏死崩解形成大的囊腔,腔内含坏死液化物、细胞碎片。有时还可见空泡状或泡沫状细胞。

⑤"腺样型基底细胞癌":癌细胞形成相互吻合的条索,似多囊性腺网样结构,也类似于腺样囊性癌的筛状结构,空隙可为结缔组织,可为腺腔样的粉染物质,而细胞内无分泌物。

⑥"混合型基底细胞癌":除表浅型是初发生时的表现和原基型常单独存在外,其他各型多是混合存在的。如果不能以某一型为主,分型困难时也可以都归入混合型中。

第十五部分 | 一些常见肉瘤、前未列入病和近年新提出病变的概说要点

 404. 成人型纤维肉瘤

(1)"成人型纤维肉瘤"是经典的纤维肉瘤,也就是常说的 5 岁以上个体发生的普通纤维肉瘤,WHO2006 定义为一种由成纤维细胞及其产生的数量不等的胶原纤维构成的恶性肿瘤。之所以称为成人型是针对与其相平行的"先天性或婴儿性纤维肉瘤"(5 岁以下)和较特殊的"黏液纤维肉瘤"、"硬化性上皮样纤维肉瘤"、"放疗后纤维肉瘤"、"烧伤瘢痕源性纤维肉瘤"以及近年才确定的"炎性纤维肉瘤"(即具低恶潜能的"炎性肌成纤维细胞瘤")等类型的分类来说的。**好发于中、老年人**,发生部位极广泛,如鼻腔、鼻旁窦、鼻咽部、乳腺、甲状腺、腹膜后、纵隔、肠系膜、大网膜、眼眶、口腔、内脏等,但**以四肢尤其是大腿部多见**,上肢躯干次之,**大多发生在深部肌肉、肌间的纤维组织、肌腱、筋膜、腱膜、而皮下表浅部却很少**。一般都生长缓慢,体积不会太大,直径常在 3~8 cm 之间,边界清,可有完整或不完整包膜,质地多较硬韧。分化差的可见鱼肉样切面,可有出血、坏死、囊腔。

(2)**光镜下肿瘤由梭形细胞构成,排列成特征性的连绵束状结构,细胞束排列成角,类似"V"字或"人"字被称为"鱼骨样结构"或"羽毛样结构"**。也可见有"漩涡状"和"编织状"结构。瘤细胞类似成纤维细胞轻度异型,境界不清,核染色质深、粗糙,核仁不明显,核的两端渐细变尖,可有核分裂或病理性核分裂象,平均 1 个以上/10HPF 即可诊断。但细胞的**多形性常不明显,比较一致,核的异型性不够突出**,很少见到巨核、畸形怪异核和多核瘤巨细胞。如果这些细胞明显,很可能是**"恶纤组"或"脂肪肉瘤"**,应该警惕这也是纤维肉瘤的一个特点。

(3)**纤维肉瘤组织中无论分化高低,其血管都很丰富而且薄层**,因此常有出血和囊腔形成。本肉瘤还存在着异质性,较大的瘤结务须不同部位切面多取材,因为可在不同部位出现高低不同、分化程度不同的图像。切记**诊断时要以**

分化较差的为准。本肉瘤还常出现瘤细胞或细胞间的黏液性改变或出现骨和软骨化生。

(4)纤维肉瘤依据胶原纤维产生的多少,瘤细胞异型的程度,核长短、梭胖的程度**可分为Ⅰ、Ⅱ、Ⅲ或高、中、低分化三级**,一般发生在较浅部位的多分化较好为Ⅰ级或Ⅰ-Ⅱ级。部位较深者多为Ⅱ、Ⅲ级。

(5)**"婴儿型纤维肉瘤"**其组织学表现大致与成人型纤维肉瘤相同,唯其发生于婴儿和幼童,罕见转移,预后明显较好。

(6)近年来普通纤维肉瘤显著减少,但陆续出现多种新类型的**"纤维肉瘤"**,如**"炎性纤维肉瘤"**(又称"炎性肌成纤维细胞瘤",后面单独列题讨论)、**"硬化性上皮样纤维肉瘤"**(瘤细胞圆、梭或不规则,胞浆透明状似上皮样且相对较稀少,散在或以狭窄的条索状排列在含大量玻变的胶原纤维的间质中,类似于浸润性小叶癌结构)、**"黏液纤维肉瘤"**(主要特点是瘤细胞少而有大量黏液样基质,也分为高、中、低度恶性三种类型。目前对其认识仍不统一,其中高、中度恶性型被认为应归在黏液型恶纤组中)等,甚至**还有"放射后纤维肉瘤"和"瘢痕性纤维肉瘤"**的提法。

405. 滑膜肉瘤

(1)滑膜肉瘤以往认为是由滑膜发生的或虽由其他部位发生却显示滑膜分化的间叶组织发生的恶性肿瘤。但目前许多学者怀疑是否有**"滑膜肉瘤"**的存在,认为目前所诊断的**"滑膜肉瘤"**是否就是软组织的**"癌肉瘤"**,因为虽然此瘤常位于大关节附近,但与关节腔的关系不明确,与滑膜上皮没有连续性,而且在没有滑膜的部位如腹壁、咽喉壁、肌肉内、腹膜后也可发生,同时免疫组化、电镜观察均不能提供支持其源于滑膜的理论。因此滑膜肉瘤的**真正起源至少目前尚不清楚。**

(2)鉴于90%的滑膜肉瘤都发生于大关节附件和滑膜肉瘤的名称已使用久长而习惯,故目前仍在沿用。WHO2006中就将其列在了分化不确定的肿瘤中,可以发生在任何部位,足以反映此瘤的独特性。

(3)**"滑膜肉瘤"**最常见于四肢大关节附近,与肌腱、腱鞘、滑囊、关节囊关系密切,但却很少发生于关节腔。病变局部肿胀、触痛、生长缓慢,多可持续2~4年,甚至个别人长达20年,患者常有外伤史,但外伤与其发生和进展有否关联仍然不清。年龄多在10岁以上50岁以下。大小性状不一,浸润型生长,没有包膜或可挤压致假包膜。

（4）"**滑膜肉瘤**"的组织学特点是具有双向型分化,即既具有向上皮分化的似"癌"的形态又具有向间叶分化的梭形细胞似"**纤维肉瘤**"样的形态,两种成分间常可见到移行区。据此可将滑膜肉瘤分为双相型、单相纤维型、单相上皮样型和低分型滑膜肉瘤四型。

（5）"**双相型滑膜肉瘤**"是常见的一型,也是最经典的一型,有些病理学家称这才是真正的滑膜肉瘤,由上皮样瘤细胞和成纤维细胞样梭形细胞组成,均可见到核分裂象,一般不超过 2～3 个/HPF。

①**上皮样细胞的特点是**:细胞较大、圆或椭圆形,胞浆浅染、界限清楚,可以扁平、立方样,也可高柱状,呈不同程度分化,构成腺样、裂隙样、囊状、巢状结构。腔隙不规则,其内可充以粉染均质分泌物,**这些上皮样的细胞大多没有基底膜**,与周围梭形瘤细胞可以移行。少数可形成似真性的腺体样分化,此时应称为"腺样滑膜肉瘤"。有的上皮也可呈实性巢束或漩涡状排列。有的瘤细胞形成绒毛样或乳头样伸进裂隙中似"乳头状癌",裂隙衬覆扁平或矮立方细胞移行于间质梭形细胞。上皮样细胞也可伴有鳞状、角化珠形成似鳞癌样分化。

②**梭形瘤细胞的特点是**:围绕在上皮样成分周围,类似于成纤维细胞,形态一致,核深染、胞浆空或不明显,**常呈束状交错排列,但不同于纤维肉瘤的鱼骨样排列,更多的是不规则点状排列**,可以钙化、骨化、黏液样变、多核巨细胞、黄色瘤细胞及含有含铁血黄素,也可以有炎细胞浸润。

（6）"**单相型滑膜肉瘤**":纤维型滑膜肉瘤时,其肉瘤成分主要是梭形细胞占优势,而上皮样细胞成分较少,且不明显。"单相型上皮样性滑膜肉瘤"最少见,此时上皮样细胞成分占优势而梭形细胞成分较少。但无论是哪一型,只要多取材,仔细寻找,或多或少均可找见这两型瘤细胞形成的特征。

（7）"**低分化型滑膜肉瘤**":大约占此肉瘤的 20%,瘤细胞主要为分化不良的短梭形、椭圆或圆形分化幼稚的间叶细胞,有大细胞、小细胞,有丰富的薄壁血窦样血管,但只要仔细观察也一定能找到双相分化的蛛丝马迹。

406.间皮肉瘤

（1）"**间皮肉瘤**"又常称为"**恶性间皮瘤**",普遍认为这是由衬覆有单层扁平间皮细胞的胸膜、腹膜、心包膜及腹膜突于阴囊的鞘膜的间皮细胞所发生的**高度恶性的肿瘤**(但细胞的确切起源仍有争议,据 WHO 称有实验资料提示它们**可能起源于向各种方向分化的间皮下细胞**)。最多发生在胸膜,也最具有典型改变,而腹膜、心包膜远较胸膜为少,鞘膜发生者则更少。多见于中老年人,30

岁以下者少见,男比女多,北美洲约 9:1,我国较低。

(2)"间皮肉瘤"无论发生在哪里,普遍的特点是局限孤立形成瘤结者很少,而绝大多数肿瘤是沿胸膜等的表面弥漫浸润扩散生长,高低不平的增厚而不形成瘤结,**故又常称为"弥漫性恶性间皮瘤"**,以资与"局限孤立性间皮瘤"相区别,二者虽均为恶性,但二者预后相距甚远。间皮肉瘤的**病变常累及脏层和壁层两层胸、腹等膜**,造成粘连、积水,包围和浸润脏器等一系列不良后果。鉴于近年来第二苗勒氏系统学说的提出,**间皮肉瘤的发生**,特别是女性腹、盆腔发生的间皮肉瘤,有的学者即提出可能与第二苗勒氏系统潜能有关。

(3)"间皮肉瘤"通常不分级,只分型,而且亚型繁杂众多、命名意见不一,尤其是那些上皮样恶性间皮瘤的许多亚型。鉴于此,WHO2006 中这样写道"**由于这些亚型并没有很明确的预后意义,我们推荐对于大部分上皮样和肉瘤样间皮瘤的诊断不再往下一步分类,不应超出本章开始所展示的那些分类**"。此即上皮样型、肉瘤样型、促结缔组织增生性和双相型恶性间皮瘤四型,故本"荟萃"在下面仅就这四型特点予以讨论。

(4)各型间皮肉瘤的镜下特点:

①"**上皮样型间皮肉瘤**":此型是最常见的恶性间皮瘤,在**组织结构上见很大差异,表现有管状、乳头状、管状乳头状、裂隙状、腺囊状、实性巢片状、梁索状等**。常见数种构形同时出现在一个肿瘤中,而以某种占有优势。腺管状结构常为胶原所包绕,乳头状为真性乳头,可伴有砂粒体,腺瘤样型显示有微囊结构伴花边样、腺样囊性等构形。此型间皮肉瘤的细胞形态大部分比较温和,主要有两类:一类为具中量嗜酸性胞浆的小细胞,核圆、卵圆,核膜明显,小核仁;另一类为嗜酸或嗜碱性胞浆的大细胞,低柱或立方状,核呈空泡状,核仁明显。两型细胞可有过渡,核分裂均少见。上述结构和细胞其间为丰富的水肿样黏液样间质,有时这种黏液样变很显著,以至于上述上皮巢、团和相对不黏附的多角形细胞或印戒样细胞则漂浮于黏液样的基质或黏液湖中。

②"**肉瘤样型间皮肉瘤**":此型较上皮样型少见,因其瘤细胞主要为异型的**梭形细胞**,故亦称为"**梭形细胞性间皮肉瘤**"。光镜下梭形瘤细胞丰富成束杂乱分布或出现鱼骨样"人"字排列,很似"**纤维肉瘤**",或可出现漩涡、礼花炮样(即车辐状),间变的奇异多核瘤巨细胞,形成酷似于"**恶性纤维组织细胞瘤**"的图像,有时还可出现上皮样型区。

③"**双相型间皮肉瘤**":是上述两型肿瘤成分的不同组合,不同比例的存在。不同的区域可能出现不同的构象,但**每种成分至少要占肿瘤的 10%**。两种类

型成分在有些区域尚可见到相互过渡的图像。有时这两种成分均分化不甚明显而形成主要为肥胖的梭形细胞,此时应与滑膜肉瘤的双相分化来区别。鉴别方法除发生部位不同和蔓延生长方式不同外,借助免疫组化和电镜有助于鉴别。

④"促结缔组织增生性间皮肉瘤"的特征是:致密胶原组织被不典型的细胞分隔,排列成席纹状或无构型形式,**至少占肿瘤的 50%**。此型极易与良性纤维性间皮瘤和慢性胸膜炎引起的炎性纤维化相混淆。但应记住此瘤为恶性间皮瘤,在瘤组织中总可见一些核异型的瘤细胞和裂隙的存在。免疫组化、电镜均表明有上皮的存在。

(5)许多文献都表明,虽然常说双相型间皮肉瘤可占间皮肉瘤的 30%,而实际上双相表现多多少少可见于 70% 以上的病例。因此每例均应多取材,仔细阅片以发现这个特点,这无疑有助于诊断的确定。

407. 脂肪肉瘤的概说要点

(1)"脂肪肉瘤"为成人最常见的软组织恶性肿瘤之一,是脂肪组织发生的最多见的恶性肿瘤。多见于中老年人,婴幼儿罕见,年龄在 10 岁以下者应谨慎诊断。与脂肪瘤不同,该肉瘤**好发于深部如腹膜后、肾周、肠系膜、大腿肌肉**,尤其股四头肌和腘窝部。

(2)肿物生长缓慢,亦无特殊症状,位置隐蔽,临床上术前很难确诊,常常长得很大,直径超过 15 cm 者不算少见。多数一开始即为恶性肉瘤,而且可以是原先没有脂肪组织存在的部位。有包膜多菲薄,分叶状。往往包膜周围还有较小的瘤结。切面也各不相同,可以是黏液、胶冻样、实性、淡黄、橘黄,软硬不一,也可鱼肉样,或出血、坏死、囊性变。

(3)**光镜下可见肿瘤细胞多种多样,但基本上是重现胚胎发育过程中从原始间叶细胞经各阶段不同形态的脂母细胞向成熟脂肪细胞发育过程的演变,同时伴有不同程度的异型**,这种异型表现在细胞的不成熟性和核的深染、粗糙。最典型者被形容为墨滴状。因此诊断脂肪肉瘤时其关键在于识别脂母细胞,脂肪肉瘤中常见的细胞类型可归纳为下面几类:

①原始间叶样脂母瘤细胞:细胞小,为星形或梭形,是肉瘤变开始的早期。胞浆淡薄,无空泡,核相对大、梭形,粗糙、异型、深染,易见核仁,相当幼稚,可向黏液样或成纤维细胞样脂母瘤细胞分化。

②黏液样和成纤维细胞样脂母瘤细胞:细胞相当小,还是星形或梭形,但

胞浆多突起,相互可连结,界限不清,浸没在广泛的黏液基质中。胞核仍小圆深染固缩状,可畸形。胞浆中可有红染的脂质颗粒或隐约可见的细小空泡,脂肪染色(十)。

③未成熟的异型脂母瘤细胞:细胞体积增大,核异型、深染,胞浆中空泡大小形态多少不一,可形成多种形态不成熟的脂母细胞,如类圆形、空泡状、泡沫状、蜘蛛状、印戒状等异型的脂母瘤细胞。

④类成熟脂肪细胞型脂母瘤细胞:类似成熟脂肪细胞,但大小不一,有的大于正常数倍,核深染,仍有异型,多少不一的随肿瘤分化程度的不同而散在,其周围是各种异型的其他类型脂母瘤细胞。

⑤圆形脂母瘤细胞:此型细胞在正常脂肪细胞的分化过程一般见不到,有人认为是来源于棕色脂肪细胞。特点是细胞小,类圆形,界清,胞浆中出现微量脂滴或嗜酸性颗粒,脂肪染色(十),核圆居中,核分裂象易见。

⑥高度异型的脂母瘤巨细胞:可视为脂肪肉瘤中异型性最高的脂母细胞,在脂肪肉瘤中常常见到。可以是单核的,可以是多核的,胞体可大到 30 μm,胞浆中含有多个空泡,如蜘蛛状。偶尔可见出现嗜酸性小球,胞核可 3～5 个,常可见到重叠,染色质粗块状深染,即所谓典型的墨滴状。

(4)上述各型脂母瘤细胞主要特点是:胞浆中逐渐形成各种各样的空泡,这种空泡的实质是分化中形成的脂滴,制片中溶解后遗留的空缺。它与其他空泡如细胞内水肿、糖原和类脂质空泡有所不同。脂滴空泡常表现边界清楚,圆而光滑利索、不拖泥带水,完全透明,空泡大时异型的胞核被挤到边缘呈扇贝状。而细胞内水肿含的是多水的蛋白液体,因此不彻底透亮。黏液蛋白空泡与前类似。类脂质和糖原空泡不挤压胞核,且类脂质空泡常很细小,糖原空泡常边界不清。脂肪染色有助于区别。

(5)脂肪肉瘤按其脂母瘤细胞分化的程度、主要瘤细胞的类别、黏液成分含量的多少和瘤细胞多形性的轻重可将其分为:"分化良好型脂肪肉瘤"(包括脂肪瘤样型、硬化型和炎症性三型脂肪肉瘤)、"黏液型脂肪肉瘤"、"圆细胞型脂肪肉瘤"、"梭形细胞性型脂肪肉瘤"、"多形性型脂肪肉瘤"和"去分化型脂肪肉瘤"六型。以黏液型最常见,占 50% 以上,依次是高分化型、多形性型、梭形细胞型、去分化型,最少见的是圆细胞型。

408. 各型脂肪肉瘤

(1)"黏液型脂肪肉瘤":是最常见的一型。明显好发于下肢,尤其是大腿深部,镜下主要由三种成分构成,**异型很轻,常见不到核分裂象**。

①从原始间叶细胞到各种分化阶段的脂母瘤细胞都可见到,但主要以前期的星形、小梭形为多。其中夹杂有后期的泡沫状、蜘蛛状、印戒状脂母瘤细胞,也可见到少数分化较成熟的类脂肪细胞样脂母瘤细胞。常常需要在黏液样基质中用高倍镜认真仔细寻找。缺乏耐心粗略阅片是很容易漏诊的。

②间质中含有大量纤细而多分支、周径相当一致的鸡爪样增生的毛细血管网,在阅片时常是最早跳入眼底的结构,很具特征性。

③相当丰富的黏液样基质(非硫酸化黏液)为另一特征。黏液可多可少,较多时可形成黏液湖样,因此可类似淋巴管瘤样形态。

(2)**"高分化型脂肪肉瘤"**:此型为分化良好的脂肪肉瘤。肉眼观和脂肪瘤相似,镜下见瘤细胞具有大而深染的核,这些不典型细胞常集中在脂肪组织小叶的纤维束内或成熟脂肪细胞间。**此型可分为"脂肪瘤样脂肪肉瘤"**(镜下酷似脂肪瘤但可见到含脂滴核大深染的瘤细胞,常见于腹膜后巨大的瘤结)、**"硬化性脂肪肉瘤"**(常见于腹膜后及四肢深部,特点是在脂肪瘤样型脂肪肉瘤的基础上发生明显的纤维组织增生和玻变,关键还是要仔细寻找具有异型性的脂母瘤细胞)和**"炎症性脂肪肉瘤"**(主要见于腹膜后,特点是瘤组织中有大量炎症细胞浸润,主要是淋巴细胞和浆细胞呈结节状、带状浸润,也可散在少量异型多核的瘤巨细胞)。

(3)**"多形性型脂肪肉瘤"**:此为高度未分化型,占脂肪肉瘤约 5%~10%,镜下**可见到各发育阶段的异型的脂母细胞如梭形、圆形、多边形。异型、多形格外突出**,可见**奇形怪状的瘤巨细胞、多核瘤巨细胞、众多的核分裂象,染色质粗浓,固缩状、墨滴样**。胞浆中可含嗜酸性透明小体,PAS(+)。

(4)**"梭形细胞型脂肪肉瘤"**:此型少见好发于肩胛周围、上肢皮下。镜下特点是:**由增生的梭形瘤细胞构成,胞浆淡染、核椭圆或梭,伴轻-中度异型,核分裂少见。瘤细胞呈短束状、漩涡状或偶有车辐状排列**。其间夹有异型脂母细胞和脂肪细胞。

(5)**"去分化型脂肪肉瘤"**:由于脂肪肉瘤从原始间叶细胞演化发生而来,而这些细胞**具有多向分化的潜能**,既可向脂肪细胞分化,亦可向纤维细胞、组织细胞、平滑肌细胞、横纹肌细胞、软骨等方向分化,**故而可形成多种成分的脂肪肉瘤**。1979 年由 Evans 将去分化这一概念从软骨肉瘤引伸到脂肪肉瘤而提出命名为"去分化脂肪肉瘤",现已被世界各国病理学者所广泛接受。其**镜下特点是:常在高分化脂肪肉瘤形态结构的肿瘤中混合有非脂肪肉瘤的肉瘤成分**。

非脂肪肉瘤的肉瘤成分常见的是"恶性纤维组织细胞瘤",其次是"平滑肌肉瘤"、"横纹肌肉瘤"、"纤维肉瘤"及"软骨肉瘤"等。

(6)"圆细胞脂肪肉瘤"最少见,镜下特点是:瘤组织由形状一致的小圆形或卵圆形细胞构成,核圆或椭圆居中,多见核分裂象,胞浆中含嗜酸性脂质颗粒或脂肪空泡。有些区域可有黏液脂肪肉瘤过渡形态。

🔬 409. 平滑肌肉瘤

(1)"平滑肌肉瘤"由平滑肌发生,全身各部大小肌群均可发生。但以子宫体、消化道为多。此肉瘤很少由良性恶变而来,但应该警惕良性平滑肌瘤存在多年,突然在短期内迅速增大的恶变。如一位 27 岁从新疆回陕探亲的女性,其子宫多发的二十余枚平滑肌瘤中就有两枚恶变为肉瘤。

(2)此肉瘤巨检常类似于平滑肌瘤的结节状,也可弥漫性生长而成为无明确界限,无真性包膜、质地软脆,切面鱼肉样的肿瘤。常常有出血坏死囊变伴随。

(3)光镜下"平滑肌肉瘤"的结构亦类似于平滑肌瘤,但可有不同程度的富于细胞和异型核。表现为核大、深染、核仁清楚,出现瘤巨细胞和增多的核分裂象,尤其是病理性核分裂的出现以及浸润血管、出血、坏死等。瘤细胞胞浆丰富、红染,胞核大小不等,深染多为长形而两端钝圆,核的两端胞浆内可见空泡挤压胞核,该现象有助于诊断。"平滑肌肉瘤"依其分化程度可分为高、中、低三类。明显恶性者其诊断并不困难,难就难在高分化平滑肌肉瘤和良性平滑肌瘤,尤其是一些特殊类型平滑肌瘤的良恶性鉴别十分困难。

(4)与以往长期以来主要依据核分裂数,即大于 10 个/10HPF 为恶性;小于 5 个为良性;5~9 个为恶性倾向未定来鉴别良恶性的做法不同,目前多主张除核分裂数以外还应结合患者的年龄、肿瘤的大小(直径是否超过 10 cm)、边缘浸润、细胞异型、核的分裂数超过 20 个/10HPF,有无坏死,以及激素影响情况(即孕激素的使用可增加核分裂数)等因素综合考虑方为可靠。

(5)遗憾的是,虽依据了上述的综合诊断标准,仍然难以肯定良恶,不能归类的平滑肌瘤则称为"恶性潜能未定的平滑肌瘤"。包括有:

①核分裂数 2~4 个/10HPF 伴有细胞异型者;

②核分裂数超过 15 个/10HPF 却无细胞异型者;

③核分裂数 5~9 个/10HPF 伴有轻度细胞异型者。

所以在这方面仍需大家积累资料进一步探讨。

（6）国内部分权威性著作中尚有以该肉瘤发生部位的深浅分为**"深部软组织平滑肌肉瘤"**和**"皮肤及皮下平滑肌肉瘤"**两大类的提法。

①**"深部软组织平滑肌肉瘤"**最常见于腹膜后，亦可发生在网膜及肠系膜、血管壁和盆腔等处，四肢远较腹膜后少见。肿瘤**多为境界清楚的实体结节性肿块，多在 5 cm 直径以上**，可有假包膜，鱼肉状。**恶性程度高，具有强侵袭性**，易发生术后复发（切不净）和肝肺的转移。发生在四肢者预后比发生在腹膜后者要好得多。其镜下特点同本题下相关叙述。依据其出现的占主要形态的特殊组织图像，**"深部软组织平滑肌肉瘤"**又可分为**"上皮样平滑肌肉瘤"、"黏液型平滑肌肉瘤"、"血管平滑肌肉瘤"、"颗粒细胞平滑肌肉瘤"、"伴大量破骨细胞样巨细胞的平滑肌肉瘤"、"多形性平滑肌肉瘤"**等，它们在形态上各有特征，这里不再多赘。要强调的是，良恶标准中**最重要的核分裂数标准在不同部位有很大不同**。如发生在子宫则 5～9 个/10HPF 才是条红线，而在软组织者则意味着能发生转移。发生在腹膜后时多于 5 个/10HPF 就应视为恶性，而 1～4 个/10HPF 时就应视为潜在恶性。若发生在胃肠道者（还必须经免疫组化证实以排除"间质瘤"的可能），被认为 1 个/10HPF 时即可诊断为平滑肌肉瘤。肿瘤的大小也是鉴别良恶的重要指标，直径大于 5 cm 的深部瘤结应考虑为恶性。总之对**发生在深部的平滑肌肿瘤良性的指标把握要从严，恶性要从宽**。

②**"皮肤和皮下平滑肌肉瘤"**最常发生于四肢的伸面，老年人为多。"皮肤平滑肌肉瘤"位于皮内，直径多小于 2 cm，多数呈弥漫性平行生长，界限不甚清晰。"皮下平滑肌肉瘤"体积较大呈结节样可有挤压而成的假包膜，生长较快。它们均属于**"浅表平滑肌肉瘤"**，预后较好，术后约半数复发，但很少转移。其转移与肿瘤的深度有关。镜下见大多数与深部平滑肌肉瘤类似，但多分化较好。皮肤和皮下也可发生"上皮样平滑肌肉瘤"，由具有丰富嗜酸性胞浆的圆形或卵圆形上皮样瘤细胞所组成，因为在皮肤或皮下常被误诊为是黑色素瘤的上皮样黑色素瘤细胞。总之，浅表发生者一定要仔细检查，多做切片以发现细胞的异型和核分裂象，避免误诊为良性。**浅表平滑肌肉瘤与深部平滑肌肉瘤相比，一是出血、坏死、黏液变和透明变性较少见，二是其核分裂数一般为 2 个以上/10HPF**，相对较少于深部。

410. 横纹肌肉瘤的概说要点

（1）**"横纹肌肉瘤"**简称**"横肉"**，是一种由不同分化阶段的异型横纹肌母细胞组成的高度恶性肿瘤，是常见的软组织肉瘤之一，尤其多见于 15 以下的儿童。

(2)横纹肌细胞是由中胚层的间叶细胞演变分化而成的。最初由胚胎的生肌节从第三周开始发育分化演变**共经过五个阶段**,即未分化期、单核期、多核期、纵纹形成期、横纹出现期。在这五个阶段中其细胞形态可形成多种多样的横纹肌母细胞,其细胞体积从小到大、从星状到带状、从短到长、从窄到宽;胞核从单一到多个并从中部到周边;胞浆中从无纹到有纹,从纵纹到出现横纹,最后发育为成熟的横纹肌细胞。

(3)**"横纹肌肉瘤"的形态多种多样,基本上是重演了横纹肌胚胎发育过程中的各个分化阶段的细胞,但均伴有不同程度的异型性。**可以归纳为如下的几种肿瘤细胞,即异型的横纹肌母细胞:

①**黏液样星形细胞**:细胞小,核圆、大、深染,可伴有异型,胞浆少,类似原始间叶细胞,核分裂多见。

②**类圆形细胞**:相当于横纹肌母细胞早期幼稚阶段,细胞圆、卵圆、大小不一。核圆,可有异型、深染,大者如网状细胞,小者如淋巴母细胞,胞浆嗜酸有的胞浆一侧突出,拖尾叫蝌蚪样细胞,核常偏于一侧,单核者如浆细胞样,双核者在细胞内"八"字形分开状似猫头鹰眼样,称为猫头鹰眼样细胞。

③**小梭形或短杆状细胞**:可为短梭形,长 18~25 μm,宽 4~8 μm;亦可为长梭形,长 30~50 μm,宽 5~15 μm。胞浆丰富,深伊红染色,常有纵纹出现,偶见横纹,胞核多为单个、卵圆、居中,核仁明显。

④**空管状细胞**:细胞呈空管状,胞浆丰富,中央区淡染,周边深伊红,相当于早期的肌管细胞,核单个或多个,卵圆,排列在中轴上,其横切面时核周可见空晕。

⑤**带状细胞**:可长达 100 μm,为两端较粗大的长梭形细胞,在长轴上,胞膜宽厚形成皮带样,浆红。核多拉开距离,排成一串称为**串珠状细胞**。

⑥**网球拍状细胞**:细胞大,浆丰一端膨大,胞核多个居于膨大部,另一端拖尾,呈带状,形似网球拍样,故而得名。

⑦**蜘蛛样细胞**:细胞大,胞浆周边含许多空泡,中央嗜伊红色,胞浆呈放射状伸向周边空泡,形似蜘蛛样而得名。

⑧**疟原虫样细胞**:细胞大,形状圆、卵圆或不规则,核圆或卵圆,核仁多排列成半环状或马蹄形,胞浆嗜伊红色,因其状似疟原虫侵驻红细胞样而得名,实际是畸形的巨细胞或**多核瘤巨细胞**。

(4)"横纹肌肉瘤"的瘤细胞中(HE切片)**常常容易见到纵纹而不易找见确**

切的横纹,尤其分化差时可不出现横纹,在这种情况下如有上述典型细胞形态的特征明显,如浆红、串核、红仁、带状、蜘蛛状、纵纹等的检出应该可以确立诊断,或不能排除"横纹肌肉瘤"。此时可借助组织化学特殊染色(Masson 三色染色时横纹母细胞呈红色)予以协助,必要时可求助于免疫组化染色(显示瘤细胞表达结蛋白、肌红蛋白、肌肉特异性肌动蛋白、肌球蛋白 Z 蛋白和肌联蛋白)和电镜所给的确切性诊断。

(5)依据组织学结构特征和瘤细胞的分化形态,"横纹肌肉瘤"可分为:"胚胎型横肉"、"葡萄簇横肉"、"腺泡状横肉"、"多形性横肉"、"梭形细胞横肉"五型。其中从恶度来说腺泡状横肉最恶,其次是多形性横肉。从发病来说胚胎性横肉最多占横肉的 50%～60%,其次是腺泡型横肉占 20%。从年龄来说葡萄簇横肉最小,多为婴幼儿,其次是胚胎性横肉,而多形性横肉多为中老年人。

411.各型横纹肌肉瘤

(1)"胚胎型横肉"的好发部位是头颈部和泌尿生殖道,尤其眼眶、鼻腔、鼻咽、耳道、鼻旁窦、睾丸旁、膀胱等,绝大多数是 15 岁以下儿童,尤其是婴幼儿。光镜下瘤细胞的形态十分类似于正常骨骼肌的不同发展阶段,主要为早期小而幼稚的瘤细胞,也可为较分化的大圆及梭形瘤细胞,还可分为分化更好的管柱状、带状、网球拍状等浆丰的瘤细胞。胞核常深染、异型多偏在,一侧为红染的多少不一的胞浆,但基本类型瘤细胞是星形、类圆形、蝌蚪形、小梭形,分布在黏液样基质中,有观点称其为"儿童型多形性横肉"。

(2)"葡萄簇横肉"的好发部位是衬覆有黏膜的腔道样脏器,如泌尿生殖道、胆道、外耳道、鼻腔、鼻咽、气管、软腭等,10 岁以下儿童多见。特点是呈息肉状或葡萄状,柔软,可有短蒂,黏液水肿样,常有出血、坏死、感染。光镜下见瘤组织的基质为含有大量疏松的黏液水肿样基质,表面被有正常黏膜上皮,或溃疡糜烂状,上皮下有三层排列结构。

①紧贴上皮下面为一宽带状的细胞区,由数层到数十层小圆或短梭形幼稚的横纹肌母细胞密集平行排列,核大,分裂象易见。此即所谓上皮下"形成层",这对形成诊断很有意义。

②形成层下面是疏松散在于黏液样基质中的一些星形瘤细胞,其中有较多的核分裂象。由于富于新生的毛细血管,极易误诊为肉芽组织。所以当见到疏松的黏液样背景时,不妨高倍镜仔细搜索一下。

③再往深部是一些密度较大的不同分化程度的各种横纹肌肉瘤的瘤细

胞。可出现大蝌蚪样、长梭形样、网球拍形样、带状等瘤细胞,偶可见到纵纹和横纹。

要强调的是,并非每例都可见到上述典型结构,**诊断时在腔道黏膜大量黏液水肿基质背景下有小而多形浆红的细胞出现,应想到"葡萄簇横肉",尤其是婴幼儿**。有人认为"葡萄簇横肉"是"胚胎型横肉"的一种特殊形态,故又称其为"葡萄状胚胎型横纹肌肉瘤"。

(3)**"腺泡状横肉"主要发生在青少年 10～25 岁**,常好发于四肢、手足、会阴、肛周,其次头颈、躯干,生长迅速,一般较大,直径多在 7 cm 左右,界清,无包膜,质硬韧如橡皮或软膏样较脆。**光镜下主要由比较幼稚的小圆形横肉瘤细胞以腺泡样结构排列**。这些瘤细胞多圆或卵圆形,胞浆少,嗜酸界不清,核偏位,偶有梭形、带状、球拍状或多核的瘤巨细胞。它们被纤维间质分割成大小不等的细胞巢和条索,中央形成不规则空隙,由一层或数层瘤细胞衬附,即形成形态不一的所谓"腺泡样结构",小者仅 3～5 个细胞,大者数十个或更多细胞组成。瘤细胞排列疏松,腔面不规则。有些瘤细胞游离漂浮于腔内,有些瘤细胞形成乳头突入腔内,有的瘤细胞以细长胞浆由腺泡壁伸入腔内,胞核位于顶端,状如钉突。有的围绕血管形成假菊形团,有的还呈实性瘤细胞一片。肿瘤外周可有长梭形或长带状细胞、蝌蚪状细胞,偶尔可见纵纹、横纹。

(4)**"多形性横肉"多发生在成人,故有人称为"成人横纹肌肉瘤"**,主要发生在四肢,肿瘤可结节状、分叶状、不规则状,境界可清楚,可有假包膜,浸润性生长迅速,直径多在 5～20 cm,切面鱼肉状常伴出血、坏死、囊性变。**光镜下见瘤细胞由异型突出高度多形的各型横肉瘤细胞组成,主要为发育后期的瘤细胞**,如大梭形、带状、蝌蚪样状、网球拍状、蜘蛛状、单核的、多核的奇形怪状的瘤巨细胞等。胞浆红,极似恶性纤维组织细胞瘤。瘤细胞中很易找到纵纹而确切的横纹不易找见,一句话各种怪异细胞无奇不有。其浆红、带状、纵纹、横纹、核仁突出,无疑在鉴别中格外重要。

(5)**"梭形细胞型横肉"主要由梭形细胞构成**,排成长束状,类似纤维肉瘤或平滑肌肉瘤,但可见到深伊红胞浆及横纹,多发生在儿童,偶在成人,常见部位是睾丸旁、子宫旁,其次头颈。**此型是高度分化的横肉,恶性程度最低**。

412. 腺泡状软组织肉瘤

(1)**"腺泡状软组织肉瘤"于 1952 年首次报道而命名**,是软组织恶性肉瘤中少见的一种,占不到 1%,其组织来源至今不明,目前来看多数学者支持肌源性学说。

（2）本病主要发生在青少年，多数年龄在 15～35 岁之间，女多于男，特别是 25 岁以下女性。部位最多的是大腿或四肢深层肌肉，主要见于成人。其他头颈、眼眶、口舌、宫颈、阴道等部位主要见于婴儿和儿童。肿瘤生长缓慢，恶性程度低，术前病程最长者达 20 年。

（3）巨检此瘤质软，境界不清，结节状，四肢者较大，头颈者较小，切面黄白灰黄，常有大片出血坏死。肿瘤周围常有大一些血管缠绕蜿蜒。

（4）本瘤的组织学改变比较单纯一致。特点是由大量大小一致胞浆丰富的圆或多角形大细胞为主体瘤细胞构成，以宽窄不等的纤维性小梁将瘤细胞分隔成一些不规则的小区。小区中又为少许纤维和仅衬有一层扁平内皮细胞的窦状血管网分割为许多大小比较一致的瘤细胞巢、堆。巢内瘤细胞界限清楚、松散欠黏合，中央常发生变性、坏死，导致形成隐约可见、时隐时现的不规则腔隙，即所谓腺泡样的结构，没有游离缘。瘤细胞胞浆丰富，有许多伊红染的颗粒或空泡，大约 80% 的病变还可见到胞浆中呈棒状、针状或菱形的结晶，核大空泡状，核仁小而明显，有的可几个核，但几乎见不到核的分裂象。

（5）少数病例的上述典型巢状结构不明显，甚至完全缺无，瘤细胞为大片均匀一致的分布，主要见于婴幼儿，预后较好。

（6）本肉瘤诊断时，宜用银纤维染色，显示巢状结构，用 PAS 染色加唾液淀粉酶处理不褪色以显示瘤细胞胞浆中的嗜伊红糖原颗粒和抗消化的 PAS 阳性结晶的存在。

413. 上皮样肉瘤

（1）上皮样肉瘤是一种少见的软组织肉瘤，于 1970 年首次报道命名，顾名思义其病理形态很像上皮样肉芽肿。本瘤的细胞起源仍不清楚，20% 与外伤有关。

（2）本病与腺泡状软组织肉瘤一样，主要发生在青少年，年龄多在 15～35 岁之间，但男多于女，约 2:1，好发部位也不同，多见于肢体远端掌侧，如手指、手掌、前臂、膝、小腿胫前区、足踝部，而罕见于躯干和头颈区。肿瘤定位于皮下和深部软组织，常无痛性缓慢浸润性生长，形成质硬韧的结节附着于腱鞘、筋膜、肌腱。位于皮下时也可形成溃疡而误认为感染性病变。

（3）"上皮样肉瘤"的组织学改变颇具特殊性：

①瘤内可见大量增生富含胶原纤维和伴有不同程度玻变的纤维结缔组

233

织,可伴有炎细胞浸润。有些区域胶原粗大玻变似瘢痕组织。在此背景上可见散在或聚集的多个结节样结构,可大、可小,可一律,相互类似,不规则,境界清楚。

②这些结节样结构由异型的瘤细胞组成,结节的周边可形成栅栏状排列,结节中央的瘤细胞常变性坏死,可出血、囊性变。多个结节的中央坏死扩大后,可以相互融合形成地图样病灶。这种多个伴有中心坏死的结节状排列是上皮样肉瘤最具特征性的镜下图像。

③瘤细胞大部分为大卵圆或大多边形,胞浆丰富,明显的深嗜酸性类似上皮样细胞,不含黏液,肿瘤细胞排列紧密有轻-中度异型,核仁清楚,核分裂可见约 2 个/10HPF 左右。但一般均无明显的多形性且多核瘤巨细胞缺如,它与另一种浆红并围绕在结节外周的胖梭形似成纤维细胞样的瘤细胞之间无明确转化等,这些似乎是上皮样肉瘤瘤细胞的另一特点。

④有时肿瘤可沿着神经血管束生长,包围浸润较大的血管神经,造成后果。约 20% 的病例可出现钙化和骨化生。

(4)手术后易多次复发,复发的时间可早可晚,也是上皮样肉瘤的临床特点。另外半数患者可发生转移,转移的时间可早可晚,位于肢体近端和躯干者转移率最高。累及深部骨骼肌时肿瘤体积大。核分裂象多于 3 个/10HPF 者更具侵袭性。随访时间要长。

414."所谓恶性纤维组织细胞瘤"

(1)"所谓恶性纤维组织细胞瘤"多简称为"所谓恶纤组",是软组织中常见的一种恶性肿瘤。最早于 1963 年被提出命名,长期以来认为来源于组织细胞,既具有向纤维细胞分化形成胶原,又具有向组织细胞分化产生吞噬功能的双向分化特点。近年来对其研究的越来越清楚,提示是来自一种独特类型的成纤维性间叶细胞,其中的组织细胞分化与骨髓来源的单核细胞、巨噬细胞和组织细胞没有关系,形态却都呈组织细胞样。但专家们对此概念提出了质疑,目前尚难进一步确立。因此本瘤在 WHO 最新分类中给其前面增加了"所谓"二字,即"所谓恶性纤维组织细胞瘤",并将"未分化多形性肉瘤"和"恶性纤维组织细胞瘤"两个名称作为同义词使用,似乎有意在今后某一天,欲以其取代"恶纤组"一词的倾向。另外,在此病变家族中还有许多良性和中间型的病变,这里不再详细赘述。

(2)"所谓恶纤组"好发于中老年人,高峰在 50~70 岁,多发生在四肢、躯干和腹膜后等部位。但实际可广泛发生在各个部位和脏器,如腹腔脏器的肝、肾、肾上腺、胆囊、胰、胸腔的肺、纵隔、心,以及脑、骨、甲状腺、睾丸、阴道等,只不过发病较少而已。肿瘤**一般缓慢生长,多无明显症状,大多在深部软组织形成浸润性无包膜的较大肿块**,一般在 3~7 cm 左右直径,腹膜后常可巨大到 15 cm 以上。质地较软,少数较实,界限清楚,切面多鱼肉样,较大肿瘤切面常见出血、坏死、囊变或呈半透明胶冻样。

(3)"所谓恶纤组"其构成成分非常复杂,细胞又具有多形性和异型性,组织结构也多种多样,常常造成诊断有一定难度。

①**瘤细胞包括**:成纤维细胞、组织细胞、泡沫细胞、图顿巨细胞、破骨样多核巨细胞、未分化原始间叶细胞、**多种不同形态的过渡细胞**、含铁血黄素细胞和多种炎细胞等。**瘤细胞畸形,核浆变异大,有多数核分裂象**,构成相当多形的图像。

②**瘤细胞排列可分为漩涡状、席纹状、车辐状或礼花炮样**,少数可呈束状或弥漫分布。

(4)根据瘤细胞的不同组合,炎细胞的浸润和间质的一些改变,"所谓恶纤组"(未分化多形性肉瘤)可形成多种亚型。在 **WHO 中列题的有多形性型、炎症性型和巨细胞型**等,后面将单独列题讨论。国内多数文献还分出一个**黏液样型**(在多形性基础上,50%以上为多少不等的黏液样变性区,有时可显现出弯弓状血管,预后较好)。此外 WHO1994 界定为中间型(低度恶性)的"血管瘤样纤维组织细胞瘤",在 WHO2006 中又列在了分化不确定的肿瘤题下,描述中还说到和"血管瘤样恶性纤维组织细胞肉瘤"同义。这里亦不再赘述。

🔬 415. "所谓多形性型恶纤组" ●

(1)所谓多形性此型恶纤组在 **WHO2006** 中与"未分化高级别多形性肉瘤"同义使用,而且在描述中全部使用"未分化高级别多形性肉瘤"一词,而不再提及"多形性型恶纤组"的名号。**WHO** 中这样写道"当有成纤维细胞性或肌成纤维细胞性分化的多形性肉瘤(注:即恶纤组)的诊断标准能够确定的时候,多形性 **MFH**(注:即恶纤组)这一名称可能完全消失"。故建议在今后一段时期诊断活动中两个名词同时并用,以其中的一个在诊断的后面括号中注释,以便于熟识和日后过渡。

(2)**此型恶纤组即过去常说的"普通型恶纤组"是最为常见的一型**,约占未分化多形性肉瘤的 60%~70%,多为老年人,高峰在 61~70 岁,往往累及的是肢体(尤其大腿)和腹膜后深部软组织,如筋膜和骨骼肌中,直径多在 5~10 cm,结节肿块境界清楚可有分叶和假包膜,切面黄白常见出血、坏死、囊性变。

(3)光镜下最突出的形态特征是:瘤细胞明显的多形性、细胞成分复杂和总能看到的车辐状或礼花炮样的排列区。并能看到向多形性区的过渡区域,典型的礼花炮样结构可见肥胖的短梭形成纤维细胞呈短束状围绕裂隙样血管呈放射状排列,犹如节日中爆放的礼花炮样。梭形细胞也可排列成纤维肉瘤的"人"字"鱼骨样"。上述结构中可有更肥胖的或近圆形的组织细胞样细胞,胞浆中常见吞噬消化的含混不清的空泡。多形性区另一特征是可见大量的瘤巨细胞。上述这些细胞具有单个或多个深染异型不规则的胞核,核分裂象多见。胞浆往往强嗜酸性而红染,有些可以被证实向平滑肌分化。另一特点是常伴有多少不一的炎细胞浸润,包括淋巴细胞、浆细胞。有的间质可出现黏液变和化生的骨或软骨样组织。间质中血管丰富,有时可见血管扩张,周围瘤细胞形成血管外皮瘤样的图像。

416."所谓巨细胞型恶纤组"和"炎症性型(黄色瘤型)恶纤组"

(1)"巨细胞型恶纤组"又称"软组织恶性巨细胞瘤",在 WHO2006 中与"伴有巨细胞的未分化多形性肉瘤"为同义。占未分化多形性肉瘤的 5%~15%,年龄、部位、肿瘤的大小性状和"未分化高级别多形性肉瘤"均相同。最大直径可达 30 cm,光镜下见肿瘤与"骨巨细胞瘤"类似,由血管纤维分隔呈多结节状。结节由成纤维细胞、组织细胞及大量散布于瘤组织中的巨细胞构成。成纤维细胞和组织细胞可形成席纹样或车辐样结构。组织细胞有明显的异型性和多数核分裂,巨细胞中一部分属于恶性,其恶性特征突出,而另一部分破骨样巨细胞类似于正常破骨细胞。约有半数的肿瘤,可见到小灶性骨样组织或成熟骨的化生。要注意与骨肉瘤相鉴别。

(2)"炎症性(黄色瘤型)恶纤组"又称为"腹膜后黄色肉芽肿"与 WHO2006 中的"伴有明显炎症反应的未分化多形性肉瘤"一词同义。此型比较少见,约占"未分化多形性肉瘤"的 5%左右。年龄和发病部位都类似于其他型,唯巨检时肿块质地软如脑髓,切面黄色、土黄色或偏白色。光镜下肿瘤的特征是可见大量炎细胞和黄色瘤细胞,亦可见到类似车辐状结构的区域。炎细胞以中性白细胞为主,混有淋巴细胞和浆细胞。黄色瘤细胞中一部分为良性黄色瘤细胞,另一部分为具有明显异型和核分裂的恶性黄色瘤细胞。其中多核的组织细胞也十分常见,也可以是兼有良性恶性的两种形态,它们胞浆中都可见到多数吞噬的小泡或吞噬的炎细胞。

417.结核病基本病变概说及结核瘤

(1)结核病是由结核杆菌感染引起的一种呼吸道传染病,以肺结核病最多见,除在高原偏远地区尚可见到原发性结核外,内地多年已不再见到。其他全身各处发生的结核病如肠、肾、骨、关节、淋巴结、胸膜、腹膜等均属继发性结核病。

(2)"结核病"的基本病变是因结核杆菌引起的特异性炎症改变,均具有变质、渗出、增生三大改变;可因结核杆菌所含的蛋白引起的过敏反应而使局部组织的细胞发生坏死;可因结核杆菌所含的类脂质使单核细胞渗出吞噬后经称谓的巨噬细胞而转变为上皮样细胞进而融合产生朗汉斯巨细胞;类脂质和坏死的混合即形成了特殊的干酪样坏死。这种坏死和聚积的多量上皮样细胞及朗罕细胞是形成特殊性结构,即"结核性肉芽肿"的物质基础。

(3)结核病在以增生性病变为主时可形成多数的"结核性肉芽肿"(又称"结核结节"),即"增生型结核病",典型结构是:中央为干酪样坏死(镜下见坏死崩解比较彻底,为红染无结构的颗粒状物,巨检为淡黄色均匀细腻,质实似奶酪样或豆渣样),周围绕以许多上皮样细胞(镜下见其体大、浆丰、扁多角或梭形,境界不清,核圆或卵圆,淡染而空,可有核仁,以胞浆突起相互联络)和数个朗汉斯巨细胞(体巨大,浆丰富直径在 300 μm 左右,含有 10~100 个 B 至以上的类似上皮样细胞的核排列在胞浆周围呈花环状或马蹄状,也可密集于一端,其多数胞浆突起常与上皮样细胞相联系),再外围为较密集的淋巴细胞和增生的成纤维细胞以及进而转化的纤维细胞和胶原。这种特殊的肉芽肿结构对于结核病的诊断有特殊意义,这也是结核病称为"肉芽肿性疾病"的原因。

(4)当结核性病变以大量干酪样坏死为主要表现时,则称为"坏性型结核病";在以结核性肉芽组织增生为主要表现时则称为"增生型结核病";发生在浆膜、滑膜、鞘膜、脑膜者常以渗出多量的浆液或浆液纤维素为主要表现,造成相应腔隙积液,常被称为"渗出性结核病"。

(5)长期慢性的上述结核病变常反反复复的交替进行,再加上机体局限性坏死物经破溃、脱落、排出、吸收、消散、纤维化、包裹、钙化等转归手段的参与,可继发的形成结核溃疡、窦道、瘘管、空洞、寒性脓疡和结核瘤等有形病变。

(6)"结核瘤"又名"结核球",好发在肺脏(大多位于右肺上叶近胸膜外)和脑组织（多在大脑半球），一般直径多在 2～5 cm 左右，有时病灶周边尚有 1～2 个小的类似病灶。它是与周围组织境界分明的球形干酪样坏死灶。**光镜下见结核瘤的中心有程度不等的干酪样坏死灶，可伴有钙化，周围是结核性肉芽组织，病灶中可残留原有组织结构的形影踪迹。最外层为增生的纤维性包膜。由于年长日久，纤维组织反复增生修复，致使纤维层变厚呈同心圆样排列的层次状。取材时如遇这样的标本应想到此病**，要注意加强防护和消毒，因为这种层层包裹可使抗结核药无法起到杀灭作用，致使**结核瘤中干酪样坏死灶中仍有存活下来的耐药的活的结核杆菌**，务必小心谨慎。

（7）无论何处的结核病，无论哪一型结核病，多取材、仔细阅片都能见到变质、渗出、增生的三大改变，其中单纯增生的结核性肉芽组织在和其他肉芽肿性病变鉴别时，有时实在不易，**如能找见可靠确切的干酪样坏死物，诊断后方能安然自得**。当然如果抗酸染色结核杆菌阳性则更得以病原性确诊。

418. 腺瘤样腺瘤

（1）"腺瘤样腺瘤"其**组织发生未定**，仍在争论中，多年来资料显示可能来自间皮，故有观点称其为"良性间皮瘤"，是男、**女生殖系统中的常见良性肿瘤**。可以发生在附睾、睾丸白膜、精索、射精管、睾丸实质、输卵管、卵巢和子宫后部等，**以附睾最为多见**，约占附睾良性肿瘤的半数，发病年龄广泛。

（2）"腺瘤样腺瘤"常**为体积不大的无痛性肿块，生长缓慢**，直径在 2 cm 左右，**质地结实，境界清楚，但无包膜**，灰白或棕黄色，发生在附睾时可以占据整个附睾甚至侵入睾丸实质，但亦并非为恶性。

（3）**光镜下见肿瘤由上皮细胞和间质成分构成。上皮可为立方、低柱状和扁平状细胞**，核较大、圆形泡状，浆丰、嗜酸、淡染，常含有 PAS 染色阳性的黏液空泡。其排列有三种方式：可由立方细胞排列成**实性条索**；也可由低柱状细胞**围成腺管状结构**。（不过管外无基底膜，腔面无刷状缘）；还可由扁平细胞围成血管、淋巴管样结构。**常三者共存。间质以纤维细胞为主**，含有平滑肌束，常见较多淋巴细胞浸润。

419. "米库利兹（Mikulicz）病"、"米库利兹综合征"和"舍格瑞（Sjogren）综合征"

（1）**"米库利兹病"**是 1888 年由 Mikulicz 首先报道而命名的涎腺良性病变，1952 年被改称为"良性淋巴上皮病变"已为大家接受至今。**1972 年全国肿**

瘤防办将其定名为"瘤样淋巴上皮病变"。曾经有观点把"米库利兹综合征"称为"米库利兹病",其实不然,米库利兹病只是单纯涎腺的局部病变,而综合征则是一些全身性疾病,如白血病、淋巴肉瘤、梅毒、结核等累及到涎腺的表现。

(2)"舍格瑞综合征"是 1933 年由 Sjogren 首先报道而命名的综合征。其在涎腺、泪腺的病理变化和米库利兹病几乎完全相同,临床上常伴有口干、眼干和结缔组织性疾病。二者的临床表现也有相互重叠。其病因也尚不十分清楚,目前多数学者认为是自家免疫性疾病。

(3)两病巨检时常见受累腺体弥漫性肿大或呈结节状包块,切面灰白、灰黄,质地如橡皮样,没有包膜。镜下主要是淋巴细胞和组织细胞的增生浸润。病变从小叶中心开始,首先沿腺体之间进行,进而使腺泡破坏消失,完全为淋巴细胞的密集浸润所取代,甚至形成淋巴滤泡,腺小叶内无纤维组织的修复反应,小导管可残存或增生形成上皮岛,导管周围结缔组织水肿,炎细胞浸润。

(4)此两病的临床特点还有:绝大多数是中老年女性,主要发生在涎腺、泪腺。可单侧、可双侧、可多对腺体。还可累及颌下腺、舌下腺、唇腺等。

(5)此两病的诊断标准尚不完全统一。**根据 1986 年第一次"舍格瑞综合征"国际会议的建议,诊断标准为:**

①干燥性角膜结膜炎,眼液流量减少;

②口干症状,静止或刺激后唾液流量均减少;

③小涎腺活检有广泛淋巴细胞浸润;

④系统性自身免疫病化验室的证据,如类风湿因子(+),滴度≥1∶60;或抗核抗体(+),滴度≥1∶60;或 SSA 或 SSB(+)。

并规定:若上述 4 项都存在,即确诊为"舍格瑞综合征",若只有其中 3 项存在则诊断为"可能舍格瑞综合征"。(只要口干、眼干不突出又无结缔组织病全身表征,活检证实有明显淋巴细胞浸润,出现有腺体萎缩,还是应该以"瘤样淋巴上皮病变"的诊断发出报告。)

(6)特别提示,此两病中少数可发展为**恶性淋巴瘤或癌变**,而放疗则有可能导致恶变。在诊断报告的后面,应该提示临床和患者。

420. 嗜酸性粒细胞增生性淋巴肉芽肿

(1)**"嗜酸性粒细胞增生性淋巴肉芽肿"于 1937 年由中国学者金显宅首先报道**,理应以中国人名命名为"金氏病"。但却极不公平的在 1948 年被日本学者木村晚 11 年报告后而并命名为了"木村病",即本病。1957 年金氏再补充报告了 16 例本病进行抗争,然而"木村病"的命名已在世界文献中被普遍采用,更名之举为时已晚。

(2)本病还有多个称谓,如"嗜伊红淋巴肉芽肿"、"嗜酸性淋巴肉芽肿"、"嗜酸性粒细胞肉芽肿"等,各个文献提法不一。因为"嗜酸性粒细胞增生性淋巴肉芽肿"这种称谓最准确、最全面地反映了本病的基本病变,得到广泛认可和支持。

(3)本病病因不明,有明显的临床特点:

①本病主要发生于腮腺区,累及一区域或多区浅表淋巴结肿大,还可累及四肢软组织,甚至胃和肺脏。这些病变与发生在"骨的嗜酸性肉芽肿"的关系尚不明确。

②病变局部皮肤或切口往往具有奇痒、色素改变、皮炎等病变。

③外周血中嗜酸性粒细胞常呈轻-中等度持续性增高,最高可达到 $60\% \sim 70\%$。白细胞总数和淋巴细胞亦有相对增多,而中性白细胞相对减少,不贫血。

④多发生在中、青年健壮的男性,女性者少。

⑤发病缓慢、病程长,可形成结节,可自行消退,也常再发。

⑥除少数患者可出现低热等全身症状外,多无全身症状,不影响健康。

⑦许多临床和病理学提示很可能为低度感染或属变态反应疾病。

⑧对放射线敏感。

(4)本病亦具有显明的病理变化特点:

①巨检:肿块从蚕豆到拳大不一,柔软,常与皮肤和周围软组织分界不明,包膜缺无。

②光镜下:淋巴结结构保存,滤泡增大,大量单核的和双叶核的嗜酸性粒细胞弥漫性浸润。密集处可形成嗜酸性脓肿,导致淋巴滤泡溶解,组织细胞增生,吞噬红细胞等吞噬反应(结外软组织者呈肉芽肿状出现与淋巴结内相类同的改变)。病程长久的也可伴有纤维化玻变。

(5)本病预后良好。

421. 胃肠道间质瘤

(1)"胃肠道间质瘤"是近年来新提出的一个诊断名词,它是指从食管一直到直肠的消化管道所发生的非上皮非淋巴造血组织的呈梭形细胞形态的非定向分化的间叶性肿瘤的总称。有良恶之分。过去常常以平滑肌瘤、平滑肌肉瘤、神经纤维瘤、神经纤维肉瘤来诊断,因为光镜下的形态和结构都极像这些肿瘤。但近年免疫组化和电镜的开展证实,符合率不足 50%,不能仅凭光镜就诊断,故而称"胃肠道间质瘤"更为确切。

(2)"胃肠道间质瘤"的分化未定向。其分化诊断并不十分重要,而且要靠免疫组织和电镜。因此,在无此条件时只能根据常规切片光镜的检查,笼统的诊断为良性或恶性间质瘤。目前根据其电镜和免疫组化的特点可分为下列几类:

①"平滑肌分化的肿瘤":可诊断为平滑肌瘤或平滑肌肉瘤(经电镜或免疫组化证实)。

②"神经(或自主神经)分化的肿瘤":只要经电镜、免疫组化证实向神经分化均为恶性肿瘤,故可称为"神经丛肉瘤"。

③"平滑肌和神经双向分化的肿瘤":经电镜和免疫组化证实后可称为"胃肠道混合分化间质瘤"。

④"缺乏特殊分化的肿瘤":电镜和免疫组化检查均缺乏特异性表现时可称为"胃肠道未定型间质瘤"。

(3)"胃肠道间质瘤"重要的是良恶性的判断,这也是比较困难的抉择,文献中各个病理学家提出的诊断标准也各不相同。**总括起来有下面几条共同的原则。**

①**恶性标准在胃要严,在肠要宽。**目前多数学者认为小肠不存在真正的平滑肌瘤,这也是恶性者小肠多于胃的原因之一。

②**多数人认为肿瘤的直径大小、核分裂的数量多少、细胞丰富的程度、有无多形和异性、有无出血坏死、有无浸润性生长、有无活检证实的转移等是主要参考指标。**在 WHO2006 中更重视瘤结大小和核分裂多少的数据,见本题下相关叙述。

③**只要电镜和免疫组化证实为向神经分化的间质瘤,不管其他条件全为恶性。在 HE 切片上如果梭形瘤细胞质不红、核不钝,排列成束状、漩涡状、栅栏状以及细胞外有无定形均一的嗜酸性物质沉着等特点时很可能就是具有神经分化的肿瘤,任其肿瘤再小,分裂象再少,都应考虑为潜在恶性。**

(4)胃肠道间质瘤,瘤结大小和核分裂象多少的恶性标准数据一般是:

①**良性**:瘤结长径小于 **5 cm**,核分裂象少于 **5 个/50HPF** 者。

②**恶性**:瘤结长径大于 **5 cm**,核分裂象多于 **5 个/50HPF** 者,或仅是瘤结长径大于 **10 cm** 一项者。

③**交界性或低度恶性**:核分裂象少于 **5 个/50HPF**,但瘤结长径 **5~9 cm** 者。

要强调的是,核分裂象必须是典型的确切的才能计入数据,诊断时可以在此基础上再结合（3）中②所述其他指标加以斟酌调整。

（5）胃肠道间质肿瘤可发生在胃肠道的任何部位，以胃最多占 60% ～ 70%，小肠次之占 20% ～ 30%，大肠和食管较少，甚至网膜和肠系膜亦可发生。其各个部位具体又在黏膜下、浆膜下和肌肉内都可发生。因此，可形成巨检所谓的"腔内型"、"壁外型"和"壁内型"三型以及瘤结同时向腔内和肠外同时突出的哑铃型。瘤结一般多界清、硬韧、无包膜。

422. 女性腹盆腔第二苗勒氏系统的概说要点

（1）"腹膜"由一层扁平或立方上皮（即间皮）和其下少量纤维结缔组织组成。间皮细胞呈圆形或多边形，大小形态一致，直径 10 ～ $20~\mu m$，核圆居中，核膜清晰，常有 1 ～ 2 个核仁，胞浆弱嗜碱或嗜酸性，核浆比为 $1:2$，胚胎期由中胚层体腔上皮衍化而来。纤维结缔组织中含有血管、淋巴管和神经等，由腹膜可发生许多病变，包括炎症和良恶性肿瘤。

（2）第二苗勒氏系统（Mullerion）的概念：由于腹膜（特别是下腹膜、盆腔腹膜）和卵巢表面的上皮以及形成女性生殖道的 Mullerion 氏管都起源于胚胎发育期的体腔上皮，而且在腹膜发生的各种良恶性病变和肿瘤中，有许多都显示了和苗勒氏管分化形成的病变肿瘤极其相似的表现，甚至在组织形态、免疫组化表型上亦无法进行鉴别。因此近年来不少学者推测，女性的腹膜及其下的间叶组织都保留了向苗勒氏分化或化生的潜能。输卵管伞端的开口（打破了腹膜脏壁两层间，所形成的腹膜腔是完全封闭着的状态），使其附近的腹膜和卵巢的表面有着与可能进入盆腔的多种外来因子相接触的机会，这些因子进入后可以启动腹膜的苗勒氏分化或苗勒氏化生的进程，进而形成了各种相似于苗勒氏管分化的病变和肿瘤。这就是近些年新提出的所谓第二苗勒氏系统的学说，一些患者在双侧卵巢已切除多年后仍可发生这些病变和肿瘤支持了这种学说。

（3）女性的第二苗勒氏系统可以引发出多种多样的和苗勒氏管所形成的输卵管、子宫、卵巢等相同的病变和良恶性肿瘤。概括一下，大概包括："输卵管内膜或子宫内膜异位症"、"蜕膜异位"、"子宫内膜样型囊腺瘤"、"子宫内膜间质肿瘤"、"腹膜弥漫性平滑肌瘤病"、腹膜原发性苗勒氏上皮良性、交界性、恶性的黏液性、浆液性肿瘤等。它们的组成形态均在本"荟萃"前面所述的各自相关部分有所讨论，这里不再赘述。

（4）需要强调的是，"腹膜原发性癌"的诊断，包括腹膜原发性浆液性腺癌、腹膜原发性黏液性腺癌及其交界性肿瘤、腹膜原发性移行细胞癌、腹膜原发性沙砾体癌等,它们的良恶性及分型标准完全相似于卵巢上皮性肿瘤(可参阅本"荟萃"第四部分题下的相关叙述)。但要确立腹膜原发性恶性第二苗勒氏系统上皮性肿瘤时必须谨慎小心,要求临床各种检查均排除卵巢、子宫及输卵管等原发肿瘤转移后方能诊断。移行细胞癌还必须排除膀胱及泌尿道原发肿瘤的转移;黏液腺癌特别是肠型者还必须排除胃肠道黏液腺癌转移后方能诊断为原发。

(5)WHO2006 中在诊断为原发性腹膜癌(包括浆液性腺癌、透明细胞腺癌、黏液性腺癌、移行细胞癌及鳞状细胞癌和罕见的砂砾体癌)时,要求必须具备以下条件方可认定:

①双侧卵巢大小正常或因良性病变而肿大;

②卵巢外病变比任何一侧卵巢表面的病灶体积大;

③病变未累及卵巢或局限于卵巢表面而无间质浸润;或累及卵巢皮质但浸润灶要小于 5 mm×5 mm。

参考文献

[1] Stanley R. Hamilton, Lauri A. Aaltonon. 消化系统肿瘤病理学和遗传学 [M]. 虞积耀，崔全才，译. 北京：人民卫生出版社，2006.

[2] Fattanch A. Tavassoli, Peter Devilee. 乳腺及女性生殖器官肿瘤病理学和遗传学 [M]. 程虹，译. 北京：人民卫生出版社，2006.

[3] John N. Eble, Guide Sauter, Jonathan I. Epstein, et al. 泌尿系统及男性生殖器官肿瘤病理学和遗传学 [M]. 冯晓莉，译. 北京：人民卫生出版社，2006.

[4] Philip E. LeBoit, Günter Burg, David Weedon, et al. 皮肤肿瘤病理学和遗传学 [M]. 廖松林，译. 北京：人民卫生出版社，2006.

[5] Elaine S. Jaffe, Nancy Lee Harris, Harald Stein, et al. 造血与淋巴组织肿瘤病理学和遗传学 [M]. 周小鸽，陈辉树，译. 北京：人民卫生出版社，2006.

[6] Ronald A. DeLellis, Ricardo V. Lloyd, Philipp U. Heitz, et al. 内分泌器官肿瘤病理学和遗传学 [M]. 江昌新，谭郁彬，译. 北京：人民卫生出版社，2006.

[7] Christopher D. M. Fletcher, K. Krishnan Unni, Fredrik Mertons. 软组织与骨肿瘤病理学和遗传学 [M]. 程虹，译. 北京：人民卫生出版社，2006.

[8] Paul Kleihues, Webster K. Cavenee. 神经系统肿瘤病理学和遗传学 [M]. 李青，许庆中，译. 北京：人民卫生出版社，2006.

[9] Leon Barnes, John W. Eveson, Peter Reichart, et al. 头颈部肿瘤病理学和遗传学 [M]. 刘红刚，高岩，译. 北京：人民卫生出版社，2006.

[10] William D. Travis, Elizabeth Brambilla, H. Konrad Müller－Hermelink, et al. 肺、胸膜、胸腺及心脏肿瘤病理学和遗传学 [M]. 孟宇宏，张建中，译. 北京：人民卫生出版社，2006.

[11] 刘彤华. 诊断病理学 [M]. 2版. 北京：人民卫生出版社，2006.

[12] 武忠弼，杨光华. 中华外科病理学（上、中、下）[M]. 北京：人民卫生出版社，2006.

[13] 刘彤华，刘复生. 疑难外科病理诊断与鉴别诊断 [M]. 北京：科学技术文献

出版社，2006.

[14] 谭郁彬，张乃鑫. 外科诊断病理学［M］. 天津：天津科学技术出版社，2000.

[15] 朱梅刚. 恶性淋巴瘤病理诊断学［M］. 广州：广东科技出版社，2003.

[16] 沈志祥，朱雄增. 恶性淋巴瘤［M］. 2 版. 北京：人民卫生出版社，2003.

[17] 许良中. 现代恶性淋巴瘤病理学［M］. 上海：上海科学技术文献出版社，
    2002.

[18] 范钦和. 软组织病理学［M］. 南昌：江西科学技术出版社，2003.

[19] 陈乐真. 妇产科诊断病理学［M］. 北京：人民军医出版社，2002.

[20] (美)Christopher D. M. Fletcher. 肿瘤组织病理诊断学［M］. 周庚寅，刘洪
    琪，张庆慧，译. 济南：山东科学技术出版社，2002.

[21] 邹仲之. 组织学与胚胎学［M］. 5 版. 北京：人民卫生出版社，2002.

[22] 李玉林. 病理学［M］. 6 版. 北京：人民卫生出版社，2007.

[23] 宗永生，王连唐. 耳鼻喉肿瘤病理部分［M］. 广东：广东科技出版社，2002.

[24] 唐敏一. 胎盘病理学［M］. 北京：人民卫生出版社，1987.

[25] 陈忠年. 妇产科病理学［M］. 上海：上海科学技术出版社，1982.

[26] 黄文清. 神经肿瘤病理学［M］. 上海：上海科学技术出版社，1982.

[27] 丁华野，皋岚湘. 乳腺导管内增生性病变的病理形态学诊断［J］. 诊断病理
    学杂志，2006，13(3)：161 - 165.

[28] 齐淑敏，韩永安，黄高昇. 皮下脂膜炎样 T 细胞淋巴瘤伴嗜血综合征 1 例
    ［J］. 现代肿瘤医学，2009，17(10)：1983 - 1984.

[29] 北京医学院. 口腔组织、病理学［M］. 北京：人民卫生出版社，1984.

[30] 韩永安. 陕西安康地区肺吸虫病皮下结节的病理分析-附 12 例报告［J］. 陕
    西新医药，1981，10(11)：2 - 4.

[31] 张金库，张浙岩. 子宫颈液基细胞学诊断图谱［M］. 北京：人民军医出版
    社，2006.

[32] 王莹，卞美璐. 液基薄层宫颈细胞学图谱［M］. 北京：科学技术文献出版
    社，2005.